高次脳機能障害に対する理学療法

阿部浩明・編集

文光堂

■ 執筆者一覧（執筆順）

阿部 浩明	広南病院リハビリテーション科
渡辺　学	北里大学メディカルセンターリハビリテーションセンター
信迫 悟志	畿央大学ニューロリハビリテーション研究センター
土井 剛彦	国立長寿医療研究センター予防老年学研究部

序文

　本書の狙いは，臨床のフィールドで理学療法士が遭遇する頻度の高い高次脳機能障害を伴う患者を担当した時，理学療法士としてどのように障害を理解し，どのように対応すべきか，それらを考える上で最良の書を目指すというものであった．本書を読めば，現時点で知り得る膨大な情報の入手が可能で，詳細な分類やそれぞれの特徴，さらにはメカニズムも含めて理解することができ，明確な根拠を持って治療を選択できる……そのような書とすることを目標として企画した．つまり，障害を抱えた患者と真摯に向き合い，何とか良くしようと四苦八苦する理学療法士に貢献できる書を目指したのである．本書は紛れもなく臨床のフィールドで活躍する理学療法士をターゲットとした書籍である．

　非常に多岐にわたる高次脳機能障害が存在し，実際にはその多岐にわたる高次脳機能障害に関わることもあるが，本書では理学療法士がその治療に深く関われるもので，かつ，理学療法士の介入によって改善できるというエビデンスが集積されつつある高次脳機能障害のみを扱うことにした．本書の企画の時点で他の高次脳機能障害を扱うべきか，否かについて十分に検討し，（本書を企画した当時）本書の掲載目標に応えられる内容まで発展を遂げているのは「pusher症候群」，「半側空間無視」，「失行」，「軽度認知障害」であると判断し，4つに限局して取り扱うこととした．これらの高次脳機能障害の定義，疫学，評価，病巣，メカニズム，治療（対応），エビデンスにまでわたり，科学的裏づけを基に広く提示することにした．

　本書で最もこだわった点は執筆者の選定である．臨床のフィールドにいる理学療法士に貢献できる書を目指しているため，執筆者は高次脳機能障害に精通した十分な臨床経験を持つ理学療法士でなければならないと考えた．また，何よりこだわったのは，単に臨床経験が豊富というだけではなく，研究者としても高次脳機能障害に関わってこられた理学療法士に詳細に記載していただくことであった．理学療法士を対象とし，高次脳機能障害を解説した書は少なくないが，具体的介入とその根拠まで含め，十分なボリュームを持って記載している書籍はなかったように思う．情報量はこれまでの理学療法士を対象とした高次脳機能障害についての書籍よりもはるかに多く，高次脳機能障害に対する理学療法をより深く理解しようとする者に対し，十分な情報を提供できる書となったであろう．また，引用文献の多さはこれから高次脳機能障害に対する理学療法について研究しようとする者にとっても有益な書籍になったはずである．このことには大変満足している．限られた執筆期間の中で膨大な文献reviewを経て，ご執筆いただいた北里大学メディカルセンターの渡辺　学先生，畿央大学ニューロリハビリテーション研究センターの信迫悟志先生，国立長寿医療研究センターの土井剛彦先生には心から感謝の意を表する．

　ニューロリハビリテーションの領域はすさまじい勢いで発展を遂げている．企画した時点で取り上げることができなかったさまざまな高次脳機能障害に対する理学療法が発展を遂げ，やがては根拠に基づく介入によって明確なる有効性を示すまでに進展し，本書で取り扱うことができるようになることを期待している．また，本書で取り扱った高次脳機能障害に対する理学療法効果がさらに検証され，より良い治療法が開発され，患者に貢献できることを切に願う．最後に本書の企画を提案くださった文光堂の中村晴彦さんと，いつも迅速に対応くださり最終段階までお世話になった増谷亮太さんに感謝を申し上げて，序に代えさせていただくこととする．

2016年5月

広南病院リハビリテーション科
阿部浩明

高次脳機能障害に対する理学療法

目次

I 脳の解剖と脳画像のみかた   1
基本的な脳解剖の理解と画像所見の捉え方　　阿部浩明

1. 脳の構造 —— 2
- ❶ 前頭葉　2
- ❷ 側頭葉　4
- ❸ 頭頂葉　4
- ❹ 後頭葉　4

2. MR画像でみる解剖 —— 5
- ❶ 延髄のスライス　5
- ❷ 橋のスライス　5
- ❸ 中脳のスライス　8
- ❹ 基底核のスライス　9
- ❺ 側脳室体部のスライス　10
- ❻ 中心溝・頭頂部のスライス　12
- ❼ 各部位の同定　12

3. 神経線維の走行 —— 16
- ❶ 連合線維　17
- ❷ 投射線維　20
- ❸ 内包を通る線維束　21
- ❹ 交連線維　22

II pusher症候群に対する理学療法   23
身体軸が傾斜する姿勢定位障害の理解と理学療法介入　　阿部浩明

1. pusher症候群とは —— 24

2. pushingと鑑別すべき現象 pushingに類似した姿勢定位障害 —— 24
- ❶ lateropulsion（側方突進）　25
- ❷ thalamic astasia（視床性失立症）　27
- ❸ listing phenomenon　28

3. pushingの評価 —— 28

4. pushingの出現率 —— 34
- ❶ 連続症例を対象とした出現率　34
- ❷ 左半球損傷例と右半球損傷例におけるpushingの出現率　36

5．pushing を伴う症例の予後 ———— 37
- ❶ pushing の予後と ADL　37
- ❷ 右半球損傷例と左半球損傷例の予後における差異　41

6．pushing のメカニズム ———— 45
- ❶ 姿勢定位に関わる主要な3つの入力系　45
- ❷ 各種の垂直判断と姿勢の関係　45
- ❸ pushing と垂直判断の関係　47
- ❹ pushing と前庭機能障害との関連性　50
- ❺ pushing と体性感覚障害との関連性　52
- ❻ pushing と半側空間無視との関連性　53

7．pushing の責任病巣 ———— 54
- ❶ pushing を引き起こす病巣はどこか　54

8．pushing に対する理学療法の概念 ———— 57
- ❶ 押すこと自体を抑制する工夫　60

9．pushing に対する介入効果の検証 ———— 63

III 半側空間無視に対する理学療法　71
半側空間を認識できないことに伴う各種障害の理解と理学療法介入　　渡辺　学

1．半側空間無視とは ———— 72
- ❶ 半側空間無視の定義　72
- ❷ 半側空間無視の症状　72
- ❸ 注意　73
- ❹ 左右　73
- ❺ 理学療法との関連性　75

2．半側空間無視と鑑別すべき現象 ———— 78
- ❶ （同名性）半盲　78
- ❷ 全般性注意障害　79
- ❸ 視空間性ワーキングメモリーの障害　80

3．半側空間無視の評価 ———— 81
- ❶ 評価の目的　81
- ❷ 一般的な検査　82
- ❸ 理学療法に必要な検査　86
- ❹ その他の検査　92

4．半側空間無視の疫学 ─ 93
- ❶ 半側空間無視の出現率　93
- ❷ 半球間差異　94
- ❸ サブタイプ　94

5．半側空間無視を伴う症例の予後とADLへの影響 ─ 94
- ❶ 予後　94
- ❷ 運動麻痺への影響　95
- ❸ ADLへの影響　96

6．半側空間無視のメカニズム ─ 96
- ❶ 要素障害説　97
- ❷ 空間性注意障害説　97
- ❸ 参照枠障害説　101
- ❹ その他の仮説　101

7．半側空間無視の責任病巣 ─ 102

8．半側空間無視に対する理学療法の概念 ─ 104
- ❶ 直接的アプローチ　104
- ❷ 間接的アプローチ　108
- ❸ 代償的アプローチ　110

9．半側空間無視に対する介入効果の検証 ─ 111
- ❶ システマティックレビュー　111
- ❷ 個別治療法の効果検証　112

IV 失行に対する理学療法　123
麻痺や感覚障害では説明できない行為の障害の理解と理学療法介入　信迫悟志

1．失行とは ─ 124

2．失行の分類 ─ 124
- ❶ Liepmannの古典的失行分類　124
- ❷ Heilmanらの失行分類　126
- ❸ 本書における失行分類　129

3．失行の評価 ─ 130
- ❶ 標準高次動作性検査（SPTA）　130
- ❷ 国際的に使用されている評価法　132

- ❸ 具体的な臨床評価　135
- ❹ 失行における自動性−意図性の解離について　136
- ❺ その他の失行症状の評価　137

4．失行の疫学 ──────────────── 137

5．失行の予後とインパクト ──────────── 139

6．失行のメカニズムと責任病巣 ──────────── 140
- ❶ 道具使用障害（使用失行）　140
- ❷ 道具使用パントマイム障害（パントマイム失行）　170
- ❸ 自動詞ジェスチャー障害　176
- ❹ 模倣障害（模倣失行）　179
- ❺ 失行における自動性−意図性の解離　182
- ❻ 着衣障害（着衣失行）　182
- ❼ 口腔顔面失行　183

7．失行に対する理学療法の概念 ──────────── 183

8．失行に対する介入効果の検証 ──────────── 183
- ❶ ストラテジートレーニング　186
- ❷ ジェスチャートレーニング　187
- ❸ エラーレスラーニング（Goldenbergらによる直接訓練）　188
- ❹ ケーススタディで公表されている訓練　189
- ❺ 新しい治療法　189

V　認知症ならびに軽度認知障害に対する理学療法　199
認知症・MCIに伴う認知機能障害の理解と理学療法介入　　　土井剛彦

1．認知症・MCIとは ──────────── 200

2．認知症・MCIの疫学 ──────────── 201

3．認知症（AD）のメカニズム ──────────── 205

4．認知症・MCIの評価 ──────────── 206
- ❶ 脳画像評価　206
- ❷ 認知機能評価　209

5．認知症・MCIの予後 ──────────── 215
- ❶ 認知症の予後　215

目次

  ❷ MCIから認知症への移行（conversion）リスク 217
  ❸ MCIの生活機能における予後 219

6. 認知症・MCIに対する治療概念 ——————————————— 219

7. 認知機能に対する介入効果の検証 ——————————————— 223
  ❶ 認知機能障害を有さない者に対する効果検証 223
  ❷ MCIに対する効果検証 225
  ❸ ADに対する効果検証 227

8. 認知症患者の認知機能以外に対する介入効果の検証 ——————————————— 230

索　引 ——————————————— 237

I 脳の解剖と脳画像のみかた
基本的な脳解剖の理解と画像所見の捉え方

阿部浩明

はじめに

　高次脳機能障害は連合野の損傷を起因として生じる障害であるため，運動野，感覚野，聴覚野，視覚野といった一次領野の損傷で生じる障害と比べた場合，病巣と現象との相関が強固であるわけではない．それでも，患者が呈する現象が高次脳機能障害により生じているものか否かを把握する上で，脳画像情報は非常に有益な情報となる．そのため高次脳機能障害を理解する上では脳の解剖学的知識と脳画像上でそれを把握するための基礎的知識は欠かせないものとなる．各章で述べられる病巣と症状の関連性について把握するために，脳の基本的な解剖学を紹介する．また，それらの構造物をMR画像で捉えた時にどのようにみえるか，その点について解説するため実際の脳画像を提示する．特に一般の臨床では診断を目的に撮像された画像を目にすることが多いため，最も多用される水平断面のスライスを中心に概説する．

1 脳の構造

　脳の概略図は図1に示す通りである．大脳，間脳，中脳，橋，延髄そして脊髄へと至る．大脳の各葉は図1，各溝は図2に示す通りである．前頭葉と頭頂葉は中心溝によって分けられ，側頭葉と前頭葉，側頭葉と頭頂葉の一部はシルビウス裂によって分けられる．中心溝の前方には中心前溝が，中心溝の後方には中心後溝が位置する．中心溝と中心前溝の間にあるのは中心前回で，同様に中心溝と中心後溝との間にあるのは中心後回である．前頭葉には上下に横方向に放物線を描くように走る溝があり，上方の溝を上前頭溝，下方の溝を下前頭溝と呼ぶ．上前頭溝の上方には上前頭回が，上前頭溝と下前頭溝との間には中前頭回が，下前頭溝の下方には下前頭回が位置する．この法則は側頭葉でも全く同じであり，上側頭溝の上方には上側頭回が，上側頭溝と下側頭溝との間には中側頭回が，下側頭溝の下方には下側頭回が位置する．頭頂葉には横に走る溝があり頭頂間溝という．頭頂間溝の上方には上頭頂小葉が，下方には下頭頂小葉が位置する．下頭頂小葉の前方部でシルビウス裂を囲むように位置するのは縁上回，その後方に位置するのは角回である．後頭葉と頭頂葉および後頭葉と側頭葉の境目は外側からははっきりせず，内側にある頭頂後頭溝が頭頂葉と後頭葉の境目である．後頭葉と側頭葉の境目は後頭前切痕である．

① 前頭葉

　前頭葉は主に実行機能を担っている．前頭葉の最も後方は，頭頂葉との境目となる中心溝となる．中心溝の前にある中心前回にはブロードマンの脳地図（図3，以下数値で示す各野はブロードマンの脳地図に準じる）で4野に該当する一次運動野が位置する．一次運動野の前方には6野が位置する（この6野の外側方が運動前野に，内側方が補足運動野に該当する）．6野は運動の発現（プログラム）に関わり，一次運動野は運動の最終実行を行う．下前頭回には45，44野があり，これらは発語に深く関わるブローカ野に該当する．また8野の前頭眼野は眼球運動に関わる．これら前頭葉後方領域は随意運動の制御に関わる．前方には外側前頭連合野があり，前頭極（10野），前頭前野背外側部（9，46野）などがそれにあたる．これらは統合機能に関わっている．すなわち，認知，予測，計画，注意や判断に関わる．腹内側前頭前野には眼窩

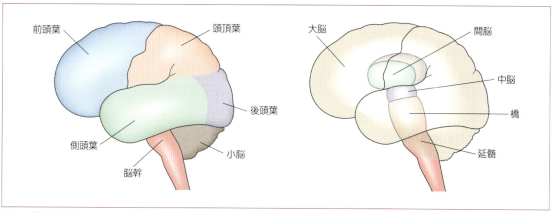

図1 ■ 脳の外観図

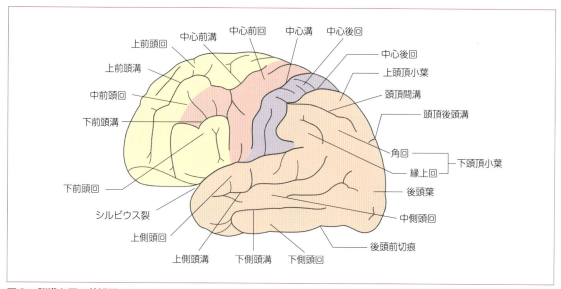

図2 ■ 脳溝と回の外観図

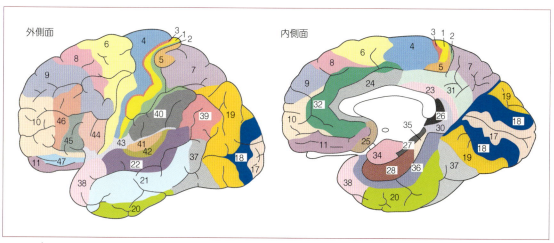

図3 ■ ブロードマンの脳地図

前頭野(11野)，前帯状皮質(32，24，23野)，下前頭前野(47野)などが該当し，辺縁系と密接に関わって意欲や情動の制御に関わっている．眼窩前頭野の損傷によって脱抑制が生じることがあり，共感能力の欠如，社会的対話の欠如，経済感覚の欠如，賭博への衝動，アルコールやタバコの過剰摂取，衝動的決断，過度の悪態，性欲過多などが出現する．その他，前頭葉の損傷による高次機能障害としては自発性の低下や遂行機能障害，記憶障害，運動維持困難，開眼失行，歩行失行，把握反射，本能性把握反応，道具の強迫的使用，拮抗失行，他人の手徴候，注意障害，病識欠如，情動異常，人格変化，発語失行や非流暢性失語などがある．

❷ 側頭葉

側頭葉は内側面に海馬や海馬傍回，扁桃体(2．MR画像でみる解剖 ③中脳のスライス参照)があり大脳辺縁系の一部をなす．外側は上部の上側頭回に一次聴覚野(41，42野，横側頭回に該当)やウェルニッケ野(22野の後方1/3に該当)があり，聴覚情報の処理に関与する．一方，中側頭回や下側頭回には後頭葉からの視覚情報が伝わり，物体の形態や色の視覚的な認識に関わる．ブロードマンの37野は紡錘状回に該当し，この領域は顔の認識に関わっているとされ，この領域の右側損傷などによって相貌失認が生じることがある．側頭葉の損傷によって出現する高次脳機能障害としては記憶障害，各種の視覚系の失認，流暢性失語，失読，失書，皮質聾，聴覚性失認，半側空間無視などが知られている．

❸ 頭頂葉

後述する一次視覚野(17野)で処理された情報は高次の視覚野(18，19野)を経て，頭頂葉に伝わり，頭頂葉で空間的な情報処理が行われている．そのためこの領域の損傷によって位置情報を正確に把握できなくなることが動物実験で明らかになっている．頭頂葉の最前部は中心溝のすぐ後方に位置する中心後回となる．中心後回には一次体性感覚野(3，1，2野)が存在する．ここで処理された情報はその後方の頭頂連合野に送られて高次の処理がなされる．頭頂連合野は頭頂間溝にて上頭頂小葉と下頭頂小葉に分けられ，上頭頂小葉はブロードマンの5野と7野に該当し，下頭頂小葉は40野と39野に該当する．40野は縁上回に，39野は角回に該当する．上頭頂小葉はより体性感覚情報の処理に関わり，一方の下頭頂小葉はより視覚的な情報の処理に関わるという．頭頂葉は前頭葉や側頭葉，後頭葉といったさまざまな脳領域から送られてくる複数の感覚情報を高次のレベルで処理する領域であるため，この領域の損傷は高次脳機能障害が頻発する．優位半球であれば失行(劣位半球でも失行に該当する障害は出現する)，失読，失書，Gerstmann症候群，劣位半球では半側空間無視(優位半球でも出現する)，身体失認，病態失認，身体失認などが出現する．その他，道順障害，視覚性運動失調，立体視の障害，構成障害などが挙げられる．

❹ 後頭葉

後頭葉の後方内側には鳥距溝(2．MR画像でみる解剖 ④基底核のスライス参照)があり，その周辺に一次視覚野(17野)がある．網膜で捉えた視覚情報は視神経，視交叉，視索，視床の外側膝状体(視床枕から二次視覚野)を経て，一次視覚野に到達する．一次視覚野は文字通り視覚情報を処理してその情報を二次視覚野や三次視覚野となる視覚前野(18，19野)へ送る．

片側半球に病変が生じて，片側の視覚経路が損傷した場合に半盲が生じる．視覚情報は前述した頭頂葉へ向かう背側経路(位置の識別に関わるため where の経路とも称される)と側頭葉の中側頭回(21野)や下側頭回(20野)へ向かう腹側経路(物体が何であるかを識別するので what の経路とも称される)に至り高次の視覚情報の処理がなされる．後頭葉の損傷後に出現する高次脳機能障害は視覚に関わるものが多く，皮質盲，Anton 症候群，視覚失認，相貌失認，色彩失認，Balint 症候群，街並失認，純粋失読などがある．

2　MR 画像でみる解剖

　OM line(眼窩外側縁と外耳孔を結ぶ線)に平行なスライスで撮像した場合に観察される主な脳解剖と MR 画像および水平断面の各スライスにおける神経白質線維の走行を図4〜6 に示した．これらの神経白質線維を描出した画像は東京大学放射線科開発の dTV II と volume-one を使用して構成した．神経線維の走行をカラーコーディングしており，前後(後前)方向に走行する線維は緑色で，左右(右左)方向に走行する線維は赤色で，上下(下上)方向に走行する線維は青色でマッピングされている．

① 延髄のスライス

　延髄のスライスでは中央のやや後方に延髄が位置し，その後方には小脳が位置する(図4a, b)．延髄の前外方に側頭葉の底面が位置し，その前方には眼球が確認できる．両眼球の間は副鼻腔であり，篩骨洞などが確認できる．延髄の前方には前正中裂がありその両隣には突起するように錐体が位置し，その部位を皮質脊髄路が通過する(図4c)．その後外側方にはオリーブ(その深部に下オリーブ核が位置する)が位置している．正中部には内側毛帯が通過し，外側に脊髄視床路が通過する．その後方には下小脳脚(脊髄小脳路)が位置する(図4c)．

② 橋のスライス

a. 橋スライスの構造物

　橋のスライスでは中央やや後方に小脳と結合している橋が確認できる(図5a〜d)．前方の橋底部に皮質脊髄路が通過する(図5d)．橋底部には橋核が存在し，大脳皮質からこの橋核へ向けて下行する皮質橋路がこの橋核でシナプスする．さらに対側の小脳へ向けて橋小脳路が走行するが，それらの線維は中小脳脚を通過して対側の小脳に連絡する(図5b)．橋小脳路はこのスライスで横方向に走行し，この部分は横橋線維と呼ばれる(図5c)．また，橋縦束と呼ばれる縦に走行する線維(皮質脊髄路や皮質橋路)が通過する(図5c)．橋の後方には第IV脳室が位置し，第IV脳室の前方で橋底部の後方にある部位が橋被蓋部である(図5b)．橋被蓋部には内側毛帯，脊髄視床路，網様体があり，第IV脳室の後方には小脳が確認できる(図5b)．第IV脳室の側方には上小脳脚，下小脳脚が位置する(図5c)．橋の前面には脳底動脈，その前方に内頸動脈，そしてさらに前方には眼球の上端部が，側方には側頭葉が位置する(図5b)．

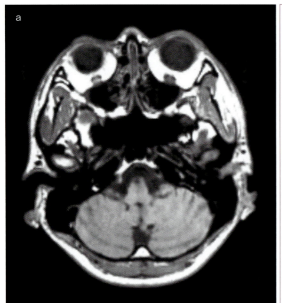

図4 ● 延髄のスライス
a MR画像，b シェーマ，c 拡大図

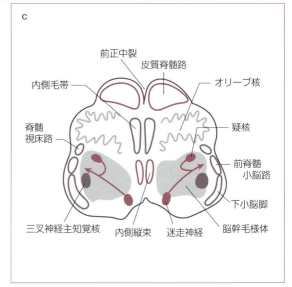

b. 橋のスライスにおける神経線維の走行

　側頭葉の前方部には鉤状束が確認できる（図5c）．鉤状束は前頭葉の底面と側頭極を結ぶ鉤のように曲がって走行する神経線維束である．背側と腹側の二つの成分に分けられ，腹側の成分は前頭葉の眼窩回と側頭極を連絡し，背側成分は中前頭回付近と側頭葉前外側部を連絡する．橋の部分と小脳を連結する太い緑色の神経線維束は中小脳脚である（図5c）．この部分は小脳との太い連結部分であり橋腕とも呼ばれる．橋の前方には赤色の横に走る線維が，その後方には青色の線維が確認できる．さらにその後方には再び横に走る赤色の線維が，さらにその後方に青色の線維が走行している（図5c）．この部分には橋に存在する橋核に向かって大脳皮質か

2 MR画像でみる解剖

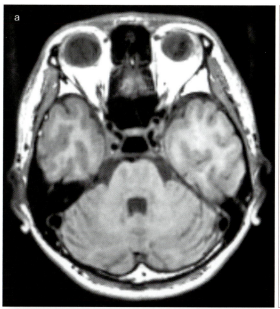
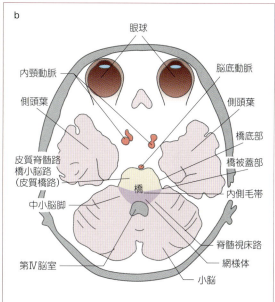
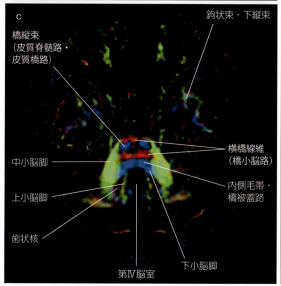
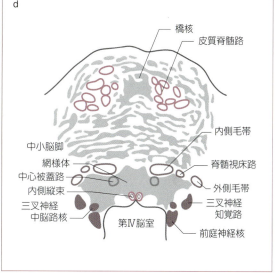

図5 ■ **橋のスライス**
a MR画像, b シェーマ, c 神経線維の走行, d 拡大図

ら走行する皮質橋路が通過し，橋の橋核とシナプスしたのちに反対側の小脳に向かって走行する橋小脳路が存在する．この橋小脳路は小脳に入るまでに中小脳脚を通過する．前方にある赤い線維束とその後方の赤い線維束は前述した横橋線維（橋小脳路）であり，その名の通り横（左右）に走行し中小脳脚となる（図5c）．二つの横に走る赤い線維に取り囲まれているように通過する青い線維は皮質脊髄路と皮質橋路に該当する．後方の赤い線維の後方には感覚の経路である内側毛帯路と中心被蓋路が走行する．中心被蓋路は赤核から出て同側の下オリーブ核に達する線維である（図5c）．

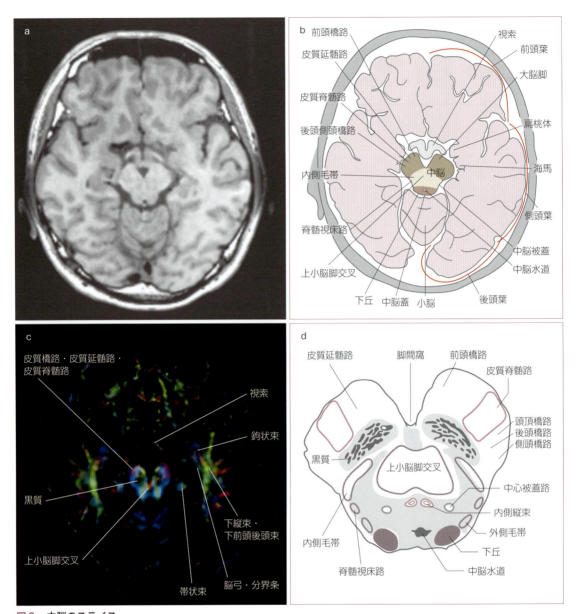

図6 中脳のスライス
a MR画像，b シェーマ，c 神経線維の走行，d 拡大図

③ 中脳のスライス

a．中脳スライスの構造物

　中脳のスライスではミッキーマウスのような形をしている中脳がほぼ中央に確認される（図6a～d）．ミッキーマウスの耳に当たる部分が大脳脚である．大脳脚には錐体路（皮質脊髄路・皮質延髄路）および前頭橋路，後頭側頭橋路が通過する（図6d）．ミッキーマウスの口の部分にあたる部位に中脳水道が位置する（図6d）．大脳脚の後方から中脳水道までは中脳被蓋，中脳水道より後方は中脳蓋であり，中脳蓋（図6b）の部分は上丘，下丘からなる四丘体である．

脊髄視床路や内側毛帯は中脳被蓋で黒質の後外方に位置する（図6d）．ちょうど中脳被蓋の中心部で上小脳脚は交差して通過する．中脳の左右には側頭葉が位置し，前方には前頭葉，後方には小脳が位置する（図6b）．

b．中脳のスライスにおける神経線維の走行

中脳の大脳脚には皮質脊髄路と皮質延髄路，皮質橋路（前頭・頭頂・後頭・側頭橋路）が通過する．その詳細は正中から外側に向けて，前頭橋路，皮質延髄路，皮質脊髄路，頭頂橋路，後頭橋路，側頭橋路の順に通過している（図6d）．中脳の前方には視索が確認できる（図6b，c）．中脳の外側方には帯状束が青色で上下に通過するのが確認できる（図6c）．中脳の正中部には上小脳脚交叉が赤色で確認できる（図6c）．側頭葉の下面には鉤状束が青で確認できる．これはちょうど鉤状束が屈曲し上下に走行するので青色となる．その後方には脳弓，分界条が，さらにその外側後方には下前頭後頭束と下縦束が緑色で確認できる（図6c）．

④ 基底核のスライス

a．基底核スライスの構造物

基底核のスライスでは前方に前頭葉が，側方に側頭葉が，後方に後頭葉が確認できる．前頭葉と側頭葉の境界は側方に確認されるシルビウス裂により明瞭に区分される（図7a，b）．シルビウス裂の内側には島葉が確認され，その内側には最外包，前障，外包，さらにレンズ核（被殻，淡蒼球）が位置し，その内側には内包が位置する．内包は"く"の字，または"逆く"の字をしており，ちょうど折れ曲がった部を内包膝と呼び，その前方は内包前脚，後方は内包後脚と呼ばれる．内包前脚はその内側に尾状核頭部が，外側にはレンズ核が位置しており，内包後脚は内側に視床が，外側にレンズ核が位置し，いずれも境界明瞭なる構造である．内側のやや後方に左右，一対あるのが視床である．視床とレンズ核に挟まれるのが内包後脚で，側脳室前角の側方にある尾状核頭部とレンズ核に挟まれるのが内包前脚である．

b．基底核のスライスの神経線維の走行

前方の赤い線維束は脳梁膝部に該当する（図7c）．それらは小鉗子（緑色）となり前頭葉に投射する．内包は前脚が明瞭な緑色をしており，後脚が青色をしている（図7c）．前脚から前方に伸び前頭葉に至るのは前視床放線であり，緑色の束をなし，小鉗子とともに前頭葉へ投射している様子が確認できる（図7c）．この緑色の線維束には大脳皮質から橋核，そして対側の小脳へ向かって投射がある皮質橋路のうち，前頭葉から下行する前頭橋路が含まれる．

内包後脚を通過する線維は上下方向に走行しており，中心溝近傍の皮質へ投射があり，一部は中心前回や中心後回に至る（図7c）．視床の前腹側核から前頭葉に広く投射があり，一部は運動前野（6野）に投射され，外側腹側核からは4野や6野に投射がある．この投射は小脳の上小脳脚を通じて視床の外側腹側核に至る歯状核（赤核）視床皮質路によるものである．後外側腹側核からは，一次体性感覚野（1，2，3野）に投射がある．後外側腹側核は内側毛帯路と脊髄視床路から入力を受ける．内包後脚を下行する線維には錐体路（皮質脊髄路，皮質延髄路），皮質網様体路，皮質赤核路がある（図7d）．

内包後脚より後方に続く線維は緑色をしており，頭頂葉や後頭葉に向かって走行する後視床

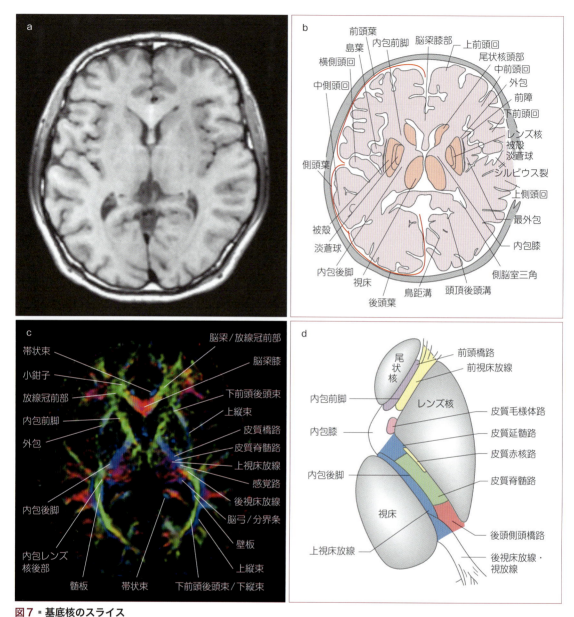

図7 ■ 基底核のスライス
a　MR画像，b　シェーマ，c　神経線維の走行，d　拡大図

放線となる（図7c）．後視床放線の最下部は視放線である．下行する線維としては後頭側頭橋路がある．視放線が走行する領域には近接して走行する下前頭後頭束や下縦束が確認される．後視床放線の外側部に上縦束の一部が確認でき，島葉（図7b）の内側で被殻の外側には外包（解像度の都合上，最外包も含まれている）が確認される（図7c）．

⑤ 側脳室体部のスライス

a. 側脳室体部スライスの構造物

ハの字にみえるのは左右の側脳室体部が水平に断裂された部分である（図8a，b）．このス

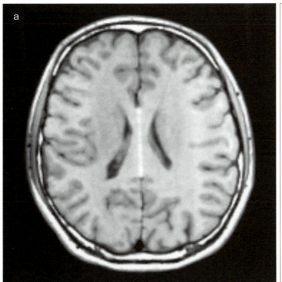
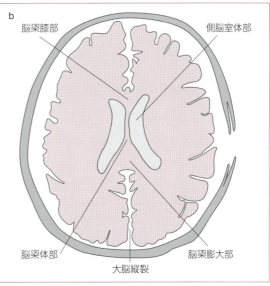

図8 ■ 側脳室体部のスライス
a MR画像，b シェーマ，c 神経線維の走行

ライスでは基底核はすでにみえず（側脳室の側方前方に尾状核体部の上端がみえるのみ），表面の皮質が灰白質でその下はすべて白質となる．左右の大脳半球を結ぶ脳梁（膝部・膨大部・脳梁体部）が確認でき，左右半球が連結している様子が確認できる（図8a，b）．

b. 側脳室体部のスライスの神経線維の走行

側脳室体部の内側には脳梁が縦長に確認でき，左右半球を結ぶ様子が確認される（図9）．脳梁の前方の太い赤い領域は脳梁の膝の上端部で，同様に後方には脳梁膨大部が確認（aとcでは高さが異なり，cはaより少し低い）できる（図8c）．脳梁膝・膨大それぞれの遠方に左右の

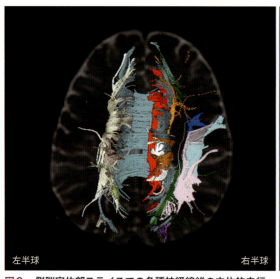 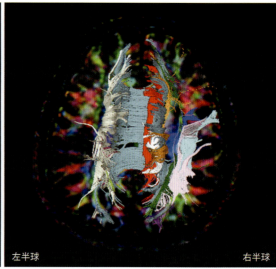

図9 ■ 側脳室体部スライスでの各種神経線維の立体的走行
左図　T2強調画像（B＝0）上の神経線維
右図　神経線維カラーマッピング上の神経線維
右半球　赤：帯状束，橙：上前頭後頭束，白：上縦束（SLFⅠ），桃：上縦束（SLFⅡ），水色：上縦束（SLFⅢ），青：弓状束，緑：下前頭後頭束，黄色：鉤状束，紫：下縦束，青灰：脳梁
左半球　白黄：放線冠，青灰：脳梁，黄緑：感覚路，赤紫：皮質脊髄路

帯状束が点状に確認できる（図8c）．左右の側脳室の外側には上下に走行する放線冠が確認できる（図8c）．放線冠は内包を通過して皮質に投射する（あるいは皮質から下行して内包を通過する）線維のことを指す．この青色を示す部分に皮質脊髄路や感覚路，皮質橋路，視床から前頭葉や頭頂葉に投射する線維（上視床放線）の一部などが通過する．放線冠の外側方を上縦束が走行する（図8c，9）．

6 中心溝・頭頂部のスライス

このスライスで重要となるのは中心溝の同定である（図10a，b，d）．中心溝は他の溝と交わらない．中心溝の前方には中心前溝，同様に後方には中心後溝があるのでそれぞれ同定する．中心前溝は上前頭溝と，中心後溝は頭頂間溝と交わることが中心溝との相違となるのでそれを確認する．

a. 中心溝・頭頂部のスライスの神経線維の走行

内側には上下に走行する脳梁と放線冠がみられる（図10c，11）．放線冠は上視床放線，前視床放線，後視床放線が含まれる．上視床放線には一次体性感覚野へ投射される感覚路，また，皮質から下降する皮質橋路や皮質脊髄路などが含まれる（図10c，11）．

7 各部位の同定

a. 頭頂部における中心前回，中心後回，上前頭回，中前頭回，上頭頂小葉，下頭頂小葉の同定

中心溝・頭頂部のスライスにて，中心溝を同定する（図12）．中心溝は逆Ω状にみえる

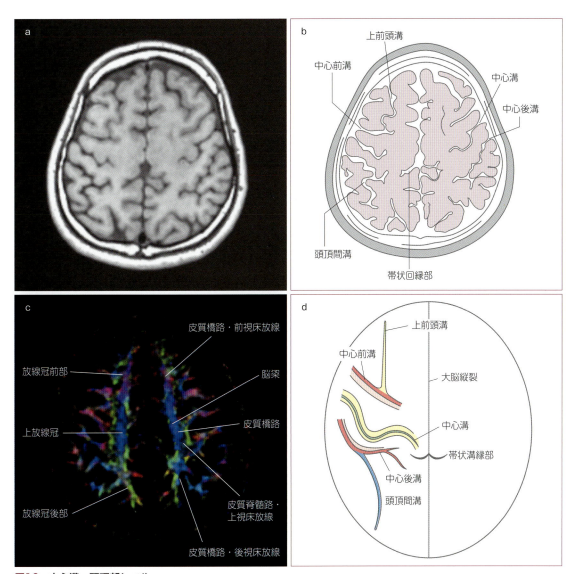

図10 ■ 中心溝・頭頂部レベル
a MR画像, b シェーマ, c 神経線維の走行, d 中心溝の同定

　　　pre-central knob signをみつけ，中心溝の前方にある中心前溝と中心溝の後方にある中心後溝を把握する．この二つの溝は他の溝と交わる．すなわち，中心前溝は上前頭溝と交わり，中心後溝は頭頂間溝と交わる．一方，中心溝は他の溝と交わらない．中心溝と中心前溝との間が中心前回であり，中心溝と中心後溝との間が中心後回となる．上前頭溝より内側は上前頭回で，外側は中前頭回となる．頭頂間溝より外後側は下頭頂小葉で，内側は上頭頂小葉となる．

b．基底核部の水平断における上前頭回，中前頭回，下前頭回，横側頭回，脳梁，島葉の同定

　基底核の周辺のスライスではシルビウス裂，島葉が同定可能で，シルビウス裂の前方が前頭葉（上・中・下前頭回）で，後方が側頭葉に該当する．島の後部より側方に伸びる横側頭回の

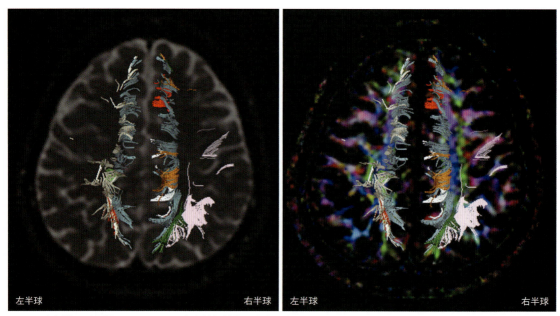

図11 中心溝・頭頂部のスライスでの各種神経線維の立体的走行
左図　T2強調画像（B=0）上の神経線維
右図　神経線維カラーマッピング上の神経線維
右半球　赤：帯状束，橙：上前頭後頭束，白：上縦束（SLFⅠ），桃：上縦束（SLFⅡ），水色：上縦束（SLFⅢ），青：弓状束，緑：下前頭後頭束，黄色：鉤状束，紫：下縦束，青灰：脳梁
左半球　白黄：放線冠，青灰：脳梁，黄緑：感覚路，赤紫：皮質脊髄路

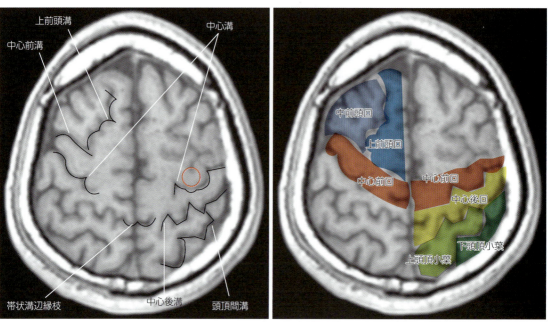

図12 中心前回と中心後回，上前頭回，中前頭回，上頭頂小葉，下頭頂小葉の同定
○：pre-central knob sign

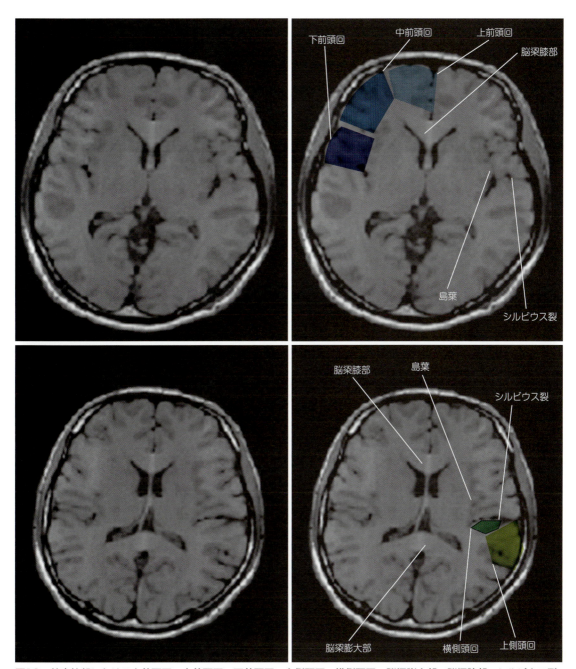

図13 ■ 基底核部における上前頭回，中前頭回，下前頭回，上側頭回，横側頭回，脳梁膨大部，脳梁膝部，シルビウス裂，島葉の同定

すぐ後ろが上側頭回に該当し，その部分が上側頭回の後方にあたるためウェルニッケ野に該当する．また，下前頭回はブローカ野に該当する（図13）．

c. 扁桃体と海馬の同定

水平断と冠状断での扁桃体と海馬の領域を図14～16に示した．

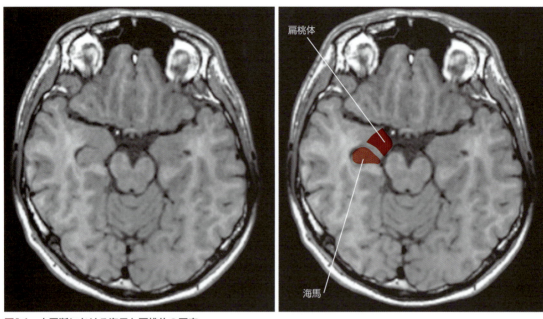

図14 ◦ 水平断における海馬と扁桃体の同定

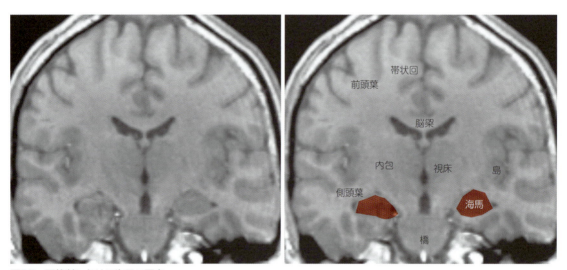

図15 ◦ 冠状断における海馬の同定

d. 帯状溝，帯状回，中脳，橋，延髄，小脳の正中断面での同定

矢状面上の大脳縦裂のスライスでの，帯状溝，帯状回，中脳，橋，延髄，小脳の領域を図17に示した．

3 神経線維の走行

図18に各種神経線維の走行を示した．本画像は東京大学放射線科開発のdTV II と volume-

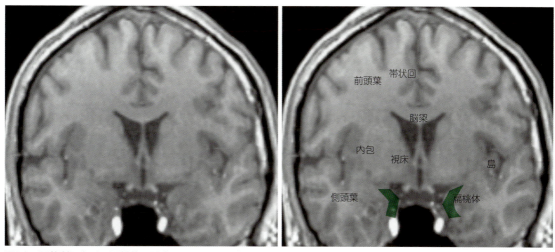

図16 ● 冠状断における扁桃体の同定

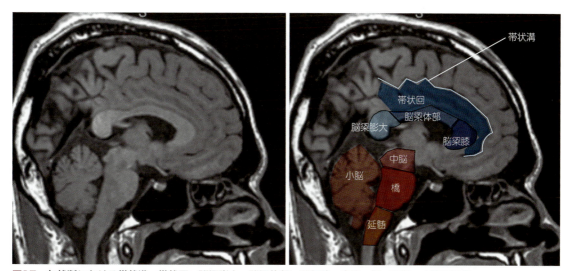

図17 ● 矢状断における帯状溝, 帯状回, 脳梁膨大, 脳梁体部, 脳梁膝, 中脳, 橋, 延髄, 小脳の同定

one を使用して構成した.

① 連合線維

　同側半球の皮質を結ぶ線維束である. 上後頭前頭束, 上縦束, 下前頭後頭束, 下縦束, 鉤上束, 弓状束, 帯状束などがある.

a. 上後頭前頭束

　前頭葉と頭頂葉や後頭葉を連絡する線維束. しかし, その存在と位置は未だにはっきりとした定説がない. トラクトグラフィ上では前頭葉から頭頂葉に投射する様子が描出される. 側脳室体部の上外側角に接し, 脳梁下方で尾状核体部の上外側を走行し, 放線冠の内側を通過する. 放線冠により上縦束と分けられる.

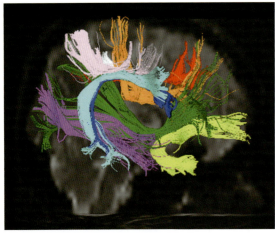 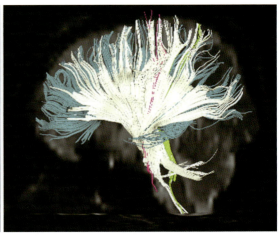

図18a ■ 各種神経線維の走行（側方から）
左図　赤：帯状束，橙：上前頭後頭束，白：上縦束（SLF Ⅰ），桃：上縦束（SLF Ⅱ），水色：上縦束（SLF Ⅲ），青：弓状束，緑：下前頭後頭束，黄色：鉤状束，紫：下縦束
右図　白黄：放線冠，青灰：脳梁，黄緑：感覚路，赤紫：皮質脊髄路

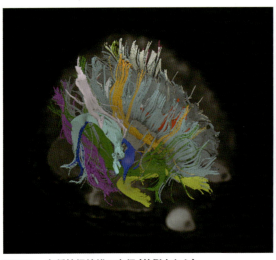 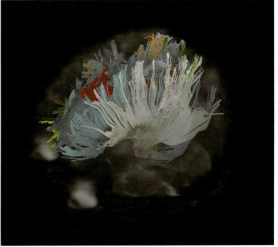

図18b ■ 各種神経線維の走行（前側方から）
左図　赤：帯状束，橙：上前頭後頭束，白：上縦束（SLF Ⅰ），桃：上縦束（SLF Ⅱ），水色：上縦束（SLF Ⅲ），青：弓状束，緑：下前頭後頭束，黄色：鉤状束，紫：下縦束
右図　白黄：放線冠，青灰：脳梁，黄緑：感覚路，赤紫：皮質脊髄路

b．上縦束

　下・中前頭回から起こり，前障の上縁に沿って前後方向に長く走行して，前頭葉，頭頂葉，側頭葉，後頭葉を連絡する．その下部は弓状に曲がって側頭葉に向かうため前後左右ともに長く走行する線維である．上縦束（superior longitudinal fasciculus；SLF）はSLF ⅠとⅡそしてⅢに分類され，Ⅰは上頭頂小葉の内側から前頭葉の背内側にある補足運動野や背側運動前野，

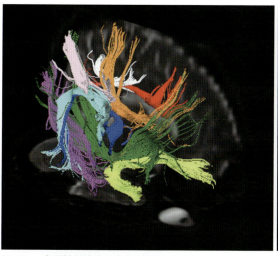
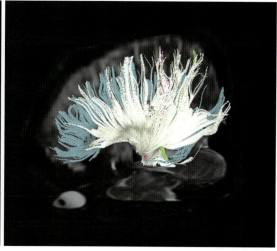

図18c ▪ 各種神経線維の走行（前側方から）
左図　赤：帯状束，橙：上前頭後頭束，白：上縦束（SLFⅠ），桃：上縦束（SLFⅡ），水色：上縦束（SLFⅢ），青：弓状束，緑：下前頭後頭束，黄色：鉤状束，紫：下縦束
右図　白黄：放線冠，青灰：脳梁，黄緑：感覚路，赤紫：皮質脊髄路

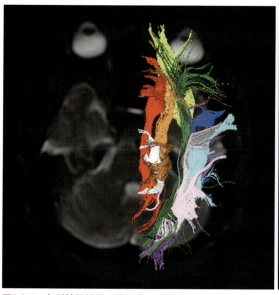
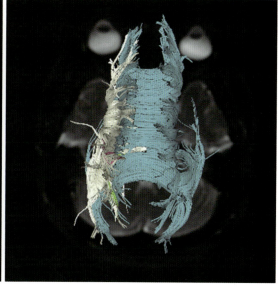

図18d ▪ 各種神経線維の走行（上方から）
左図　赤：帯状束，橙：上前頭後頭束，白：上縦束（SLFⅠ），桃：上縦束（SLFⅡ），水色：上縦束（SLFⅢ），青：弓状束，緑：下前頭後頭束，黄色：鉤状束，紫：下縦束
右図　白黄：放線冠，青灰：脳梁，黄緑：感覚路，赤紫：皮質脊髄路

前頭眼野へ投射し，帯状束のちょうど上方を走行する．Ⅱは頭頂間溝周辺，下頭頂小葉より前頭葉の背外側の皮質である前頭眼野，背側前頭前野，運動前野に向かって走行する．Ⅲは下頭頂小葉の縁上回から腹側の運動前野や下前頭回に位置する前頭前野の前頭前野接合部に向かって走行する．SLFの一部は側頭葉にも向かい，これらの線維束の最下端部が弓状束となり下前頭前野と上側頭回を連絡する．

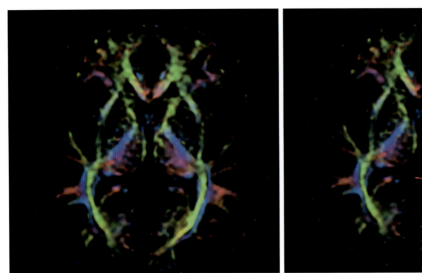

図19 ▪ 内包を通過する神経線維の走行と神経線維の通過部位（上方から）
水色：前頭橋路・前視床放線，緑：皮質毛様体路・上視床放線，青：皮質脊髄路・上視床放線，桃：感覚路・上視床放線，赤：頭頂後頭橋路・後視床放線

c. 下前頭後頭束

前頭葉と後頭葉を結び，外包底部でレンズ核と，鉤状束の間を通る．トラクトグラフィでは鉤上束および下縦束と接し，前方では鉤状束と，後方では下縦束と並走するように走行する．

d. 鉤状束

鉤状束は前頭葉の底面と側頭極を結ぶ鉤のように曲がって走行する神経線維束である．背側と腹側の二つの成分に分けられ，腹側の成分は前頭葉の眼窩回と側頭極を連絡し，背側成分は中前頭回付近と側頭葉前外側部と連絡して，下後頭前頭束と合流する．

e. 弓状束

弓状束は前述の上縦束の最下端部となる．下前頭回から起こり弓状に曲がって上側頭回に向かう．感覚性言語野と運動性言語野を連絡している．

f. 帯状束

大脳の内側を帯状回や海馬傍回の深部を脳梁に沿うような形で走行する．

g. 下縦束

側頭葉前部から起こり，側脳室下角・後角の外側を通過して後頭葉に至る．下後頭前頭束と並走し，明確に区分できない．

❷ 投射線維

脊髄から皮質，あるいは皮質から脊髄を結ぶ上下に走る線維である．発生学的に新しい投射線維は大脳ではすべて内包を通る．内包の上方では放射状に広がり前頭葉頭頂後頭葉へ投射す

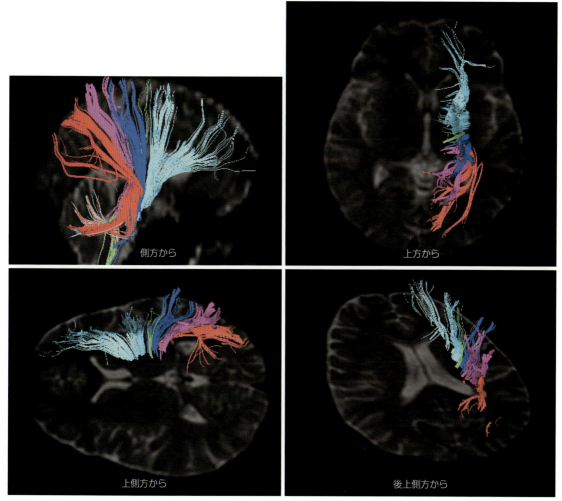

図20 ■ 放線冠を形成する各種神経線維の走行
水色：前頭橋路・前視床放線，緑：皮質毛様体路・上視床放線，青：皮質脊髄路・上視床放線，桃：感覚路・上視床放線，赤：頭頂後頭橋路・後視床放線

る．内包から皮質あるいは皮質から内包までの部分を放線冠と呼ぶ．放線冠には前視床放線，上視床放線，後視床放線が含まれ，上視床放線には感覚路が含まれることとなる．また皮質脊髄路や皮質橋路など下行する線維も含まれる．

3　内包を通る線維束

　内包は視床とレンズ核に挟まれる後脚と，尾状核頭部とレンズ核に挟まれる前脚，そして，その中間の屈曲部である膝に分類される．図19に内包を通過する神経線維の走行をカラーマップで示した．内包の前脚は緑色をしておりそれが前頭葉まで至る様子が確認できる．すなわち前後あるいは後から前方に走行している線維がほとんどを占める．一方，内包の後脚は青色をしており上下あるいは下から上に走行する投射線維が通過することを示している．この内包の上方は放線冠に，下方は大脳脚や橋被蓋部に移行する．前脚には前視床放線，皮質橋路の前頭橋路が通過する．膝の周辺を皮質延髄路や皮質毛様体路が通過する．後脚は皮質脊髄路（錐

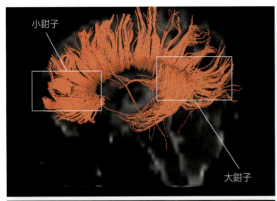
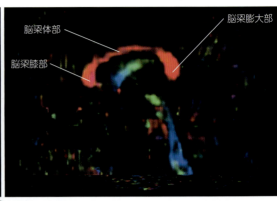

図21 ■ 脳梁

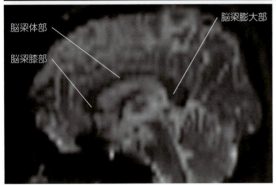

体路），皮質赤核路，上視床放線（一次体性感覚野に投射する感覚路が含まれる）が走行し，さらに後方には後視床放線，頭頂橋路，後頭橋路，そしてさらに後方では外側膝状体から出る視放線が通過する（図20）．

4 交連線維

左右の半球を結合する線維で多くは相対応する皮質を連絡する．脳梁や脳弓などが含まれる．

a．脳梁の走行

左右の半球を結ぶ線維束でその線維は前後左右に広く走行する（図21）．前後に大きく膨隆した部分があり前方の屈曲する部分を脳梁膝と呼び，後方は脳梁膨大と呼ぶ．そして，脳梁膝と脳梁膨大の間の部分を脳梁体部と呼ぶ．脳梁膝を通って前頭葉に伸びる神経線維を小鉗子と呼び，脳梁膨大を通って後頭葉に伸びる線維を大鉗子と呼ぶ．

文献

1) 森　進訳：拡散テンソル法によるヒト脳白質のMRIアトラス，講談社，東京，2007
2) 青木茂樹ほか編著：これでわかる拡散MRI，第3版，学研メディカル秀潤社，東京，2013
3) 高橋昭喜編：脳MRI 1. 正常解剖，第2版，秀潤社，東京，2005
4) 青木茂樹ほか編著：よくわかる脳MRI，第3版，学研メディカル秀潤社，東京，2012
5) 坂井建雄ほか監訳：プロメテウス解剖学アトラス 頭頸部/神経解剖，第2版，医学書院，東京，2014
6) 三村　將ほか編著：高次脳機能障害マエストロシリーズ（2）画像の見かた・使いかた，医歯薬出版，東京，2006
7) 平山惠造ほか編：脳血管障害と神経心理学，第2版，医学書院，東京，2013

II pusher症候群に対する理学療法

身体軸が傾斜する姿勢定位障害の
理解と理学療法介入

阿部浩明

1 pusher症候群とは

　脳血管障害などによる脳損傷後に生じる特異的な姿勢異常の一つにpusher症候群がある（**図1**）．この現象は，座位や立位といった姿勢で，あたかも，自ら身体を麻痺側へ倒そうとするかのごとく，自らの非麻痺側上下肢を使って床や座面を押してしまう現象である．その上，この現象によって生じた姿勢傾斜を他者が正中位に修正しようとすると，その介助に抵抗してしまい，さらに麻痺側へ倒れるように非麻痺側の上下肢を使って押すという特徴がある[1〜64]．

　脳血管障害後の姿勢異常に関する記述は古く，1900年代初頭より報告がなされ，バランス異常の要因の一つに垂直や水平を正しく認識できなくなる異常が関与するのではないかと考えられていた[65]．しかし，この現象が，他のバランス異常とは異なる性質を持つものとして明確に記述されたのは1985年のことである[1]．その記述をしたDaviesの書には"多くの片麻痺者は歩行を獲得できるが，歩行を獲得できない症例には共通してこの現象が存在する"という記述がある[1]．この記述の通り，多くの脳卒中例が早期に座位や立位の姿勢が保持できるようになるが，非麻痺側の上下肢を押すように使って自ら姿勢を崩すかのように振る舞うため，この現象が出現している状態では歩行の獲得はもとより，座位や立位姿勢の保持，移乗などの動作にも影響を及ぼし，ADLの自立は著しく難しいものとなる．Davies[1]は，この現象が右半球損傷例に多くみられ，重度の左片麻痺や感覚障害，半側空間無視（unilateral spatial neglect：USN）や病態失認（anosognosia）などの高次脳機能障害を複数合併することから"pusher syndrome（押す人症候群）"と記述した．ところが，300名を超える脳卒中者を対象とした疫学調査において，押す人症候群を伴う群と伴わない群を比較した場合，USN，失語，失行，病態失認といった高次脳機能障害を伴う割合に有意差がなく，症候群という根拠に欠けるとの報告[2]がなされ，ipsilateral pushing[2,3]（麻痺側と同側に押す）やcontraversive pushing[4〜14]（脳損傷側の反対側に押すこと），pusher behavior[15〜25]（押す行動）あるいはlateropulsion[26〜32]（側方への突進．ただし，Wallenberg症候群に伴う側方突進[66〜78]とは別にpusher症候群のことをlateropulsionと表現していることに注意していただきたい．pusher症候群に対してこの表現を使用する研究者は多くない），あるいはpusher現象[79〜84]などと表現されるようになった．また，あえて，pusher syndrome（症候群）[33〜56]として表現することもある．これらは表現こそ異なるものの扱っている現象は同じと考えて良い．ここではこの現象をpushingと表現することとする．

2 pushingと鑑別すべき現象　pushingに類似した姿勢定位障害

　pushingは前額面上の姿勢定位障害と言えるが，脳損傷後に出現する前額面上における姿勢定位障害，あるいはそれに類似した現象はpushing以外にもある．pushingと鑑別すべき現象としてlateropulsion（pushingを意味するlateropulsionとは異なり，脳幹損傷後にみられる側方突進を指す）[66〜78]，thalamic astasia（視床性失立症）[85〜88]やlisting（積極的に押すことはないものの麻痺側へ傾斜する現象）[89]などが挙げられる．特にlateropulsion[66〜78]はpush-

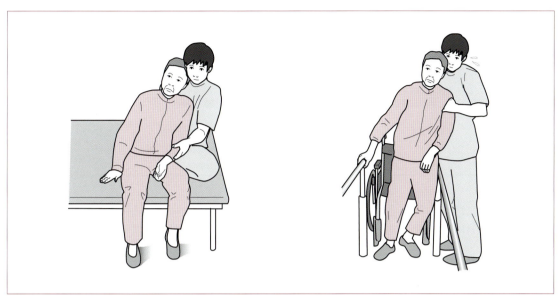

図1 ● pushing を呈する症例

ing のように前額面上での一側への傾斜が非常に顕著[90]で，認知症などを伴っている場合には pushing との区別が容易でない場合も経験する．pushing の評価については「3．pushing の評価」にて後述するが，pushing とは，原則的に姿勢傾斜と押す現象，そして修正への抵抗の3つの特徴が揃ったときに初めて pushing と判断されるものであり，この特徴を兼ねていることが定義とも言える[4〜7, 9〜11, 15, 16, 33, 34]．また，後述する病巣を把握することが pushing を判定する上で非常に有益な情報となる．類似する現象との差異を的確に鑑別するためには，定義にある所見の確認と，病巣の定義を確実に行う必要がある[34, 35]．

1 lateropulsion（側方突進）

一般的に，lateropulsion といえば，脳幹損傷後の側方突進のことを指す．不随意的に片側に身体が倒れてしまう現象で，pushing のように前額面上で一方向に傾くため，一瞥しただけでは見分けがつかないが，pushing のように非麻痺側の上下肢で積極的に押すことや，姿勢を修正した際に抵抗することはほとんどない[90]．あっても pushing のように激しく押すことはない（ただし，姿勢を修正する際に「修正するのでそれを許容して正中位となるまで抵抗しないように」と告げておく必要がある）．

lateropulsion は延髄外側部梗塞例（lateral medullary infarctions：LMIs）で出現する Wallenberg 症候群の一症候としてよく知られている[66〜78]．このほか，視床から大脳における経路上の損傷によっても lateropulsion は引き起こされることが報告されているが，ここでは，脳幹損傷後に生じるものに限局して述べる．

LMIs では，Horner 症候群（眼裂狭小，瞳孔縮小，発汗減少）や，損傷と同側の顔面と対側上下肢・体幹の感覚解離（温痛覚障害），同側の小脳失調，構音障害，嚥下障害，嗄声，眼振，眩暈，嘔気と吃逆などをきたす Wallenberg 症候群が出現する[66〜78]．位置覚，振動覚，触覚は障害されないが，その理由は，感覚線維の交叉する部位と通過する部位が異なるためであ

表1 ● 各種姿勢定位障害の特徴

特　　徴	pushing	thalamic astasia	lateropulsion	listing phenomenon
押す現象	あり	ない	ない	ない
バランスを崩す方向	麻痺側に倒れ積極的に押す	後方 or 麻痺側へ傾斜	病巣側へ傾斜	麻痺側へ傾斜
病巣	視床後外側部 中心後回皮質化白質 島葉後部	視床後外側部	延髄・脳幹	左片麻痺（右半球損傷）
片麻痺の重症度	通常は重度	軽度・なし	通常は運動失調	重度
視覚的垂直定位	ばらつく	不明	身体軸傾斜側に偏倚	不明
姿勢的垂直定位	障害あり	不明	正常範囲	不明

（文献34, 35より引用改変）

る[90]．位置覚，振動覚，触覚と意識に上る固有感覚を伝える神経線維（後索内側毛帯路）は脊髄に入った後，そのまま後索を上行し，延髄で交叉（毛帯交叉）する．この線維は延髄のレベルでは内側を通過するため障害されない[91]．これに対し，痛覚と温度覚を伝える線維は末梢神経から脊髄に入った後，すぐに交叉し，反対側の脊髄視床路を上行し，延髄外側部を通る（外側脊髄視床路）．LMIsでは外側脊髄視床路が損傷されることが多い．LMIsでは運動失調が出現することが多いが，運動麻痺は生じない．それは随意運動に関わる錐体路の通過する部位が延髄の腹側であり，LMIsではその領域が損傷されないためである．

運動麻痺が生じないという点はpushing例と決定的に異なる点である（**表1**）[34, 35]．pushing例は運動麻痺と完全なる関連があり[54]，麻痺がないpushing例は存在しない．同様に，触覚や位置覚障害もpushing例では高率に伴うため，運動麻痺の有無や触覚・位置覚障害の有無はpushingとlateropulsionを判別する際に重要な所見となる．LMIsでは錐体路が損傷されないが，脊髄小脳路や下小脳脚は延髄の後外側部に位置しているため損傷されやすい．ゆえに運動失調を伴うことが少なくない．

lateropulsionの出現に関与する病巣についてはさまざまな報告があるが，Maedaら[68]はlateropulsionのみ出現して他の症状がほとんど観察されないisolated lateropulsionを呈した4症例の責任病巣を調査し，全例が背側脊髄小脳路に一致した延髄外側の小梗塞であったと報告した．筋紡錘や腱紡錘などの固有受容器からの固有受容感覚（proprioceptive sensation）のうち，身体の姿勢・位置・運動に関与するもので，意識に上ってこないもの，あるいは反射的なものは小脳へと伝えられる．これらを伝えるものを総称して脊髄小脳路といい，体幹下部と下肢からの固有感覚情報を，同側の脊髄側索を通って小脳へ伝達する[90, 92]．このことから，背側脊髄小脳路によって伝達される下肢と体幹からの無意識的な固有感覚経路の障害が，isolated lateropulsionを招いた可能性を推察している．Arai[69]はisolated lateropulsionを呈した2症例の報告において，脊髄小脳路のみならず，前庭脊髄路損傷が関与している可能性を推察している．前庭神経外側核（ダイテルス核 nucleus of Deiters）の大型ニューロンは外側前庭脊髄路（ダイテルス核脊髄路）を始起し，線維は同側性に脊髄の前索を下行した後，前角の伸筋（抗重力筋）運動ニューロンにシナプスする．この入力によって伸筋のトーヌスが亢進する．起立時には前庭脊髄路が絶えず両側の脊髄運動ニューロンの興奮を高めている．歩行時には特に軸足の大腿四頭筋運動ニューロンの活動を高める[67, 90, 91]．この活動は踵が地面を蹴る（接地する）と同時に高まり，反対側の足が接地するまで（すなわち歩幅を形成している間）持続す

る．前庭脊髄路の損傷によって損傷側と同側の体幹と下肢の伸筋群の緊張が低下してしまったことが，lateropulsion を呈した要因として推察された．Thömke ら[70] は前庭機能障害を伴わない lateropulsion を呈した 10 例の責任病巣を調査した．その病変は外側前庭脊髄路と背側脊髄小脳路を包含しているようであった．limb ataxia を伴う例では上行性である背側・腹側脊髄小脳路が，伴わない例では下行性である外側前庭脊髄路の一部が，病変に含まれることを明らかにした．Kim ら[71] は右への lateropulsion とめまいで発症した，lateropulsion を主症状とする 1 症例について報告している．触圧覚は保たれたが，体幹と左上下肢の温痛覚が障害された症例の病巣を解剖学的に検討したところ，求心路である脊髄小脳路の損傷ではなく，遠心路である外側前庭脊髄路上に病変が存在すると報告した．lateropulsion 例は垂直判断の異常を伴うことが指摘されている（6. pushing のメカニズム参照）．垂直判断の異常を伴う点においては pushing 例と共通するが，その特性は異なる（表1）[34, 35]．lateropulsion では特に視覚で垂直を判断する異常が顕著であるとされる．それに対して pushing 例では明らかな視覚的垂直判断の異常，すなわち一方向的な偏倚は生じないとされている．このような視覚的に垂直を判断する能力を評価する指標に SVV（subjective visual vertical；視覚的垂直定位）[4, 18, 37, 49, 58, 60, 72〜74, 93〜97] というものがある．また，触覚により垂直を判断する能力を評価する指標に SHV（subjective haptical vertical；触覚的垂直定位）[58, 72] というものがある．Bronstein ら[72] は lateropulsion を呈した 2 症例の SVV と SHV の特徴を報告している．1 症例は 28 歳の男性で第 4 脳室左小脳橋三角部の囊胞性の病変に対して，11 歳時に後頭蓋窩からの開頭手術を受けている．もう 1 症例は 43 歳の女性で橋延髄外側部の海綿状血管腫からの出血例である．2 症例とも SVV の傾斜がみられたが，それに比して SHV の傾斜は健常群の範囲内に留まった．lateropulsion と各種垂直判断との関連性について，複数の報告があるが，いずれも SVV の傾斜が報告されており，lateropulsion の重症度と相関するという[66]．pushing が大脳半球の高次脳機能と密接な関係があるとされるのに対して，脳幹損傷後の lateropulsion はそれより下位の障害により生じる現象と考えられている[58, 63]．前庭からの情報は脳幹の前庭神経核に入力され，さまざまな領域に投射されることが知られている[66, 67]．三半規管における重力に関連した感覚情報は，脳幹にある前庭神経核を経て，眼球運動をつかさどる各神経に投射される．このような機構は頭部位置の変化に応じ，眼球運動を自動的にコントロールする作用を持っている[66, 91]．このような上行性の重力に関連した感覚情報の一部の断裂により SVV の偏倚が生じると考えられている．この SVV の偏倚は時間経過とともに代償（compensation）され，改善する[78]ことが知られており，同様に lateropulsion も予後良好で，pushing 例より歩行自立に至るまでに要する期間が短い．後述する評価（3. pushing の評価参照）でも述べるが，この lateropulsion を pushing と同様に扱ってしまった場合，経過に関する研究などで大きな問題が生じうる．pushing ではなかったために早期に改善したのに，pushing 例が早期に改善したなどといった誤った情報を提供しないためにも pushing と lateropulsion を鑑別することは極めて重要である．それゆえ判定基準は厳密に定義しなくてはならない．

 thalamic astasia（視床性失立症）

視床および視床上外側部の白質に生じた病変により，明らかな麻痺や感覚障害がないのにも

かかわらず，著しい立位保持障害を呈し自然軽快するまれな症候[85〜88]である．転倒する方向は損傷側と反対側が多いが，後方にも他の方向にも動揺する．あたかも小脳虫部の損傷例のような動揺を示す．MasdeuとGorelick[85]により，視床後外側病変後の15例で，介助なしでは立位保持が不可能となった症例が報告された．そのうち，8例は，顕著な体幹動揺を示し自力での座位保持が不可能であり，介助なしでは後方か病巣と反対側に倒れた．典型例では起き上がりの際に体幹筋を使おうとせずに手でベッドの手すりを把持して起き上がろうとする．押す現象はなく，麻痺ははっきりしないか，軽度であり，pushing例のように傾斜を説明できそうな重度の麻痺や感覚障害を伴わない（**表1**）[34, 35]．垂直判断の異常に関しての報告はないが，押す現象がないという点でpushingとは全く異なる[33]．すなわち，損傷領域がpushingと合致する（7. pushingの責任病巣参照）ものの，鑑別は現象から容易に判別可能である．

③ listing phenomenon

listとは傾くということを意味し，脳卒中片麻痺例が麻痺側へ傾斜することをlisting phenomenonと表現する．pushingとは異なり傾斜を患者自身が自覚しているとされる．患者本人がこの傾斜を予防しようと，自ら，手すりなどをつかもうとするのは，積極的に非麻痺側上肢を使用して押してしまうpushing例とは異なる点である（**表1**）[34, 35]．このlistingをpushingと同義としている報告[89]もあるが，一般的にはpushingとは異なるものとして扱われている．それはlistingの記述の中に，積極的に押すという表現がなされなかったことに起因している．Bohannon[3, 32]はpushingの疫学的調査[2]に対するコメントの中で，「listingやlateropulsionといった表現を用いている先行研究があるにもかかわらず，それらを引用していない」と指摘していることから，listingと表現した現象がpushingと同じものを扱っていることは容易に推察できる．pushing例は現象が改善していく過程で，ほぼ全例がこの状態を経由する．つまり，積極的に押し，姿勢も保持できない状態から，治療的介入によって，静的姿勢保持時に押す現象を抑制できるようになる．この時期には，今まで押すことに使用していた自らの非麻痺側の上肢を，平行棒などの固定支持物を引き込むように把持して自己の身体軸を過度に麻痺側へ傾斜させないように使用できるようになる．ここまで改善しても，動作に伴い，身体軸を麻痺側に傾斜させるように使用してしまう．しかし，治療的介入を続けることにより，やがて動作中でも押す現象を抑制できるようになる．そのあとは積極的に押す現象がほとんどみられなくなるが，非麻痺側へ十分に荷重すべきところで十分に荷重できず，麻痺側への転倒傾向を示す．歩行時に麻痺側下肢を前に踏み出す際には非麻痺側に十分に重心を移動させなければならないが，うまく非麻痺側下肢に荷重することができない．この頃には，手すりなどの支持物を使って転倒を防止できるようになる．この過程がlistingの表現とほぼ一致する．そのようなことから，厳密にlistingとpushingを区別できるかどうかには疑問が残る．

3 pushingの評価

1985年以降，この現象の評価は，Daviesが記述した著書[1]を基に，主観的にそれに該当するか否かで二者択一的になされてきた[2, 50, 89]．この問題に対し，網本らはこの現象を呈する

表2 ■ pusher 評価チャート

坐位：
両足接踵の腰かけ・背もたれなしの平面坐面で
坐位で上肢（健側）をついて坐る（starting position）

		月/日	/	/	/	/	/
2：	すぐに（60秒以内）右手で押しはじめ正中軸を越え体幹が傾き左後方へくずれてしまう．上肢をはずすと坐位保持ができない．これが殆ど常に起こる						
1：	1分程度以上は保持できるか，あるいは5回に1〜2回程度たまに押してしまう 上肢をはずしても5分程度なら坐位保持できる						
0：	自立．押すことはない． 10分以上背もたれ・上肢の支持なしで坐位保持できる （注：これを「自立」とみなす）						

立位：
平行棒内立位で評価（LLBなどを装着してもよい）
いったん肩幅程度に両足をひらいて立ち，平行棒をもたせる

2：	すぐに（30秒以内）右手で押しはじめ，左側の骨盤帯が左側の平行棒についてしまう．あるいは左後方へ倒れる．「右側のbarに腰をつける」ように指示してもかえって左側へ移動する						
1：	時間が経つと（30秒以内）押しはじめ左側へいってしまう しかし「右側のbarにつける」ようにいうと可能である 右側のbarに寄りかかって1分以上保持しても良い						
0：	右手でbarを持ち，かつ寄りかからず また左側へ偏位せず1分以上保持できる （注：この場合でもPusherがないというだけで，「自立」ではない）						

歩行：
四点杖などの適当な杖を持ち10m歩行（介助でも良い）を行う
（LLBなどの装着可）

2：	杖をついての静止立位はなんとか保持できるが，歩き始めようとすると，かえって右下肢・上肢で押しはじめ，上部体幹が正中軸を越え倒れる．倒れないよう介助すると，かえって押す力を強める （注：杖を使用するよりも，かかえこむような介助歩行の方が容易である）						
	歩行スピード：10m介助歩行で3分以上かかる						
1：	杖を体側横につくと押してしまい，正中軸を越えるが，前について歩行すると容易になる．肩・骨盤など一ヶ所サポートするだけで歩行可能である．しかしサポートしている部は押している						
	歩行スピード：10m（1分〜3分）						
0：	患側を振りだすことに比較して健側のswingが容易である サポートが必要なときでも，その部分を押すことはない						
	歩行スピード：10m1分以内						
	総合得点						

〈コメント〉

聖マリアンナ医科大学病院リハビリテーション部
（文献79より引用）

症例にもさまざまな重症度があることを指摘し，1994年にpusher評価チャートなる重症度分類評価法（**表2**）を開発し報告した[79]．この評価チャートは坐位保持時，立位保持時，歩行時に観察される現象，この3つの下位項目からなり，押す現象がない場合には0，最重症の場合には6となるよう設定されている．この報告の中で，網本らは，この現象を呈する者のうち，明らかなUSNを伴わないものが存在することに言及している．これは症候群という名称に対する反論であろう．この時代，国際的にみても，このようなスケールは報告されておらず，世

表3 ● Clinical assessment Scale for Contraversive Pushing (SCP)

(A) 姿勢　自然に姿勢を保持した際にみられる姿勢の左右対称性について
　Value 1＝麻痺側にひどく傾斜しており麻痺側へ倒れてしまう
　Value 0.75＝倒れるまではいかないがひどく麻痺側へ傾いている
　Value 0.25＝軽く麻痺側へ傾いているが転倒しない
　Value 0＝傾いていない　正中位あるいは非麻痺側にある
(B) 伸展と外転（押す現象）　非麻痺側上肢もしくは下肢による押す現象の出現について
　Value 1＝座位や立位で静止しているときから，すでに押す現象がみられる
　　　　　（座位保持時，自然に下肢を外転している，あるいは，上肢で床を押す．立位保持時，自然に下肢が外転している，あるいは，座位から立ち上がり立位となった時に自然に足を広げて外転し，下肢を押すことに使用している）
　Value 0.5＝姿勢を変えたときだけにみられる
　　　　　座位では，二つの課題で評価する．①端座位姿勢の保持では押す現象がみられないが，健側上肢をプラットフォームにつけ，離殿し健側方へ移動（座る位置を健側へ滑らせる）させた時に押してしまう，あるいは，②プラットフォーム（ベッド）から非麻痺側にある車いすへ移動しようとして，車椅子のタイヤの高さを超えるほど殿部を持ち上げた際に，押す現象が観察される．①か②のどちらか，あるいは両方で現象が出現した場合に0.5と採点する．
　　　　　立位では，立位（介助ありでもよい）となった際に押さないが，歩き始めると押してしまう場合に0.5と評価する．
　Value 0＝上肢または下肢による伸展・外転はみられない
(C) 抵抗　身体を他動的に正中位に修正したときの抵抗の出現について
　Value 1＝正中位まで修正しようとすると抵抗が起きる
　Value 0＝抵抗は出現しない
　　　　　（胸骨と脊柱に触れ，患者に「これからあなたの身体を横に動かしますので，それを許容して下さい」と告げてから動かし，抵抗が出現するかをみる）

年　月　日	座　位	立　位	TOTAL
(A) 姿勢			
(B) 非麻痺側での伸展外転			
(C) 修正に対する抵抗			

（文献4，7より引用）

界に先駆けて症候群とするより"現象"とすべきとの提案が，本邦の理学療法士によりなされていることは特筆すべきことであろう．しかし，この重症度分類は日本語で書かれており，そのためか国際的には普及していない．後述するpushingの背景因子に関する研究において，pushing偽陽性の患者は，身体軸が傾斜するメカニズムが真のpushing例とは異なることが報告[58,63]されている（6. pushingのメカニズム参照）．pushingを判定するスケールの基準が緩い場合，真のpushing例とは言い難い症例も含まれてしまう可能性がある[9,10,90]．この重症度分類では1点でも該当すればpusher現象（pushing）ありと判定する[79~84]ため，後述するpushingの判定基準よりも非常に偽陽性率の高い判定基準となることに十分に留意する必要がある．すなわち，このpusher評価チャートを用いた評価にて，低い得点で陽性となった症例を真のpushing例と同じように扱うのは無理があると思われる．

　2000年に，pushingを客観的かつ定量的に評価するための指標としてScale for Contraversive Pushing (SCP)[4,5]が報告された（表3）．SCPはDavies[1]が記述した三つの特徴的現象を基本とし，① 麻痺側への姿勢傾斜，② 非麻痺側上下肢で押す現象の出現，③ 修正する他者の介助への抵抗という3つの下位項目より構成されたスケールである[4~7,15,16]．①の姿勢傾斜は麻痺側に転倒してしまうほど傾斜していれば1，ひどく傾斜しているが転倒するほどではない場合には0.75，軽く傾斜していれば0.25，正中位にあるあるいは非麻痺側に傾斜している場合には0と評価する．②の押す現象の観察では，押す現象が座位か立位の姿勢保持を開始した際にすでに押す現象が観察されれば1，押す現象が動作に伴い出現する場合には0.5，出現しなければ0とする．座位では殿部を非麻痺側にスライドさせた際に非麻痺側の下肢が外転・内旋したり，車いすに乗車しようとする際に本来ならば車いすのアームレ

ストを引くことに使うべきところで押す，非麻痺側下肢を外側にステップさせてしまうなどの所見がみられれば0.5と判定する．立位では立位保持そのものでは押すことはないが，歩き始めようとすると麻痺側の下肢を振り出す際に非麻痺側に上手に荷重できず，麻痺側の立脚期に過剰に荷重し，非麻痺側の下肢を振り出す際には外転を伴いながら，より非麻痺側にステップする様子が観察されれば0.5と判定する．この動作に伴うpushingは静止時におけるpushingが改善してきても，なかなか消失しないのが特徴である．すなわち動作に伴うpushingが一番消失しにくく，歩行中の軽度のpushing（厳密にはSCPが1.75以下となるため後述するlistingとなる）が最も遅くまで残存する[29]．修正への抵抗は傾斜している姿勢を正中に戻す際に修正に抗うような不自然な抵抗を感じるか感じないかで判断する．この際には患者に正中にすることを伝え，その修正を受け入れるように事前に伝える[4]ことが重要である．このことを伝えていない場合にはlateropulsion例でも抵抗が出現するため，鑑別する上で忘れてはならない重要事項である．

筆者はこのSCPの実際の測定において，いくつか不明な点があったため，Brötz女史に直接問い合わせた．問い合わせた内容は，1) 手すりなどの支持物を把持した状態で姿勢の傾斜を測るとあたかも直立であるかのようにみえることがあるが，そのような症例にT字杖などを利用させたり，支持物を把持させない条件で測定すると麻痺側に傾斜してくる症例を経験する．SCPの測定において手すりや平行棒などの固定物を把持するのは妥当ではないと理解して良いか？，2) 姿勢の傾斜の測定の際に足幅（左と右の足部外縁の幅）が広いとあたかも直立姿勢であるかのような症例が多いが，足の幅を狭くした場合にはすぐに麻痺側に傾斜する例が少なくない．足幅の規定は肩幅以下と考えて良いか？，3) 重度の麻痺を伴う症例が多いが，下肢装具を装着してSCPを測ることは問題ないか？，4) 日内変動する症例は少なくないが，最も悪い状態で評価すべきと考えてよいか？という4点である．1) についての回答は，指摘の通り支持物を把持して測定すべきではない，2) についても指摘の通りで足幅は自然に立つ程度の幅にすべきであり，脚幅が広いということはすでに外転していることを意味しているので非麻痺側の動きを見逃さないこと，3) については"SCPの評価の際に下肢装具は使用すべきではない"との回答であった．この返答に対して"もし麻痺のためだけに麻痺側に倒れてしまう場合にはValue 1と判定するのか"という追加の質問をしたところ，"麻痺のみが原因でpushingが関与していないとすれば，非麻痺側下肢の外転や修正への抵抗が完全にないはずであり，その点を評価して判断する"との返答をいただいた．4) については"その通り"との返答であった．

SCPの報告以降にもSimple 4 point scale[8]やmodified SCP[98]，Burke lateropulsion scale (BLS，表4)[26〜31]などの客観的な評価が報告されてきたが，評価スケールにおけるsystematic reviewでは[28]，SCPは再現性，構成概念妥当性が検証され，感度・特異度ともに良好であり[6,15]，pushingを評価するにあたり最も優れた評価指標であるとされている．しかし，このSCPのcut-off基準についてはさまざまな見解があり，これまでの研究では統一したcut-off基準を用いて出現率を評価していないという問題が生じていた．BacciniらはSCPのcut-off基準の差異により生じる出現率の差異を，経験ある臨床家の判定との一致率を調査することで比較検討した[15]．その結果，Karnathら[4,5]が当初設定した各下位項目≧1よりも，各下位項目＞0と規定した場合に，臨床家の判定と最も一致することを報告した[15]．すなわち

表4 ● Burke lateropulsion scale (BLS)

測定条件	具体的評価方法と判定基準
背臥位 0〜3+1	丸太を転がすようにして反応をみる（まず麻痺側から，次いで非麻痺側から） 0：抵抗なし　1：軽い抵抗　2：中等度　3：強い抵抗　+1：両側抵抗
端座位 0〜3	足は床から離し両手は膝に置く．麻痺側に30°傾斜して戻した際の反応をみる 0：抵抗なし　1：最後の5°で抵抗　2：5〜10°で抵抗　3：10°以上離れて抵抗
立位 0〜4	立位で麻痺側へ傾斜させて，戻した際の反応をみる 0：重心が非麻痺側下肢　1：中心を超えて5〜10°非麻痺側にしたとき抵抗 2：正中前5°で抵抗　3：5〜10°で抵抗　4：10°以上離れて抵抗
移乗 0〜3	移乗動作（非麻痺側から） 0：抵抗なく可能　1：軽度の抵抗　2：中等度の抵抗　3：抵抗で2人介助
歩行 0〜3 (Max=17)	lateropulsion 0：なし　1：軽度　2：中等度　3：強い，歩行不能

（文献26より引用改変）

　現時点においては，評価スケールはSCPを用い，cut-off基準は各下位項目＞0を採用するのが最も妥当と思われる．

　判定基準として非常に優れていることが報告されているSCPであるが，一方で治療による変化は捉えにくいことが指摘されている[19]．それに対して，BLSはSRM (standardized response mean；平均値の変化をスコアの変化の標準値で除した値で，目的とした現象の変化を捉えるうえでの反応性を示す一つの指標)が高く，pushingの変化に対して反応性の良いスケールであるとされている[28]．BLSは，寝返り，座位，立位，移乗，歩行の5つの項目で構成され，0から17までの範囲で評価するスケールであり，このスケールで2以上となった場合にlateropulsion (pushing) ありと判定する．このスケールで2以上となる症例をpushingと判定した場合，その中に脳幹損傷例 (pushingではなくlateropulsion例) も含まれてしまうという報告[16]があり，真のpushing例以外の偽陽性例が含まれてしまうことになる．すなわち，SCPではpushingと判定されない症例が，BLSではpushingと判定されてしまう[16]可能性があることを意味する．BLSの立位と歩行の項目においてのみ傾斜が検出されるような症例（スコアが2となる例）では偽陽性例の頻度が高くなる．BLSが2や3で病変が脳幹に限局するならば，pushing例ではなくlateropulsion例と判別すべきであろう．

　BLSでは座位や立位ではいったん麻痺側へ傾斜させてそこから正中に，そして正中線を超えるまで戻す際に抵抗が出るかを評価し，その修正への抵抗が，どのような傾斜角度で出現するかを重症度判定の指標としている（**表4**）[26]．筆者は，いったん麻痺側へ傾斜させて戻すという過程がpushingを誘発する刺激となっており，軽度のpushingを検出しやすい点がBLSの特徴の一つであると感じている．一方で，身体軸の傾斜角度の測定が曖昧になることは否めない感がある．例えば，股関節を外転させたり内転させたりすると，実際には傾斜していても上半身はあたかもまっすぐであるかのようにみえ，正確な角度測定が難しい．この点についてBLSの開発者のReding氏に個人的に問い合わせたところ，BLSは体幹の傾斜角度に注目して臨床で簡便に迅速に評価することを目的としたツールであり，角度計をあて角度を記録するような評価ツールではないとの返答をいただいた．すなわち，角度の評価に曖昧さを含むものとなるが，測定再現性と構成概念妥当性は検証され，再現性も高く，Fugl-Meyer motor assessment scaleのバランススケールのスコアとFIM (functional independence measure) の

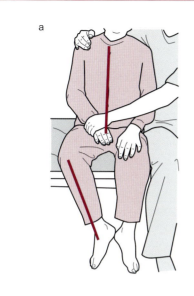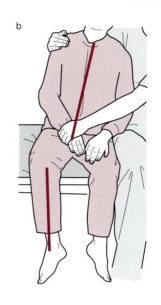

図2 ● 下肢がつかない状態でのpushing例の端座位姿勢
a 体幹を正中位へ近づけようとした際には非麻痺側の股関節が外旋する.
b 麻痺側へ傾斜させた時には外旋が抑制され下腿が正中位に位置する.
（文献10より引用）

運動項目との相関が確認されている[26, 28]．
　実際，SCPでは変化のない症例においてもBLSでは改善が確認されているという介入研究が散見されるため，治療介入効果を検証するような経過観察には有効といえる[16, 25]．しかし，前述した通り，listing例とpushing例では姿勢傾斜を引き起こす背景の特性が異なるというデータが存在するため[58]，現時点においては，pushingの判定基準としてSCPの各下位項目＞0（最小で1.75）を用い，介入効果の検証や経過の観察においてはBLSの併用も考慮することが妥当ではないかと思われる．
　pushingは，何ら指示をしないで姿勢変換をした際に観察されやすい．この特性を踏まえ，pushingを簡便に評価する方法として，特徴的なleg orientationの観察がある[36]．これは，端座位で体幹が麻痺側に傾斜している際には下腿は正中位を取り，体幹が正中位になった際には，非麻痺側の下腿が外旋するという反応である（**図2**）[10, 90]．Johannsenら[36]は前庭神経炎や聴神経腫により前庭機能障害を呈した症例とpushing例の姿勢を観察した．頭部と体幹部と下腿の傾斜角度をカメラで捉え，身体軸を他動的に傾斜させた際の頭部と下腿の傾斜角を比較している．前庭機能障害例は著しい転倒傾向を示すものの，一方向に決まって傾斜することはなく，端座位で体幹が正中位にあるとき下腿も自然に下垂している（**図3**）[36]．pushingの出現が予測される領域（7．pushingの責任病巣参照）に病変が及んだ場合，ベッドサイドでの初回評価時などに座位保持を試みる際に評価すると良い．そのほか，Paciらはpushingを伴う症例が非麻痺側方向ばかりに転倒するように感じていることを報告している（**表5**）[17]．この特徴はpushingを呈する症例と，そうでない症例を見極める際にも参考となるため，転倒方向についての内観もpushingを評価する上で貴重な情報となる．ただし，他者により，す

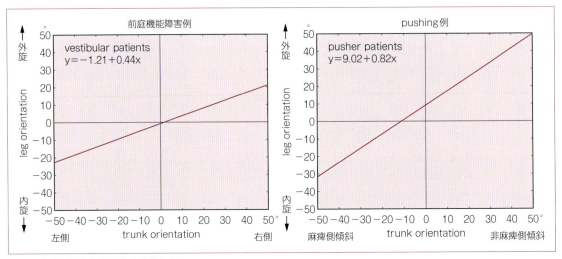

図3 ● 身体傾斜角と股関節内外旋角度
pushingを伴う症例は前庭機能障害例とは異なる下腿の姿勢定位を示した．
（文献36より引用改変）

表5 ● pushingを伴う症例の転倒恐怖感

	pushing群	非pushing群
損傷側と同側（非麻痺側）に転倒することへの恐怖感を報告する者	13	0
損傷側と同側よりも他の方への転倒恐怖感を報告する者	2	23

（文献17より引用改変）

でに患者本人に対して，傾斜情報について何らかの指摘がなされている場合，実際に自覚する傾斜方向や，転倒恐怖を感じる方向を，他者の指摘に合わせて修正して表現することもある．例えば，理学療法士が介入する以前に，看護師などによって，その傾斜方向について何らかの情報提供があった場合，患者はその情報を基にして実際の傾斜方向を学習（実際の姿勢傾斜は修正できなくとも言語的に表出する上で学習しているという意味）することがある．そのような場合には，自分が感じる身体軸を素直に表現せずに，指摘のあった傾斜方向に自分の身体は傾斜しているとの返答をすることがあるため，その聴取の仕方には注意が必要である．

4　pushingの出現率

① 連続症例を対象とした出現率

これまでpushingに関する病態疫学には不明な点が多く，出現率もその一つであった．出現率に関する報告は複数あり[2, 3, 8, 12, 39, 50, 54, 56, 57, 62, 89]，少ないものでは1.5％[62]から多いものでは63％[57]に至り，非常に範囲が広かった．この背景にはpushingを判定する評価方法の相違と対象選定の相違があげられる[56]．

Pedersenら[2]によって行われた初の大規模サンプルを対象とした調査の出現率をみると，脳卒中全体では5％で，本格的なリハビリテーションの対象となる327名の脳卒中例を対象とした時，10.4％であった[2]．しかし，この研究が行われた時点では客観的なスケールが開発されておらず，判定基準が臨床的観察による主観的判断であり，基準の正確性において課題を残していた．SCPの報告以降，SCPを用いた出現率の調査が複数報告されている．

Santos-Pontelliら[62]はSCP各項目≧1という，SCP開発当初に提案された厳格な基準を用い，脳卒中のみならず頭部外傷例や，腫瘍病変例を含めた急性期脳神経疾患530例を対象として出現率を調査したところ，出現率はわずか1.5％であったと報告している．一方で，Danellsら[57]は急性期の中等度から重度の片麻痺を呈した脳卒中63例を対象とし，わずかでもpushingがみられる場合（SCP合計＞0）にpushingありと判断し，出現率は64％であったと報告した．pushing例は麻痺が重症である場合が多いため，軽症麻痺例を除くと出現率が高くなる．また，対象とする疾患が脳卒中の場合には頭部外傷や脳腫瘍などの他の中枢神経疾患・外傷より出現率は高くなるようである．

Lafosseら[8]は発症から52.29±34.64日経過した中大脳動脈領域梗塞例114例を対象とし，判定基準に4 point scaleというDaviesの記述[1]を基にして作成した独自の評価スケールを用いて，pushingの出現率と経過，重症度との関連要因を調査している．その結果，出現率は45.6％と高い値であった．この4 point scaleはpushingがなければ0，立位でのみ出現すれば1，立位および座位でも出現すれば2，立位および座位そして臥位でも押す現象が出現すれば3点となるスケールである．すなわち，立位でのみ押す現象が観察される場合にpushingと判定されることから，SCPの判定基準より緩い基準である可能性が高い（ただし，このスケールの原本は出版されておらず詳細は不明である）．同様に網本らは，（前述したように偽陽性も含む可能性が高い）pusher重症度分類を用いて出現率を調査し，連続的多数症例では5％，本格的な理学療法の対象例では25.5％であったと報告した[80]．Pedersenら[2]の報告と比べた場合には高い出現率となっており，やはり判定基準が大きく関わるものと思われる．

Bacciniら[15]は何らかの下肢運動機能障害を呈する105例の脳卒中例を対象とし，SCPの各下位項目＞0を用いて出現率を調査しているが，出現率は18.1％で，Pedersenら[2]の報告と近い値となっている．このように対象選定の条件と判定基準の相違は大きな出現率の差異を引き起こしている．

筆者ら[54, 56]は先行研究を概観し，これらの問題を解決すべく，これまでにないほどの大規模サンプルを対象とし，急性期から，最も信頼性の高いとされる判定基準を用いて出現率を調査した．下肢に運動機能障害を呈した脳卒中患者1,099名のうち，pushingが出現した症例は156例おり，出現率は14.2％であった．リハビリテーション処方のあった全対象者1,660名での出現率は9.4％であった．pushing群（156名）の年齢は72.9±10.4歳，性別は男性104名，女性52名，診断名は脳梗塞80名，脳出血73名，くも膜下出血3例（くも膜下出血後脳梗塞2例，脳実質内出血を伴うもの1例），損傷半球は右97名，左57名，両側病変2名であった（**表6**）[54, 55]．なお，初回SCP評価までの期間は発症から12.5±10.0日後であった．この結果はPedersenら[2]やBacciniら[15]の報告と測定条件が近似しており，運動機能障害を有する脳卒中例の10～15％にこの現象はみられるものと思われる．

表6 ◦ pushing の出現率

	全体	pushing 群
対象者数（リハ処方された対象者）	1,660	156
出現率	14.2%	
下肢運動機能障害を伴う例	1,099	156
出現率	9.4%	
平均年齢（歳）	69.8	72.9
男性/女性	637/462	104/52
損傷領域		
右半球損傷	429	97
左半球損傷	453	57
両側半球損傷	47	2
脳幹小脳損傷	160	0
くも膜下出血後の脳血管攣縮	10	0

（文献54, 56より引用）

② 左半球損傷例と右半球損傷例におけるpushingの出現率

　これまで，出現率における半球間差異に関する研究においても，その見解に相違があった．その背景には二つの問題が挙げられる．一つは，比較するサンプル数が少ないという点であり，もう一つは調査時期に相違があるという点である．疫学調査ではPedersenら[2]による報告があるが，右半球損傷例の割合にはpushingを呈する群とpushingを呈しない群との間において有意差はないと報告している．この調査におけるpushingの出現数は34例であり十分なサンプルとは言い難い．pushingが左半球損傷例においても出現することは間違いないが，これまでの研究では統計学的有意差はないものの，いずれの研究においても右半球損傷例の出現数が左半球損傷例のそれより多い[2, 8, 15]．厳密に出現率における差を検討するには，より多くの対象者を集めて検討し直すべきである．一方で，Pedersenら[2]の報告に対立するように，右半球損傷例に多いという報告も散見される[3, 50, 57, 60]．Bohannonら[3]は脳卒中例172名を対象としてpushingの出現率を調査した．pushingがみられた症例は14例で，発症からの期間は発症11〜84病日であった．この報告はCTが普及する以前のものであり，病巣は不明であるが，14例の全例が左片麻痺者であったと報告している．また，Premoselliら[50]は発症から63.1±40.6日経過した脳卒中例202名を対象とした調査において，pushingを呈した21例のうち，20例が右半球損傷例であったと報告した．この二つの研究は急性期を過ぎた患者を対象とした研究である．このことは出現率における半球間差異の生じやすさに調査時期（発症からの期間）が関与している可能性を示唆する．すなわち，右半球損傷例と左半球損傷例には回復経過に差異があり，左半球損傷例ではより早期にpushingが回復していると考えられる．筆者ら[54〜56]は急性期の出現率における半球間差異を検証し，回復における差異についても検証した．回復における差異の結果については「5. pushingを伴う症例の予後」にて述べる．

　筆者ら[54〜56]がpushingを呈した154名（2名は両側病変のため除外）を対象として調査したところ，出現率における半球間差異では，右半球損傷例453名中97名（21.4%），左半球損傷例429名中57名（13.3%）で，リスク比は1.61［95% 信頼区間1.20〜2.17］であり，右半球損傷例ではpushingを伴う例が有意に多く存在した（図4）[54]．すなわち，pushingは右半球損傷例でも左半球損傷例でもみられる現象であるが，その比は右半球損傷例3に対し

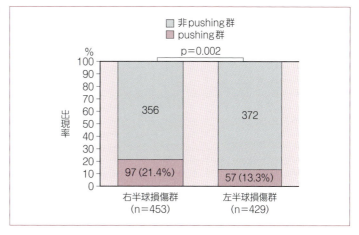

図4 ■ pushing の出現率における半球間差異
右半球損傷例の割合：63％（97/154）
リスク比：1.61［95％信頼区間 1.20〜2.17］
（文献 54, 56 のデータよりグラフ化）

て左半球損傷例 2 の割合で，右半球損傷例に多く出現する傾向がある．このような差異が統計学的に明らかになった背景には十分なサンプル数を確保し，統計学的検出力を高めることができたことが挙げられる．

5　pushing を伴う症例の予後

1　pushing の予後と ADL

　　　pushing を呈した症例は pushing を呈しない例と比較して，初期評価時の脳卒中後の機能障害の重症度がより重度で，日常生活自立度も著しく低下することが知られており[2, 21, 57]，また，最終的な日常生活自立度のゴールに到達するまでの時間が pushing のない例よりも 2 倍程遅延することが報告されている[2, 30, 57]．一方で，最終的な ADL や自宅復帰率には差がないことが報告されている[2, 30]．これは，pushing を伴う多くの症例が pushing から回復していることが関与している[2, 13, 30, 57]．Karnath らは急性期と発症から 6 ヵ月経過した時点での pushing の重症度を SCP を用いて調査した[13]．判定基準は SCP 各項目≧1 を用いている．pushing を呈した 12 例の入院時の SCP と 6 ヵ月後のフォローアップ時の SCP を図5[13]に示した．6 ヵ月後に pushing が残存していた症例は 2 症例のみで，ほぼ完全に近いほど多くの症例で改善していたと述べている．
　　　Danells ら[57]は調査対象を 62 名の中等度から重度の脳卒中片麻痺例に限り，pushing の出現率を調査し，また，SCP の変化を追跡調査した．この研究では出現率は 63％と極めて高値であった．その背景には軽症例を除外し，pushing の判定基準が SCP 合計値＞0 という基準を用いたために，前述した通り pushing の擬陽性例（最も推奨される判定基準である SCP＞1.75 に満たない症例）が含まれていたことが関与していると思われる．それでも，pushing を呈した症例の 87％は SCP の合計値が 3 以上であったため真の判定基準を満たす症例は少なくなかった．pushing を呈した（pushing）群と呈していない（非 pushing）群との比較において，pushing 群では右半球損傷例に多く（pushing 群の 59％が右半球損傷例であったのに対して

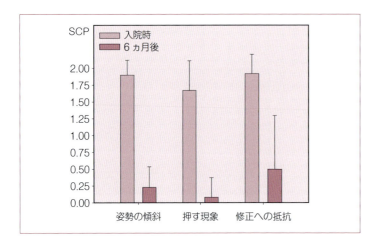

図5 ● pushing の重症度の変化（入院時と6ヵ月後の比較）
（文献13より引用改変）

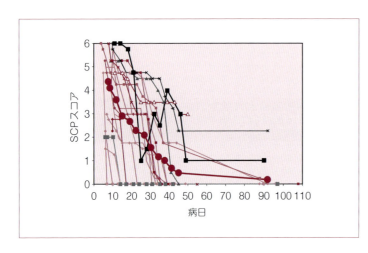

図6 ● pushing 例のSCP経過
●は平均値を示す．■で示した症例はSCPが変動した3例の中の1例である．
（文献57より引用改変）

非 pushing 群では30％），重症と分類される片麻痺を伴う症例の割合が，pushing 群のほうがより高かった（pushing 群82％ vs 非 pushing 群30％），半側空間無視も pushing 群に多かった（62％ vs 17％）．pushing を呈した39名のうち，62％（24名）は発症6週間後に pushing が消失した．さらに，発症3ヵ月後には79％が消失し，残存した症例は8例（21％）のみであった．残存した症例の初回のSCPは全例6であったが，3ヵ月後のSCPは0.25〜3.25の範囲であった．この8症例は1例を除き，立位にのみ問題を呈し，座位での pushing はすでに消失していた．週に2度の頻度で（この頻度では5週間まで）評価した pushing（SCP値）の経過を示した（図6）[57]．この経過を調べた中で，多くの症例が一様に右肩下がりの経過をたどったが，3例は一時的に変動した．筆者もこのような変動する症例を経験しており，そのような症例は共通して軽度の意識障害を伴っていた．pushing の消失時期により pushing 群を4群に分類した．A群は24日以内に消失した群，B群は25〜45日の間に消失した群，C群は46〜90日に消失した群，D群は3ヵ月以内に消失しなかった群である．初回のSCP値が高いものほど pushing の残存期間が長かった．D群は全例初回のSCPが6であった．pushing の残存期間が長いものほどUSNを合併した（A群は25％，B群は50％，C群は83％，

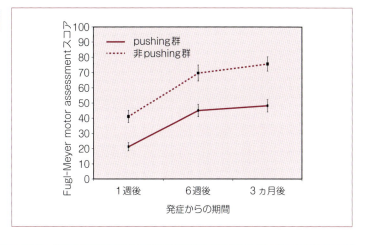

図7 ● Fugl-Meyer motor assessment スコアの推移（発症から1週間後，6週間後，3ヵ月後）
（文献57より引用改変）

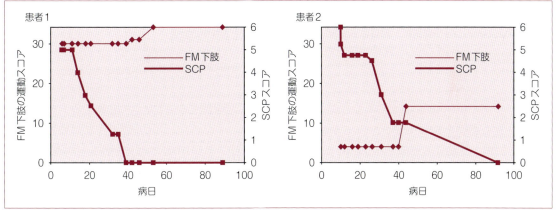

図8 ● 2症例のFugl-Meyer motor assessment 下肢運動機能の回復とSCPの回復経過の特性
FM：Fugl-Meyer運動スコア
（文献57より引用改変）

　D群は100％の合併率）．USNの評価はNIHSS（National Institutes of Health Stroke Scale）にて評価しているが，D群の8例中5例は3ヵ月後もUSNが残存していた．pushing群も非pushing群も運動機能の重症度（FM運動スコア，Fugl-Meyer motor assessmentスコア）は初回から3ヵ月後にかけて有意に改善したが，その改善の比率はpushing群のほうが非pushing群より低かった．図7[57)]にpushing群と非pushing群のFM運動スコアの経過を示した．なお，pushingと運動機能（FM運動スコア）の改善には関連はなく，FM運動スコアの改善が停滞しても，pushingの改善はみられた（図8）[57)]．pushingは多くの例で消失したが，FM運動スコアの改善程度は4〜96の範囲にわたり，実に多様であった．pushing群は非pushingより有意に入院期間が長く，pushingが重症で回復が遅延する群ほど入院期間は延長した．初回のSCPが重度であればあるほどよりpushingは残存する．FIMの平均得点は入院時にはpushing群が61.1で，非pushingが81.4であり，有意に低かったが，3ヵ月後にはpushing群が99.9で，非pushing群が118で有意差がなかった．この研究では発症から6週間の間に劇的なSCPの改善がみられている．pushingの存在はADLの向上を著しく阻害するため，pushing消失後にADLが改善していることが推察される．実際に運動機能に何ら変化が

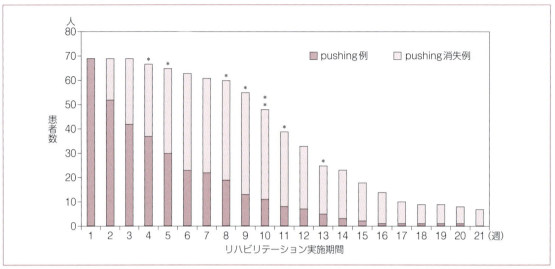

図9 ■ リハビリテーション開始後1週目にpushingを呈した症例数と入院中の経過
＊：pushingが改善しないまま退院した患者の数を示す．
（文献21より引用改変）

なくても，pushingが消失したことで劇的にADLが改善することはよく経験することであり，その過程をSantos-Pontelliらが報告している[61]．すなわち，pushingの存在は強烈にADLの向上を妨げる要因であり，pushingを消失させることはADLの向上を図る上で優先的に克服すべき事項であるといえる．

すでに前述したように，Pedersenら[2]は327名の理学療法を受けた脳卒中者を対象として，Daviesの記述[1]に基づき主観的に評価する方法を用いてpushingの出現率を調査し，対象者の10.4％（34名）にpushingが出現したことを報告した．pushing群は非pushing群より初回の脳卒中の重症度（Scandinavian stroke scale）がより重度で，Barthel index（BI）が有意に低かった．年齢，性別，右利きの者の割合，左半球損傷の割合，死亡率に統計学的有意差はみられなかった．また，USNを伴うものの割合はpushing群が40.0％であったのに対し，非pushing群では29.5％，同様に，病態失認では27.3％に対し25.1％，失語では47.1％に対し37.7％，失行では4.8％に対し10.4％といずれの高次脳機能障害の合併率にも統計学的有意差がみられなかった．前述の通り，症候群とする根拠がないとされる基になったデータである．最終的なBI，およびBI利得％は非pushing群がpushing群より有意に高く，入院期間が短かった．多変量解析の結果でも，pushingの有無は，自立生活者の割合やBIの利得に関連する独立要因ではなかったが，pushingは最終的な最良のBI値に達するまでの期間に有意に影響を与え，脳卒中の重症度などを調整するとpushingのない群と比較して，最終BIの95％まで回復するまでの期間を約2倍にあたる3.6週間ほど遅延させることが明らかとなり，入院期間においては29日ほど延長させ，53％ほど長く医療機関に滞在した．

Krewerら[21]は多くのpushing例についてpushingが消失していく過程を週ごとの推移として報告している（図9）[21]．pushingは多くの例で消失していくがpushingの存在はリハビリテーションの予後を不良とする要因であり，pushingが長く残存するほど予後が不良であることを報告している．また，BIや起居移動動作能力[99]（motor function assessment scale：MFAS，

表7 ■ 脳卒中例全体の予後

予後のパラメーター		非 pushing 群		pushing 群
		329 名	起立不可 137 名	69 名
年齢	(歳)	66	70	72
性別	(男/女)	177/152	65/72	37/32
麻痺側	(左/右)	170/193	66/71	45/24
発症〜入院	(日)	12.5	7.9	4.4
入院時	MFAS	30	39	41
	BI	35	8	3
入院期間	(週)	9	11	12
退院時	MFAS	19	28	35
	BI	70	46	25
有効性	MFAS	38	29	15
	BI	54	41	23
改善効率	MFAS	1.4	1.1	0.6
	BI	4.6	3.6	1.9

(文献 21 より引用改変)

評価項目 4 グループからなる 0〜44 点の評価法) の改善効率が悪く, 非 pushing 群の半分にも満たないことを報告している (**表7**)[21].

　これらの先行研究はいずれも pushing 例ではより長期のリハビリテーションを必要とし, 1 日当たりの改善効率が著しく不良であることを示している. よって, 調査する期間 (入院期間など) が限定されれば, pushing が ADL の最終的予後を決定し得る要因にもなり得るであろう[83,84]. Babyar ら[27] は後方視的な研究において, 入院期間が同じであった場合には pushing 例は明らかに下肢の運動機能と FIM 改善効率, 退院時 ADL 自立度が低く, 予後不良であることを報告した. 一方で, 前述したように, 多くの症例では改善がみられているため, より長期のリハビリテーションを実施し pushing を改善させることができれば, 予後不良となる因子とはいえない[3,57]. そのように考えれば, pushing は, いかに早く消失させることができるかという点が重要なポイントになると思われる. このように pushing が早期に消失する症例の特性を把握することは, pushing の予後を把握する上で重要であると考えられる. 我々が調査した pushing の経過追跡[9〜12]では, 能動的なトレーニングが困難で, 受動的な理学療法が主となるような症例では改善がみられないものの, それらを除外するとほぼ全例で改善がみられた. そのほか, Babyar ら[29] は運動麻痺のみ呈する症例は, 運動麻痺に感覚障害や視野 (USN を含む) 障害を伴う症例より pushing が早期に改善することを報告している. この点は先行研究において一貫性があり, 脳卒中後の機能障害が重症な pushing 例は回復が遅延する[57]. その逆で, 麻痺が軽症であったり USN がなく感覚障害がない例は早期に改善が期待できるであろう.

② 右半球損傷例と左半球損傷例の予後における差異

　前述の通り, Babyar ら[27] は後方視的な研究において, 入院期間が同じであった場合には pushing 例は明らかに下肢の運動機能と FIM の改善効率が不良で, 退院時 ADL 自立度が低く,

表8 ● pushing を呈した 35 例の左半球損傷群と右半球損傷群の臨床的データの比較

	左半球損傷群（n=8）	右半球損傷群（n=27）	p
性別（女性/男性）	3/5	9/18	>0.999
年齢	75.0±7.6	68.0±10.0	0.078
病型（出血性疾患/虚血性疾患）	4/15	4/12	>0.999
観察日数	14.5±7.9	21.5±11.2	0.112
初回 SCP	3.8±1.7	4.5±1.7	0.192
初回 SCP 評価までの日数	7.3±3.8	6.9±3.3	0.813
初回 BI	15.6±20.1	13.3±12.2	0.767
下肢 BRS（中央値，範囲）	Ⅱ（Ⅰ-Ⅴ）	Ⅱ（Ⅰ-Ⅴ）	0.316
触覚障害の合併者数（未検査者率%）	4/5（36）	21/23（15）	0.459
位置覚障害の合併者数（未検査者率%）	4/4（50）	17/23（15）	>0.999
USN を伴う症例数（未検査者率%）	2/4（50）	17/25（7）	0.592
失語を伴う症例数（未検査者率%）	7/8（0）	1/25（0）	0.001

（文献 54〜56 より引用）

予後不良であり，特に右半球損傷例ではより下肢運動機能，FIM 改善効率が低く，ADL 自立度が低い状態で退院していることを報告している．右半球の回復遅延については中大脳動脈領域梗塞例 114 例を対象とした Lafosse ら[8]の調査でも報告されている．この研究は発症から 52.71±39.58 日経過した後にリハビリテーションセンターに入院した中大脳動脈領域梗塞例のうち，初発で片側半球の中大脳動脈領域病変例を対象としている．全例が 35〜80 歳で重度な認知機能障害例や脳卒中，認知症，他の神経・精神疾患などの既往のある症例を除外している．このうち，左半球損傷例は 58 名（51%），右半球損傷例は 56 例（49%）であった．リハビリテーションセンター入院時における pushing 例は左半球損傷例 58 例のうち 40%（23 名）であったのに対して，右半球損傷例では 56 名のうち 52%（29 名）であり統計学的有意差がなかった．ところが 12 週後の評価では，左半球損傷例は 21% まで減少していたのに対して，右半球損傷例では 50% にみられ，右半球損傷例には統計学的に有意に多く残存したことを報告した．ただし，Lafosse ら[8]のスケールは 4 point scale という独自のスケールを使用しており，SCP 各下位項目>0 の判定基準よりも軽度の pushing 例，すなわち，偽陽性例も含まれている可能性があるため，その点には留意する必要がある．前述した通り，急性期以降の患者も対象として含めて調査した場合，右半球損傷例における出現率が高くなっている[3,50]．この背景には回復における半球間差異が存在する可能性を示唆している．我々[54〜56]はこの pushing の回復における半球間差異について調査した．

　pushing が出現した一側半球損傷の 154 例中，34 例は発症 15 日以降に pushing が確認されており，解析対象から除外した．その要因は重度の意識障害や，肺炎などの合併症によるものであった．また，早期退院などの理由により 22 例は pushing が確認され消失せず残存していたものの，14 日以上の追跡が不可能であったため，解析対象から除外した．脳卒中既往あるいは中枢神経疾患，精神疾患既往がある者，積極的な介入が難しい JCS 2 桁以上の意識障害例，認知症などにより理学療法の遂行そのものが困難であった者が 63 例おり，それらを除外した 35 例を回復経過の解析の対象とした．**表8**[54〜56]に 35 例の特性を示した．対象（n=35）を左右半球間で 2 群に分類し，群間（右半球損傷例 29 例，左半球損傷例 6 例）で比較した結果を**表8**[54〜56]に示す．性別，年齢，病型（出血性病変か虚血性病変か），pushing の観察日数（追跡期間），初回 SCP 値，初回評価までの期間，初回 BI，下肢 BRS（Brunnstrom recov-

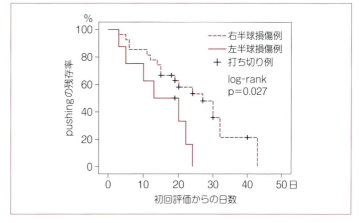

図10 ■ Kaplan-Meier 法にて示した右半球損傷例と左半球損傷例の pushing の残存率

右半球損傷 27 例と左半球損傷 8 例に年齢，性別，病因，麻痺の重症度，追跡期間，初回 ADL，初回 SCP の重症度，感覚障害と USN の有無に有意差なし．
（文献 56 より引用）

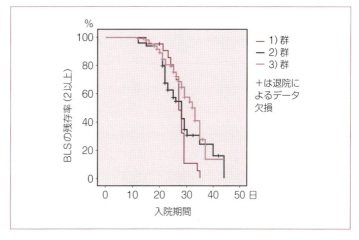

図11 ■ Burke Lateropulsion Scale が 0 あるいは 1 になるまでの障害別の時間曲線

1) 群：運動麻痺のみ出現したもの．
2) 群：運動麻痺と感覚障害を伴うもの，あるいは運動障害と視野障害か USN を伴うもの．
3) 群：運動麻痺と感覚障害と視野障害あるいは USN を伴うもの．
（文献 29 より引用改変）

ery stage），感覚障害の合併者数，USN を伴う症例数の数にいずれも有意な差を認めなかった．失語症の有無では左半球損傷例が有意（p＜0.001）に多かった．pushing の消失をイベント発生として，消失までの期間を Kaplan-Meier 法により示した（図10）[54～56]．log-rank 検定の結果，統計学的な有意差（p＝0.027）がみられ，右半球損傷例は左半球損傷例より pushing が消失するまでの期間が有意に長い傾向がみられた．

Babyar ら[29]は BLS が 2 以上であった 169 例を対象として，BSL が 1 あるいは 0 となるまでの期間を調査した．BLS が 2 以上の対象者を 3 群に分類してその期間に差がみられるかを検討した．3 群とは，1) 運動麻痺のみを呈した群（運動群），2) 運動麻痺に感覚障害を伴う群あるいは運動麻痺に視野障害（この場合の視野障害はその障害が USN や extinction によるものであっても視野障害として扱っている）を伴う例（運動感覚群 or 運動視群），3) 運動麻痺と感覚障害と視野障害を伴う群（運動感覚視野群）である．解析方法は筆者ら[54～56]の用いた生存分析であり，調査は後方視的に行われた．その結果，対象全体の解析において，初回の BLS 合計値に群間差がないにもかかわらず，BLS が 1 以下となるまでの期間には群間差があった（図11）[29]．その差を詳細に調べるために対象を右半球損傷例と左半球損傷例とに分け，それぞれ 3 群における回復までの期間の差を検定すると，左半球損傷例では差がないが（図12a）[29]，右半球損傷例では 3 群間に差がみられた（図12b）[29]．運動群，運動感覚群 or

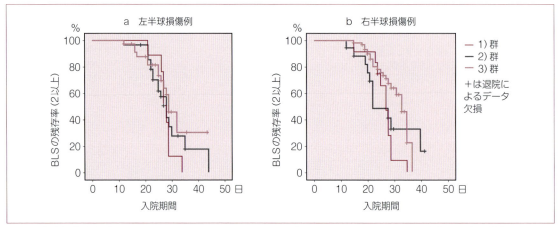

図12 ◦ 左右損傷半球別にみた Burke Lateropulsion Scale が 0 あるいは 1 になるまでの障害別の時間曲線
1)群：運動麻痺のみ出現したもの．
2)群：運動麻痺と感覚障害を伴うもの．あるいは運動障害と視野障害か USN を伴うもの．
3)群：運動麻痺と感覚障害と視野障害あるいは USN を伴うもの．
（文献 29 より引用改変）

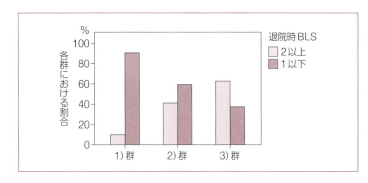

図13 ◦ Burke Lateropulsion Scale が 1 以下，2 以上であった症例の障害ごとの割合
1)群：運動麻痺のみ出現したもの．
2)群：運動麻痺と感覚障害を伴うもの．あるいは運動障害と視野障害か USN を伴うもの．
3)群：運動麻痺と感覚障害と視野障害あるいは USN を伴うもの．
（文献 29 より引用改変）

　運動視野群，運動感覚視野群それぞれの BLS が 2 以上の患者の割合と BLS 1 以下の患者の割合を図13[29]に示した．運動障害，感覚障害，視野障害や USN のいずれも伴っている群には BLS が 1 以下とならない症例の割合がやや多い傾向を示している（統計的検定はされていない）．従来から pushing を伴う症例の多くは運動麻痺のみならず感覚障害，USN を多く伴っていることが知られている．それゆえ，pushing 例で運動麻痺単独例は稀であり，我々の経験でも，運動麻痺単独例では SCP が初期から低値（軽症）で，消失するまでの期間も短く，感覚障害や USN を伴わない pushing 例の回復は極めて良好である．本研究の対象者は BLS にて 2 以上の対象を取り込み基準としている．そのため，軽症例が多く含まれたため運動麻痺のみの例も散見されたものと推定される．対象者が 160 名を超えており，出現率については記載がなく不明であるが，おそらく取り込み基準が緩いため偽陽性者が多く，出現率も高かった可能性がある．
　pushing は右半球損傷例にも左半球損傷例にもみられる現象であるが，その出現率は右半球損傷例の方が多く，回復も遅延する[54〜56]．このことは姿勢を正中に保持するシステムには左半球も右半球も共に広い範囲の脳領域が関与していると思われるが，右半球が優位に関与していることを推察させる[56]．

6 pushing のメカニズム

pushing の出現メカニズムは未だ十分に解明されていない．しかし，2000 年以降，メカニズムに関する多くの報告がなされ，少しづつ解明されつつある．姿勢を定位するための基礎的情報を紹介して，pushing のメカニズム研究を紹介する[90]．

① 姿勢定位に関わる主要な 3 つの入力系

定位 (orientation) とは "動物が刺激に対して体の位置または姿勢を能動的に定めること" を指す．健常者における姿勢定位には視覚系，前庭迷路系，体性感覚系という 3 つの入力系の関与が知られている．前庭器官は回転角加速度の生体センサーである半規管と，重力を含めた直線加速度の生体センサーである耳石器によって構成されている[90, 100]．体性感覚系は各身体分節の位置，固有感覚情報や圧力分布などを検知する．視覚系は環境に対する身体の運動学的変化量を検知すると考えられる．各感覚系が統合され，身体は定位されるわけであるが，前庭迷路系，体性感覚系は内的な状況を検知するのに対し，視覚は環境との関連づけを直接行える[90, 101]．

② 各種の垂直判断と姿勢の関係

a. 自覚的な垂直判断の評価と特性

前述したように姿勢を定位する上で主要となる 3 つの入力系はいずれも密接に関与しており，それらの感覚情報を統合して自己の身体像を形成し，その身体像に基づき姿勢は定位される．重力を受ける方向（垂直）と身体位置の適切な関係を形成することでさまざまな動作は遂行されている．これらの知覚・認知あるいは判断に異常が生じれば，重力と姿勢の関係性に不適合が生じることは容易に推察される．自覚的な垂直知覚（垂直判断）の評価方法には，視覚的なものや身体的（姿勢的）なもの，触覚的なものなどがあり，この判断と姿勢定位には密接な関係があるとされる[4, 5, 9, 18, 20, 25, 33～37, 42, 44, 49, 51, 58～60, 63～66, 72～74, 90, 93～97, 102, 103]．

b. 自覚的視覚的垂直位 (SVV)

自覚的視覚的垂直位（自覚的視覚的垂直判断，自覚的視性垂直位，subjective visual vertical：SVV)（図14)[104] は通常，暗室で光るロッド（直線的なもの）などを用いて，そのロッドが垂直になったと視覚的に判断したラインが，実際の垂直線からどれほど偏倚しているかを評価するものである[4, 5, 9, 18, 20, 25, 33～37, 42, 44, 49, 51, 58～60, 63～66, 72, 90, 93～97, 102]．これは自己身体外部の物体を垂直と正しく判断する能力を評価している[102]．SVV は主として視覚・前庭系の障害を示唆すると考えられ[44, 66, 72～74, 102, 103]，近年では脳損傷例の前庭に関連した機能障害の有無を評価するために使用されている[102, 103]．

c. 自覚的姿勢的（身体的）垂直位 (SPV)

姿勢的（身体的）垂直位 (subjective postural vertical：SPV)（図15)[4] とは，前額面上で傾斜できる座位装置を用いて行われる．操作によって座位装置そのものが傾斜するため，それに

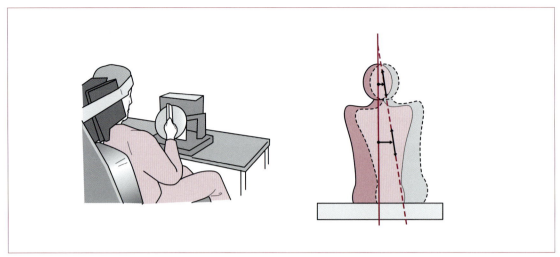

図14 ■ 右半球損傷後に USN を呈した症例の自覚的正面判断（SSA）と自覚的視覚的垂直位（SVV）の偏倚を模式化した図と測定の様子

SSA は病巣側（右側）へ偏倚しており，SVV は反時計回りに歪んでいる（左図）．SVV の偏倚は頭部でも体幹でも一貫した傾斜角を示すが，SSA は頭部よりも体幹のほうがより病巣側へシフトしている．SVV の測定では暗室で光るロッドが回転する．回転するロッドが垂直に至ったことを口頭で表出するよう指示する．なお，Saj らは測定を visuohaptic（視覚で判断させ手で触れさせている）に実施している．
（文献 104 より引用）

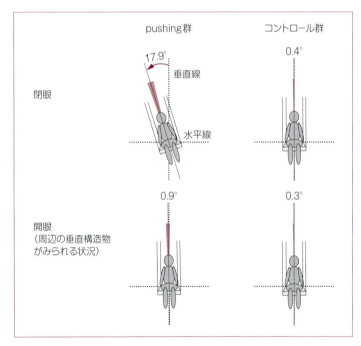

図15 ■ 自覚的姿勢的垂直判断（SPV）における右半球損傷例（pushing 群と非 pushing 群）の SPV の差異

前額面上で回転する座位装置上に座り身体を固定する．椅子が左右どちらかに傾斜した状態から，徐々に反対側へ回転し始めるので自身の身体が垂直だと自覚した際に口頭で表示する課題を実施．全例が右半球損傷例で，pushing 群と非 pushing 群（コントロール群）の閉眼時と開眼時の SPV を示している．
コントロール群では閉眼時でも開眼時でもほぼ正常に垂直位を判断できている．一方，pushing 群は開眼して垂直構造物が目視可能な状態ではほぼ正常に判断できたが，閉眼時には自身の身体軸が大きく非麻痺側へ偏倚した状態を垂直位と判断する．その傾斜は約 18°であった．
（文献 4 より引用）

伴い姿勢も傾斜する．通常，右あるいは左に傾斜した状態から開始し，開始時に傾斜していた方向の反対側へと傾斜が始まり[4, 58]，被検者の身体が，"垂直になった"と自覚的に判断した角度と，実際の垂直線との差を評価する．SPV は一般的に閉眼で行われるが，開眼で行われる場合もあり，開眼状態では外部環境を視覚的に捉え SPV を判断するのに活用されるが，閉眼であれば視覚情報が利用できず，それ以外の知覚を用いていると考えられる．

d. 自覚的触覚的垂直位（SHV）

　自覚的触覚的垂直位（subjective haptical vertical：SHV）は閉眼で，直線的な棒などの物体を，徒手的に操作し垂直に定位させる課題である．外部環境の視覚的情報が完全に遮断されるため，自己身体外部の物体を定位する上で，自己身体中心の座標を参照して判断しているものと考えられる．みている側面は，SVV とも SPV とも異なるため，SHV の結果は SVV や SPV とは一致しない場合がある[58, 72]．

③ pushing と垂直判断の関係

　Karnath ら[4]が pushing を呈する右半球損傷例（以下，pushing 群）と，pushing のない右半球損傷例（以下，コントロール群）の SPV と SVV を調査した結果では，pushing 群，コントロール群ともに SVV は健常者群と比べ，有意差はみられなかったが，閉眼状態における SPV では pushing 群に明らかな傾斜がみられた．この際にみられた傾斜は驚くべきことに，日常の傾斜側である麻痺側ではなく非麻痺側であった．また，この SPV のテストにおいて座位装置上で開眼となり，周辺環境をみることができる条件では，両群ともにその垂直判断はほぼ正常値であった．コントロール群の 1 例は感覚脱失例であり，それ以外の 4 例はいずれも USN を合併していた．そのようなコントロール群であっても，この実験における SPV は開眼時，閉眼時いずれもほぼ正常値であった（図15）[4]．つまり，pushing の背景として特異的な SPV の異常が存在し，USN や体性感覚障害は直接的関与がないことを示唆している．

　Pérennou ら[58]は健常群（コントロール群），pushing を呈する群（pushing 群），pushing はないが麻痺側へ傾斜する脳卒中例（listing 群），姿勢を正中位保持できる脳卒中例（upright 群），脳幹損傷後に lateropulsion（axial lateropulsion, lateropulsion of the body, 側方突進）を呈する群（lateropulsion 群）のそれぞれの SVV, SHV, SPV を調査した．lateropulsion 群では SVV の偏倚が非常に大きかったのに対して，SPV, SHV の偏倚は正常コントロール群の範囲内であった．一方，pushing 群では SPV に他の 3 群と比べ明らかに突出した異常が認められた．さらに，SHV, SVV の偏倚がコントロール群の範囲を超えていたが，その程度は SPV の偏倚と比べとても小さなものであった．SPV の傾斜角と pushing の重症度には有意な相関（r＝－0.7）がみられ，右半球損傷例は左半球損傷例より SPV が傾斜していた．このことからも，右半球が左半球に比べ，重力に適応して姿勢を定位する上で重要な役割を持っていることが推察される．なお，先行研究[4]とは逆に SPV は麻痺側に傾斜していたが，この背景には固定条件などが先行研究と完全に同じではないことや，発症からの期間が異なることなどが関連しているのかもしれない[58, 63]．listing 群では，SVV, SHV, SPV がそれぞれ正常範囲を逸脱するものの，pushing 群にみられるような SPV の極端な偏倚は観察されない[58]．upright 群では SVV, SHV, SPV とも正常範囲内にあった（図16）[58]．ところで，この SPV や SVV の異常が pushing の改善に伴って変化するのか，あるいはその異常は残存するが重力に適応する術を学習して pushing が消失するのか，この疑問を払拭できる縦断的研究はなく，真偽は明らかではない．過去に pushing を呈した症例の慢性期の SPV と SVV を調査した報告がある．この報告では過去に pushing が出現していない慢性期患者をコントロール群として設定し，過去に pushing が出現していた患者群（pushing 歴群）の SPV と SVV を比較した．その結果，慢性期に pushing がすでに消失している pushing 歴群の SVV（－3.6±4.1°）はコン

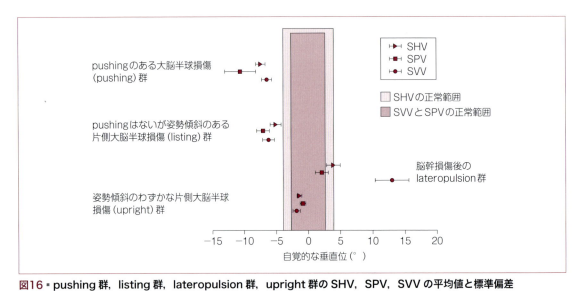

図16 ▪ pushing 群,listing 群,lateropulsion 群,upright 群の SHV,SPV,SVV の平均値と標準偏差
pushing 群では SPV が正常範囲より著しく偏倚しているのに対し,SHV と SVV の偏倚は正常範囲にはないものの SPV より大きくない.listing 群では SHV,SPV,SVV ともほぼ同様に正常から逸脱している.lateropulsion 群は SHV と SPV が正常範囲内にあるのに対して SVV が著しく正常範囲を逸脱して偏倚しているのが特徴である.upright 群は SHV,SPV,SVV ともに正常範囲内にある.
(文献58 より引用改変)

トロール群(−0.1±1.4°)と比べ麻痺側方向に有意に大きく偏倚していたが,SPV に有意な群間差異はみられなかった[59].縦断的研究ではないため,どの時期にそのような変化が生じるか不明であるが,pushing が消失した症例は慢性期には SPV は修正されるようである.それに対し,pushing が消失した例の慢性期の SVV 傾斜は残存していた.USN 例では SPV が傾斜しているが,pushing がなく,明らかな姿勢異常を呈していない症例は多い[93, 94].このことからも今回の結果は頷ける.

SVV の傾斜の方向に関して,非常に興味深い報告がある.まず,脳卒中例の SVV と,USN を伴う症例の SVV について述べる.USN と SVV には密接な関係がある[93, 95, 96].Yelnik ら[93]は過去の複数の SVV 研究は発症からの期間がさまざまであり,自然的な経過による変化なのかどうか不明であることを指摘し,40 例の急性期脳卒中片麻痺例(右半球,左半球損傷それぞれ 20 例)のみを対象として,SVV(ただし,厳密には患者の手で操作しているため視覚・触覚的垂直判断:subjective visiohaptic vertical といえる)を調査している.40 例のうち 11 例は出血性,29 例は虚血性病変であり,虚血病変例の 28 例が中大脳動脈領域に,7 例は前脈絡叢動脈領域に,1 例は前大脳動脈領域に病変が存在した.年齢,性別,病因,発症からの期間に左右半球間で差はなかった.視野障害は右半球損傷例で 6 例,左半球損傷例で 3 例に,USN は右半球損傷例 13 例,左半球損傷例 3 例にみられた.視野障害を呈した右半球損傷例全 6 例と左半球損傷例 3 例中 2 例に USN の合併がみられた.また,SVV の偏倚と病巣,USN,視野障害との関連性を調査した.SVV の偏倚は 40 例中 23 例(57%)にみられた.そのうち右半球損傷例は 20 例中 13 例(65%)に,左半球損傷例では 20 例中 10 例(50%)に SVV の異常がみられた.SVV は病巣と反対側(反時計回り)に偏倚した.右半球損傷例と左半球損傷例の SVV 偏倚の絶対値に半球間差異はみられず,SVV の偏倚の不確実性(時計回りあ

るいは反時計回りにSVVを定義した際の,変異の最大値から最小値の範囲)は右半球損傷例で大であったが,統計学的に有意ではなかった.SVVの偏倚と病巣との関連性は明らかではなく,視野障害との関連性もみられなかったが,USNとの有意な関連がみられた.

Sajら[94]は右半球損傷例の前額面上のSVVの偏倚と同時に,矢状面上のSVVの偏倚も調査し,USNのある4例とない4例と健常人4例で比較した.その差は明確で,USNのない群と健常群ではSVVの偏倚に有意差はなく,USNのある群のみ有意にSVVが病巣と反対側である反時計回りに偏倚していた.さらに,前額面上のSVVと同様に,矢状面上のSVV偏倚もUSNのある群のみ有意に後方へ偏倚していた.また,座位姿勢を臨床的に簡便に評価し,USN例4例中3例はSVVの傾斜とは反対側である右へ体幹が傾斜しており,前額面上でも4例全例がSVVの偏倚と逆の前方へ傾斜していたという.

Bonanら[95]は30例(17例は左半球損傷例,13例は右半球損傷例)の脳卒中例を対象とし,SVVの経時的な変化を調査している.SVVの測定は発症45日以内に行い,3ヵ月後と6ヵ月後にも実施した.60％の症例で初回のSVVの不確実性がみられ,1ヵ月後は39％の症例にみられた.SVVと損傷半球,病巣のサイズ,病型,損傷部位との関連性もみているが,SVVの改善は損傷側にのみ依存し,左半球損傷例は右半球損傷例よりも早期に改善していた.また,バランス能力の指標としてPASS(Postural Assessment Scale for Stroke)[105]を,ADL指標としてFIMを評価し,SVVの偏倚が大きい例ほどPASSとFIMの得点が低いことを示した.この傾向は6ヵ月の評価においても同様で,発症早期のSVVの偏倚は長期的なバランス能力とADL能力と有意な関連があった[96].

Sajらはvisuohapticな手法(直接蛍光ロッドに触れて操作するので,純粋な視覚的垂直定位と言い難い側面がある)を用いて,頭部(額の中央から顎),頭部から体幹(額の中央から臍),体幹(下部の頸部の中央から臍)の長軸に合わせてロッドを動かすように指示している.その結果,頭部よりも頭部から体幹,頭部から体幹よりも体幹でより右側へシフトする(図14)[104].なお,前述したSVV(厳密にはvisuohaptic verticality)は,頭部,体幹のいずれの体節でもその偏倚角度に差はない.自覚的正中正面判断(subjective straight ahead:SSA)は自身の身体における正中正面を判断する課題[106]であり,この異常は内部表象(internal representation)における正中線が病巣側にシフトしたことを反映するものと推察されている[104,106].

USN例におけるSVV傾斜は多くの報告があり意見はほぼ一致しており,反時計回りに偏倚する[49,93〜97,103].

pushing例のSVVについても複数の報告がある.Sajら[49]は,座位と臥位で右半球損傷例のSVVを調査した.対象者は健常群(コントロール群)と,pushingとUSNを呈する群(P＋N＋群),pushingはないがUSNを呈する群(P−N＋群),pushingもUSNもない群(P−N−群)に分類された.コントロール群,P−N−群ではSVVの傾斜は軽度であったのに対して,P＋N＋群とP−N＋群では著明に傾斜していた.興味深いことに,P−N＋群では反時計周りに傾斜したのに対して,P＋N＋群では時計回りに傾斜していた.また,このP＋N＋群の傾斜は臥位よりも座位の際により傾斜していた.

Honoréら[42]はSSA[106]についても調査し,前述の調査[49]と同様,SSAの偏倚がpushing例とpushingのないUSN例では逆転することを報告している(図17)[42,106].

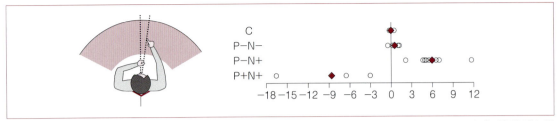

図17 ■ 自覚的正中正面判断(SSA)の測定の様子とpushing群，USN群，pushingとUSNのない右半球損傷群と健常群のSSAの偏倚

左図は頭部を固定して，SSAを右手でpointingしている様子．
右図はpushing群を伴うUSN群(P+N+)，pushingのないUSN群(P−N+)，pushingもUSNもない右半球損傷群(P−N−)，健常群(C)のそれぞれのSSAの範囲を示している．CとP−N−は0(正面正中)に値が密集している．それに対して，P−N+では大きく右方へ偏倚し，P+N+ではその逆の左方へ大きく偏倚しているのが特徴的である．◆は平均値，○は各対象者の値．
(文献106(左図)，文献42(右図)よりそれぞれ引用改変)

Honoréら[42]とSajら[49]の研究ではpushing例はpushingのないUSN例とは異なる特性を示したといえる．しかし，Johannsenら[37]は，Sajら[49]の報告後に，15名のpushing例を対象とし，暗室でロッドが垂直になった状態を判断させるテストを実施して，pushing群では反時計回りに3.2±4.8°傾斜して，健常者では反時計回りに1.2±0.8°傾斜し，統計学的有意差がないことを報告した．ただし，pushing群の標準偏差は有意に健常者群より高値であった．この結果から，pushing群には特定の方向へのSVVの傾斜はなく，ばらつきが大きいため，対象者が少ない際には偏った結果を示しうるのではないかと推察される．同様にPaciら[18]はPCモニターを利用した方法でpushing例のSVVの偏倚を繰り返し調査し，その偏倚には一定の傾斜はなくばらつきの多さが特徴であったことを報告している．ばらつきがあり時計回りあるいは反時計回りにSVVが偏倚した際でも絶対値を用いて加算すればそのばらつきを含めて評価できる．Baierら[44]は病巣と同側に傾斜したSVVと，対側に傾斜したSVVを分けて比較した場合にはpushing例と非pushing例との間に有意差がみられないが，病巣と同側・対側への傾斜を加算した場合には，右半球損傷例のみ，pushing例と非pushing例に差異がみられ，pushing例のSVVがより偏倚していたことを報告している．

傾斜方向にはばらつきがあり，研究によって異なるものの，pushing例と非pushing例ではSVVとSPVの特徴が異なり，pushing例ではSPVは一定の方向へ著しく傾斜していることが明らかで，SVVは一方向への傾斜というよりもばらつきが大きく，かつSPVほどの著しい偏倚はしていないようである．逆に，非pushing例ではSVVの異常を伴う例が(特にUSN例に多く)存在するが，SPVの明らかな傾斜がないようである．

❹ pushingと前庭機能障害との関連性

SVVは前庭機能障害と密接に関わるが，pushing群の明らかな前庭機能障害は検出されていない[38]．前述の通り，SVVの偏倚はさまざまな研究において明らかになっているが，特徴的なのはばらつきであり，前庭機能障害例にみられるような一側性の偏倚は明らかではない[37]．Pontelliら[38]は耳腔に冷水・温水刺激をして眼振を誘発して前庭機能障害を調査するカロリックテストやローテーションテストを実施して，pushing例に特異的な前庭機能障害の有無を検討したが，そのようなものは検出されなかった．

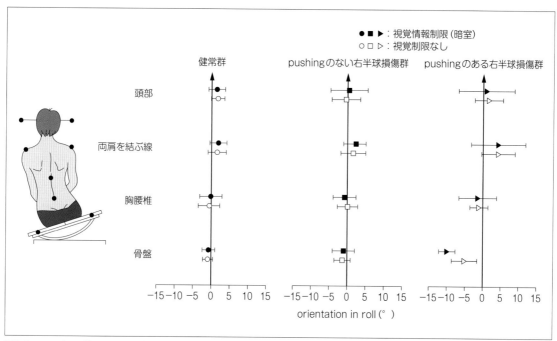

図18 ■ ロッカーボード上での身体傾斜の測定

図のようにマーカーを付着させ，頭部，両肩を結ぶ線，胸腰椎，骨盤（ロッカーボード）の傾斜角を測定している．健常者およびpushingのない右半球損傷群はいずれもほぼ正中であり著しい偏倚はない．それに対し右半球損傷後のpushing群では頭部が垂直に保たれているのに対して両肩を結ぶ線と骨盤が傾斜した．特に骨盤には著しい傾斜がみられ体幹に限局的に傾斜していることが特徴であった．
（文献22 より引用改変）

　Pérennouら[22]はrocking platform paradigmと称した前額面方向に自由に可動（シーソー状に傾斜）するロッカーボードの上に座位を取った際の姿勢傾斜の特性を，脳卒中者を対象として調査した（**図18**）[22]．そのロッカーボードの上で8秒間，できる限り正中に座位姿勢を保持する課題を設定し，閉眼と開眼の二条件で調査した．その間の頭部，両肩を結ぶ線，第11胸椎と第3腰椎を結ぶ線，骨盤の傾斜をカメラで解析した．この傾斜角を健常人，pushingのない右半球損傷例，pushing例の3群で比較した．健常者とpushingのない右半球損傷例では，頭部，肩，胸腰椎，骨盤のいずれもほぼ垂直あるいは水平であったのに対して，pushing例では骨盤部が著明に左に傾斜した．骨盤部の傾斜はpushing例では閉眼でより著しく傾斜し，非pushing群の閉眼時の傾斜よりも著明に大きくなった（**図18**）[22]．すなわち，pushing群の姿勢傾斜は閉眼状態でより顕著に傾く傾向がみられた．連続的に非pusher群でも傾斜する症例もいたが，その程度は非pushing例とは有意に異なった．pushing例は麻痺側へ骨盤部が傾斜し，閉眼するとその傾向は顕著になるわけであるが，驚くべきことに，頭頸部は垂直位であった．頭頸部の垂直定位は体幹のそれとは異なり保たれていることになる．この研究結果から，pushingの出現には前庭機能障害とは異なる背景が存在すると推察される．頭頸部の垂直定位には前庭機能が密接に関与し，主として耳石からの情報によって支持されていることになる[63]．これに対して，体幹の姿勢定位はかなり複雑であり，さまざまな感覚受容器によって感知される複数の情報によって支持されていると推察されている[63,107〜112]．頭頸部の垂直定位に関わる前庭機能と，密接に関連するSVVは外部中心的座標を参照としたものであり，体

幹の垂直定位に関わる各種重力受容器からの上行性の情報によって構築されるSPVは自己中心的座標を参照しているとされる[63, 113, 114]．そして，Karnathらの先行研究[4]と傾斜方向は逆ではあるものの，閉眼条件でより傾斜するという共通した事実は視覚的に外部空間を捉え，姿勢を定位する上で情報として活用していることを示唆している．

前述したpushing例の垂直判断の障害の情報と前庭機能障害との関連をまとめると，頭部の垂直定位は保たれ，体幹に特異的な異常が生じ，その背景には自己中心的座標に関連するSPVの異常が存在し，外部中心的座標に関連するSVVはSPVよりも保たれている[4, 58]．このことは理学療法を実施するにあたり，有益な示唆であるといえよう．アプローチの部分で後述（8. pushingに対する理学療法の概念参照）するが，SPVとSVVの乖離を利用した介入，つまり，外部中心的座標の異常が顕著ではないことを利用したアプローチは効果的であると思われる[9, 33, 34, 51, 52]．

⑤ pushingと体性感覚障害との関連性

多くのpushing例は重度の体性感覚障害や失語やUSNといった高次脳機能障害を伴う[1, 13, 57]．特に重症例では必発である[29, 57]．体性感覚障害の重症度はpushingの重症度およびSPVの偏倚の程度と相関するという報告[8, 58, 63, 107, 108]がある．このことを背景として，麻痺側の頸部に経皮的電気刺激を実施し，体性感覚情報を入力して，一部の症例では，身体軸傾斜がロッカーボード上での座位姿勢においてわずかに改善したという報告もある[107, 108]．しかし，他の研究では軽度から中等度のUSNを呈した右半球損傷群の非麻痺側に傾斜したSPVを正中に近づける効果はあるが，麻痺側に傾斜するpushingを伴う重度のUSN例ではSPVの改善効果がないとする報告もある[112]．筆者らの経験では，実際の臨床（ロッカーボード上に座位となるような環境でない）で頸部への低周波刺激を行っても姿勢変化を確認できない．

筆者らの調査[12]の対象となった症例でも感覚障害が明らかではないpushing例も極めてまれであるが確認しており，そういった症例はpushingの改善が早かった．Babyarら[29]も運動麻痺のみ呈した症例はBLSの改善が早いことを述べている．

感覚障害が明らかではないpushing例が存在する事実は感覚障害がpushing例には必要不可欠な要素ではないことを示唆している．確かに，重度の感覚障害を呈していてもpushingを呈さない症例も存在する[4]．例えば，視床の後外側部に限局した小さな梗塞巣を呈する，視床膝状体動脈領域梗塞例などは，運動麻痺を伴わず，重度の感覚障害を呈する．位置覚は重度に障害され，上下肢は感覚性運動失調を呈する．視床の後外側部はpushingの好発部位[39]であるが（7. pushingの責任病巣参照），病前に神経疾患の既往がなく，初発発症で，後外側部に限局し，病巣が上方の白質や外側に位置する内包後脚あるいは中脳大脳脚に進展しておらず麻痺が出現していなければ，麻痺側に傾くことがあっても，積極的に押すという行動は観察されない．

Karnathら[4]はpushingを呈する症例とpushingのない右半球損傷（コントロール）例との比較において，コントロール群に感覚脱失例を含めている．感覚脱失例でも，pushing例でなければ，pushing例にみられるSPVの傾斜は出現していない．Leeら[46]はpushing例と非pushing例の体性感覚障害の程度をSEP（体性感覚誘発電位）を用いて調査している．SEPとは末梢神経刺激を電気刺激装置によって刺激した際に表れる脳波を記録する方法であるため，

表9 ● pushingを伴う症例の体性感覚所見

		1w			14w		
		Ⅰ群	Ⅱ群	P値	Ⅰ群	Ⅱ群	P値
正中神経誘発電位	正常	8	7	0.673	10	9	0.615
	異常	4	5		2	3	
	反応なし	0	0		0	0	
脛骨神経誘発電位	正常	7	8	0.673	9	10	0.615
	異常	5	4		3	2	
	反応なし	0	0		0	0	

Ⅰ群：pushingを伴う脳卒中例，Ⅱ群：pushingのない脳卒中例

（文献46より引用改変）

　高次脳機能障害などにより患者の協力が十分に得られにくい場合であっても感覚機能を調査できる．この調査によって急性期（発症から1週間以内）においても急性期以降（発症から14週後）においても，pushing例に感覚障害が多いという結果は得られず，pushingの出現の原因として感覚障害が関与している根拠は得られなかった（表9）[46]．

　先行研究を概観した中では，重度のpushingと回復遅延に関連はありそうであるが，少数ながら体性感覚障害のない例も報告されており，体性感覚障害がpushingの必須条件とは言えないようである．

6 pushingと半側空間無視との関連性

　感覚障害と同様に，重度のpushing例ではDaviesの著書[1]の通り，USNも重度である場合が多い．pushing群とpushingを伴わない群を比較した場合，USNの合併率は有意にpushing群のほうが高く，特にpushingが重症で，pushingの回復が遅い群においてはUSNは必発であり長期間残存する[57]とされる．pushingの重症度とUSNには関連があるとする報告は散見されている．Lafosseら[8]は4 point scaleを使用して，その重症度とUSNの重症度が関連することを報告している．

　Pérennouら[22]はロッカーボード上での座位姿勢について調査した．この研究の対象となったのは全14症例であるが，そのうちロッカーボード上にかろうじて座位保持可能であったpushingを呈する3症例は重度のUSNと重度の感覚障害を呈し，病識が欠如し，姿勢の異常が明らかながら転倒に対する恐怖を訴えない症例であった．USNのなかでも自己身体に近い空間におけるUSNの重症度と姿勢傾斜の程度が強く関連したことから，各種感覚による重力受容情報の断裂と自己身体におけるUSNとが密接に関連していることが推察されると述べた．pushingは損傷側の大脳半球に伝達されるであろう重力を受容したシグナルを無視（荷重によって生じる左の骨盤や体幹から発せられるであろう上行性のシグナルの消去現象や無視といったようなもの）することによって表れたものである可能性を推察している．

　ところで，USNとpushingの出現率のデータに乖離があることはUSNの関連性を考えるうえで十分に検討すべきものであろう．pushingの出現率は10～15％程度であるのに対して，USNの出現率は25～40％程度[115～118]であり，USNが重度であってもpushingを伴わない症例は非常に多い．Pedersenら[2]の研究においてpushing群は非pushing群に比べ，高次脳機能障害の出現率に有意差はないと報告され，症候群としての根拠に欠けるとされた．また，

表10 ● pushing を呈した症例の損傷部位

著者	pushing 症例数	使用した画像	主たる損傷部位
Pedersen et al (1996)	34	CT	皮質から皮質下損傷，病巣はさまざまであるが，内包，側頭葉，視床に病変が多い傾向あり
Karnath et al (2000)	5	MRI & CT	視床後外側部
Premoselli et al (2001)	21	CT	皮質から皮質下損傷，病変はさまざま
Perennou et al (2002)	3	CT	広範な皮質から皮質下損傷
Karnath et al (2005)	14	MRI & CT	視床後外側部
Saj et al (2005)	5	MRI & CT	内包，線条体，半卵円中心
Johannsen et al (2006)	21	MRI & CT	島後部，上側頭回，下頭頂小葉，中心後回
Karnath et al (2008)	1	CT	前大脳動脈領域梗塞
Abe et al (2009)	46	MRI & CT	MCA 領域梗塞，視床病変，被殻出血，広範皮質下出血，内包・放線冠梗塞

(文献10より引用)

Karnath らの研究[4]で明らかになったように，pushing の背景となるような SPV の異常は，USN を伴っていても，感覚障害を伴っていても，pushing がなければ生じない．USN の明らかでない pushing 例も存在する[80]．体性感覚障害と同様に USN は回復遅延との関係はありそうであるが，pushing の必須条件ではないようである．

7 pushing の責任病巣

① pushing を引き起こす病巣はどこか

これまで pushing の責任病巣についてはさまざまな報告がなされてきた（表10）[10]．病巣に関する初の大規模な報告は Pedersen ら[2]の報告である．この報告では，pushing 例と非 pushing 例を比較した場合に内包後脚に病変が及んでいる割合が pushing 例に有意に高いことが報告された．一方で，身体図式の中枢と考えられている頭頂葉には有意差がなく，予想を裏切る結果であった．Santos-Pontelli ら[62]は midline shift（MS）と血腫量，病巣を調べており，MS および血腫量と脳卒中の重症度（NIHSS）とは関連がみられたが，MS および血腫量との初期の pushing の重症度と pushing の予後との間に有意な関連はなかった．pushing に関連すると考えられる領域（視床，島，頭頂葉，中心後回）に病巣が及んだ数が pushing 群では非 pushing 群より多かった．しかし，その数と pushing の重症度および pushing の予後には関連がなかった．脳卒中病変の頻度の比較において，pushing 群は視床と頭頂葉に病変が存在する頻度が高いという結果であった．このように，病巣を調査した先行研究[2, 22, 50, 59, 62]の多くは pushing 例の病巣を記述あるいはカウントする方法で行われている[10]．そのような方法では，脳卒中例ではそれぞれの血管が栄養する領域が限局しているため，脳卒中病変が集中しやすい部位は必然的に出現頻度が高くなる上，どの病巣が真に pushing に関連しているのかが解明できない[119]．その問題を解決する解析方法の一つに，同じような病変を持っていながら症状の異なる症例を集め，両群の病変を差し引きする画像解析方法があり，この手法を

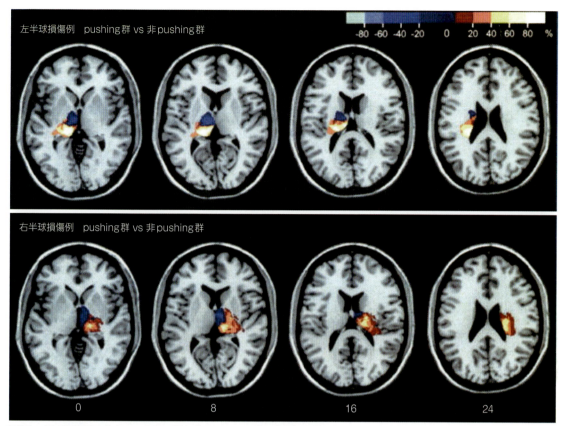

図19 ■ 視床病変例のうち pushing 群と非 pushing 群の病変の比較
上段が左半球損傷例の病変比較．下段が右半球損傷例の病変比較．pushing 群の多くにみられ，非 pushing 群にみられなかった病変を白〜黄色で描出，逆に，非 pushing 群に多くみられ，pushing 群にみられなかった病変は水色〜青で描出されている．左右半球損傷例ともに視床の後外側部に病変が集中していた．
（文献 39 より引用改変）

用いて USN や病態失認などの高次脳機能障害に関連する領域を追求する先行研究[119〜126]が複数存在している．pushing に関わる病変を追求するために本方法を用いた研究報告がある．Karnath ら[39]は，視床を主病変とする症例を集め，pushing が出現した群と pushing のない群の病変を差し引きする方法を用いて，pushing 群は視床の後外側部病変[39]が多く，逆に，pushing を伴わない群では視床の前方内側の領域に病変が集中していたことを報告した（図19）[39]．pushing 群は視床後外側とその上部白質にまで病変が及んでいた．そして，pushing 群は pushing を伴わない群より病巣が大きい傾向があった．その研究に続いて，Johannsen ら[40]は，視床が損傷されていない症例において pushing が出現した群と出現しなかった群の病巣を比較した．その結果，島葉の後部と中心後回の皮質下，上側頭回の一部，下頭頂小葉の一部が pushing 例に特異的な病変として報告され（図20）[40]，特に島後部と中心後回皮質下が pushing に関与する病巣としている[40]．このような研究結果はこれまで明らかにできなかった pushing を呈する群に特徴的な病変として大変注目された．しかし，この研究報告の後に，一連の研究を行った Karnath 自らが，2つの報告にある病変を含まない症例の出現を報告している[41]．その1例は MRI 撮像ができない症例であったが，CT 上で前大脳動

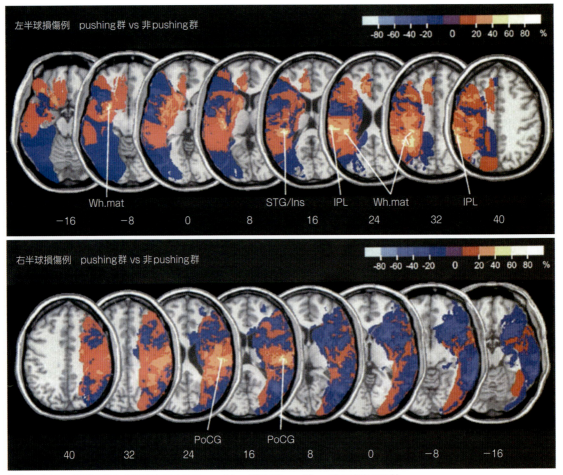

図20 ■ 視床の損傷を免れた脳卒中例のうち pushing 群と非 pushing 群の病変の比較
上段が左半球損傷例の病変比較，下段が右半球損傷例の病変比較．
pushing 群の多くにみられ，非 pushing 群にみられなかった病変を白〜黄色で描出，逆に，非 pushing 群に多くみられ，pushing 群にみられなかった病変は水色〜青で描出されている．左半球損傷例では島後部，中心後回，中心後回皮質下白質，上側頭回の一部，下頭頂小葉の一部，深部白質に，右半球損傷例では島後部，中心後回，中心後回皮質下白質に病変が集中していた．
(文献 40 より引用改変)

脈領域の低吸収域すなわち，脳梗塞を呈していた．ただし上肢・下肢ともに重度の麻痺を呈して pushing を呈していた．通常，前大脳動脈領域の梗塞例では下肢麻痺が出現するが，上肢麻痺は出現しない．そのような点では，上肢麻痺を呈している原因が CT 上では確認できない領域の構造的あるいは機能的な障害により生じている可能性は否定できない．我々が調査[54,56]した際にも前頭葉の皮質下出血後に pushing が出現した症例を存在した．Paci[52]は小脳損傷後に pushing を呈した症例を報告しているが，これも CT のみの撮像であり詳細は不明である．Baier ら[53]は小脳病変による pushing の出現はあり得ないとする否定的な報告をしている．重度の lateropulsion の場合には pushing とよく似ていて混同されてしまう可能性がある[53]．世界的に見ても過去最大の大規模研究となる我々の調査[54,56]においても，小脳損傷による pushing は1例も観察されていない．

筆者らは pushing を呈した46症例を対象として病巣を調査[9〜12]し，診断名から5つ(1型：

中大脳動脈(MCA)領域梗塞，2型：視床病変，3型：島後部まで及ぶ被殻出血，4型：広範皮質下出血，5型：脳室拡大・脳萎縮を伴う内包・放線冠梗塞）に分類した．この5型のうち1～4型では Karnath ら[39]や Johannsen ら[40]の報告した病巣を包含していたが，5型は包含していなかった．5型には明らかな感覚障害を呈さない症例も含まれており，これまで考えられてきた入力系の経路の損傷により pushing が惹起されるのみならず，出力系の損傷においても pushing は出現することが考えられた．これまでのメカニズム研究を概観すれば重力情報に対する身体軸の認知の過程に何らかの障害があることは明らかであったが，この結果は姿勢定位に関与する出力・入力のさまざまなネットワークを形成するシステムの一部が損傷することで pushing が出現することを示唆すると考えられた．

Ticini ら[43]は前述の病巣を差し引きする画像解析方法をさらに応用して pushing 例の，構造的に損傷がない脳領域の機能異常の有無を調査した．pushing 例を視床病変例と視床外病変例とに分け，脳機能画像である脳灌流画像を調査した．視床病変により pushing を呈した症例においては，他の領域に脳灌流量の低下を認めなかったが，視床外病変例では，構造的に損傷されていない領域に脳灌流量低下を認めた．その領域は一つ一つが非常に小さく，下前頭回，中側頭回，下頭頂小葉，そして頭頂葉皮質下白質に広い範囲にわたって散在していた．これらの領域は，姿勢を正中位に調整するネットワークに関与していることが推察される．pushing に関連するとされる病巣は多岐にわたっており，大脳の広範なニューラルネットワークを介して姿勢が定位されていることが推察される．

Baier ら[44]は voxel-based lesion symptom mapping (VLSM)[127～131]という解析方法を用いて，pushing の重症度と関連する領域の特定を試みたが，有意に関連する領域は特定されなかった．筆者らは少ない症例数ではあるが，脳卒中後に pushing を呈した症例のうち，脳卒中既往や認知症，意識障害の合併のない，右半球初発虚血性脳卒中例9例を対象として，早期に回復に至った例と回復が遅延した例とを比較し，回復遅延に影響を及ぼす脳領域の特定を試みた．その結果，回復遅延した症例の病巣は前頭葉皮質下白質に病巣が集中し，VLSM においても同領域の一部が有意に回復遅延に関連する病巣として描出された[132]．

pushing の出現に関わる領域は実に多様であるものの，小脳や脳幹病変での出現は pushing に類似した lateropulsion などである可能性が高く，間脳を含めそれより上位の基底核や大脳病変によって生じると思われる．視床の後外側部，島後部，中心後回皮質下に病変が及ぶ際には pushing の出現の可能性が高いと判断し，理学療法評価に取り入れるべきであろう．重症度や予後に関連する領域の特定には，さらなる研究が不可欠である．

8　pushing に対する理学療法の概念

pushing を改善させる確立した方法はまだない．しかし，SPV が大きく歪んでいるのに対して，SVV が比較的保たれていることを根拠に，視覚的な情報を積極的に利用して自己身体軸の垂直軸からの逸脱を修正させようとする理学療法が推奨されている[9,23,33,34,51,64,90]．指示理解が良好である症例では，このアプローチ後，即時的に姿勢の改善をみることができる．そして，姿勢を修正することを目的とした他動的修正には抵抗してしまうのに，能動（自動）

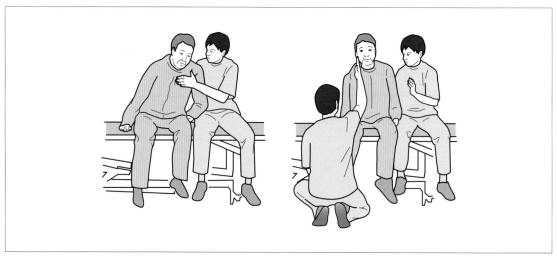

図21 ● pushing 例への視覚的垂直情報提示後の変化
（文献 64 より引用改変）

的に自ら非麻痺側へ傾斜するように仕向けられた課題を遂行している際には，自ら非麻痺側へ姿勢を傾斜させることができる[9, 33, 34, 64, 90]のも大きな特徴である．また，押す反応は姿勢が不安定となり動揺すればするほど強くなる点も理解しておく必要がある．ここでは経験則を含めた具体的な介入概念[9, 23, 33, 34, 51, 64, 90]を以下に示す．

　なお，pushing は前額面上の問題であるが，矢状面上，すなわち後方に傾斜するように強く突っ張る症例が存在する．そのような症例を posterior pushing と呼ぶ論文[133]があるが，それはこれまで述べてきた pushing とは全く異なるものであると理解していただきたい．そのような現象は古くから報告されている psychomotor disadaptation syndrome と呼ばれるものに含まれ，retropulsion（後方への突進）あるいは backwards disequilibrium あるいは post fall syndrome などと呼ばれる現象を指している．一般に初発の脳卒中例ではみられず，進行した認知症例などにみられ，パラトニアや前頭葉徴候などを同時に呈することが多い[133, 134]．ここで述べる pushing についてのアプローチは前額面上の問題を呈している pushing 例に対するものである．

1）直立姿勢の知覚的な異常を理解させる[9, 33, 34, 64, 90]．

　第一に，患者自身が"直立である"と知覚している姿勢が，実際には直立ではないことを認識させる必要がある．

2）身体と周辺環境との関係を視覚的に探索させ，患者自身が直立かどうかを認識させる[9, 33, 34, 64, 90]．

　視覚的に垂直を判断する能力は保たれているので，視覚を利用して垂直な構造物と自身の身体軸との乖離を認識させる．姿勢矯正鏡を目視し，垂直な鏡の枠と自己身体軸の偏倚を認識させる（図21）[64]．

3）垂直位に到達するために必要な動きを反復学習し，静的な状態で保持できるようにする[9, 33, 34, 64, 90]．

　麻痺側へ傾斜した姿勢を，他動的に正中位へ修正した場合，その修正に強く抵抗するのが

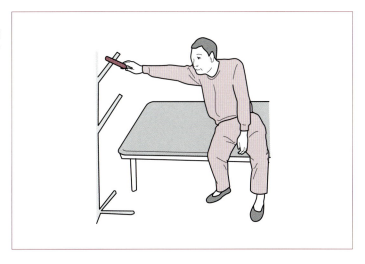

図22 ▪ 輪投げを利用したリーチ課題
自らの上下肢で押してしまい座位保持が不可能な症例も，非麻痺側へのトレーニングを反復した直後は，座位保持が可能となる場合がある．

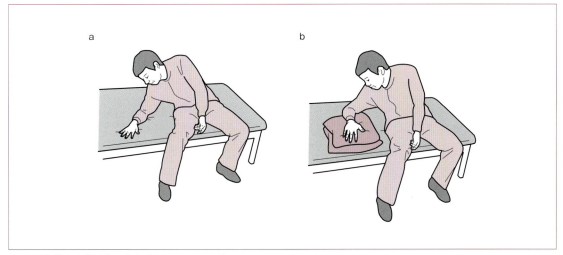

図23 ▪ 座位から背臥位へ移行するトレーニング
a は起き上がりの逆の手順で on elbow へ移行したところ．b は a が困難である場合に肘を簡便における状況を設置して，非麻痺側へ自己の身体を傾斜させ，重心を麻痺側から非麻痺側へ移動する能力を養うことを目的とする．こうしたトレーニング後には著しく麻痺側へ傾斜した身体も正中位に保てるようになることがある．

pushing の特徴である．しかし，自発的に非麻痺側へリーチするような課題を用いると，スムーズに非麻痺側へ傾斜できることがある．このことを利用して，身体軸が正中位を超えていくような課題を設定する．輪投げなどを利用したリーチ課題は成功か失敗かが明快で，右片麻痺に失語を伴う症例など，言語的なコミュニケーションに難渋する例においても導入しやすい（**図22**）．前後方向への姿勢調整が困難な場合には，介助を加えつつ，前額面上の運動において自動的に課題に取り組んでもらうよう設定する．**図23** は座位から背臥位へ移行する課題である．端座位では著しく上肢を押すことに使用してしまうが，背臥位に移行しようとする際には自らの上肢を支えとして on elbow へ移行できる．このような課題の実施後，他動的介助に抵抗し座位保持が不可能であった状態から，自動的に身体軸を修正することができるようになる場合がある．

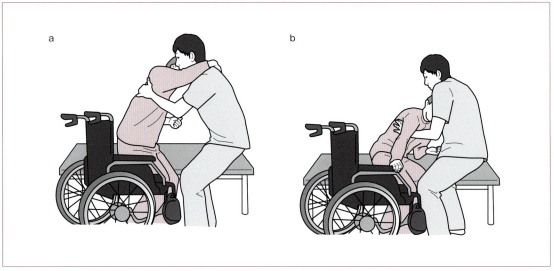

図24 ● pushing 例の移乗動作時の介助
a は移乗動作時介助の様子．介助者の頸部に手を回してもらっているため上肢を押すことに使用しないで済む．
b は通常の方法で患者が遠位側の車いすのアームレストを把持した際の反応．把持した手で押してしまい移乗が困難となる．
（文献 135 より引用改変）

4）他の活動を行っている間も垂直位を保てるようにする[9, 33, 34, 64, 90]．

静的な課題で正中位の保持が可能となれば，より動的な課題に移行する．しかし，必ずしも静的に正中位が保持された後にする必要はない．静的に正中位が保てない場合でも，課題難易度を調整することでpushingを軽減させ，歩行などの動的な課題が可能となることもある．

① 押すこと自体を抑制する工夫[9, 64, 90]

経験則ではあるが，移乗，立位，歩行におけるpushingに対する理学療法を実践するにあたり，押すこと自体を抑制するための工夫を紹介する．治療というよりpushingによる活動制限および介助量の増大を軽減するための対応と理解していただきたい．

a．移乗動作に伴うpushingへの対応

通常であれば，非麻痺側の足部に重心が移動するように介助することで，非麻痺側下肢を支持脚として利用し，効率的に移乗できる．しかし，pushing例では，そのような介助法では「押す現象」を助長してしまうため，介助量が多くなってしまう．pushingが強く非麻痺側への移乗が困難な場合，あえて麻痺側に移乗させるという手段も検討する[64]．移乗では上肢を押すことに使用させないようにし，アームレストに手を伸ばすのではなく介助者の頸部や腰部に手を回してもらう（図24）[135]．

立ち上がりの際，手すりを使用すると，縦方向の手すりと横方向の手すりでは明らかにpushingが異なることがあり，縦方向の手すりでは立ち上がりが容易となるので，トイレ移乗などの際には利用するとよい．トイレはpushingが顕著になることをよく経験する場所の一つである．筆者は狭い座面で姿勢を保持する不安が押す行動を助長していると推察している．

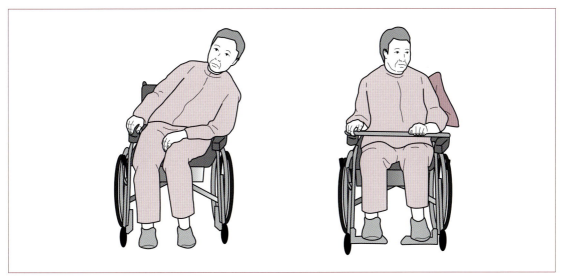

図25 ▪ 車いす上でのpushing例の座位姿勢とウェッジ挿入後の変化
何度修正しても麻痺側へ傾斜してしまう症例でも麻痺側殿部にウェッジを挿入し，さらに背部にクッションを挿入，オーバーテーブルを使用して上肢で押す現象を抑制すると姿勢は正中位に保たれる．
（文献64より引用改変）

b．車椅子乗車中のpushingへの対応

　pushingが重度の場合，車椅子乗車に至った後，押す行動が始まり，座位姿勢が崩れていく例は少なくない．その傾斜した姿勢を何度修正しても，自らの非麻痺側上肢でアームレストを把持して押してしまい，再び麻痺側へ姿勢が崩れてしまう症例を経験する．このような場合，麻痺側の座面にウェッジ（硬いクッションなど）などを挿入して，非麻痺側の坐骨の位置を麻痺側の坐骨位置より低い状態にすることでpushingを軽減させられることがある．坐骨位置を修正した直後は押し続けるものの，しばらくすると押すことをやめて，身体軸が驚くほど正中に近づく症例を経験する（図25）[64]．押すことの原因の一つには姿勢を修正する必要があると患者自身が感じていることが関与していると筆者は考えている．そのため，バランスが悪い，不安定だ，姿勢が崩れそうだ，とpushing例に感じさせることは，必要以上のpushingを誘発することになると思われる．姿勢が動揺しない環境を設定すると驚くほど押す行動が減少する．患者にはいくら押しても動かない，言い換えれば，押す行動をしてもしなくても同じフィードバックを提供することで，患者は姿勢を直す必要のない安定状態を獲得したと自覚して押す必要がなくなり，押すことをやめるのではないかと推察している．pushingの背景にSPVの傾斜が関与しているという事実を踏まえれば，実際には患者は非麻痺側へ傾斜していると自覚しているため，その傾斜を修正しようと，しきりに押していると考えられるが，たとえ身体軸が正中あるいは非麻痺則へ傾斜した状態になっても，動揺のない状態を提供すると押すことをやめる．後述する立位での対応でも原則的には動揺しない，安定しているというフィードバックを与えて，押す現象を抑制して治療を展開していくことになる．

c．立位や歩行時のpushingへの対応

　座位ではpushingが観察されないが，立ち上がると押す，あるいは歩き出すと押すという

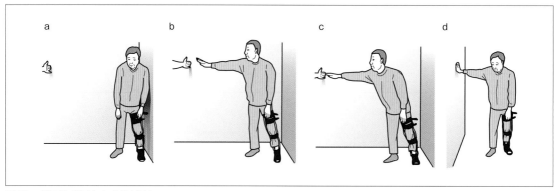

図26 ● 壁面を利用した立位練習
aは介助にて立位となった直後の様子．長下肢装具を利用して麻痺側下肢の支持性を補うことで傾斜の軽減を図っている．麻痺側と背面に壁が位置した状態から立位保持トレーニングを開始する．この状態だと非麻痺側下肢で押すように突っ張った場合でも壁面があるため，設定した状態よりも傾斜することがない．この状態でしばらく保持すると，押す現象が軽減してくる．その後，麻痺側の壁に接した状態から離れることに挑戦する．他動的に介助しても抵抗してしまうため，非麻痺側上肢を利用して，非麻痺側方向へリーチする課題を通じてトレーニングする．bとcはリーチ課題後に，非麻痺側方向へ随意的に身体軸を傾斜・移動させている様子が観察される．このようなアプローチの後，立位保持不可能であった症例が，dのように非麻痺側上肢を壁に接触させ，自力での立位保持可能となることがある．
（文献9より引用改変）

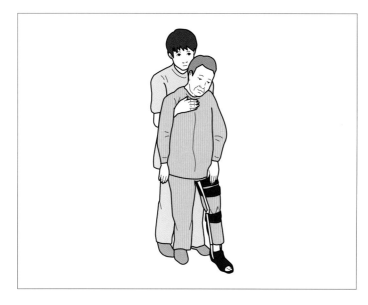

図27 ● 無杖歩行
pushingが強く杖を使用してしまうと歩行が困難になってしまう場合には，麻痺側下肢を装具で固定し，無杖で歩行する方が介助量が少ない場合もある．

ように，動作中にpushingがみられる症例は非常に多い．対応としては，移乗時と同様で押さない状況を設定し，傾斜を自覚するよう視覚や言語によるフィードバックを提供しつつ，前述したリーチ課題など非麻痺側へ自動運動といった課題を設定する．壁面を利用するなどの手段により，立位保持に必要な運動の難易度を調整するとよい（**図26**）[9]．その際には，長下肢装具を利用して膝伸展位を維持し，十分に麻痺側下肢の支持性を補う[1]．また，平行棒を利用してもよいが，押すことに使用してしまう例では，かえって介助量が増大するので，歩行自立度が低くても，無杖歩行（**図27**）を検討する[9, 90]．そのほか，歩行が困難な症例においても，階段昇降トレーニングは，比較的容易に遂行可能な場合が多い[1, 9, 90]．pushing例では，歩行

中の麻痺側遊脚が困難となる特徴があるが，階段昇降では細かい指示をせずとも完遂することが多い．また，平行棒では押すことに使用する非麻痺側上肢も，階段昇降時には引き付けるように使用できることが多い．この際には，患者に麻痺側の足部が1段上に接地できるように非麻痺側下肢へ荷重することを要求する．もし，手すりを把持してそれを押すことに使用すると，麻痺側の下肢を1段上に接地させることは非常に難しくなる．このことにpushing例が気づくと，押す行動を自ら抑制し始める．座位保持や立ち上がりさえもpushingのために容易でない状況で階段昇降ができるとは通常考えにくいが，意外にも容易に階段昇降をこなせるため，治療として早期より試みる価値がある．麻痺が重度な上に，麻痺側に強く荷重してくる場合が多いため，長下肢装具を装着して行う．

9　pushingに対する介入効果の検証

　Broetzら[51]は7例のpushingを伴う脳卒中例に対し，視覚フィードバックを用いた介入をしたところ，全例において4週間後にSCPの改善がみられたと報告している．この報告は比較対照試験ではなく，単に視覚的フィードバックを実施したところ，SCPは改善していったという経過を示したに過ぎず，視覚的フィードバックの効果そのものを検証した報告ではない．Chenら[47]も視覚的フィードバックや針治療を含めた治療経過を1例だけ報告しているが，それらが有効な治療であるかは全く検討できない．

　Paciら[23]は症例報告にて，視覚的フィードバックや聴覚的フィードバックを用いた理学療法は，触覚的フィードバックを用いた治療よりも即時的に姿勢を改善させることができたと述べている．視覚的フィードバックは，視覚的に捉える対象物に注意を向け，姿勢を修正することに患者自身が参画した場合には，直ちに，劇的に傾斜した姿勢を改善させる効果がみられる[9,90]ことを臨床でもよく経験する．

　Santos-Pontelliら[24]は十分な医療が提供できない発展途上国における状況を報告し，十分なリハビリテーションおよびケアが提供できない場合には，長期間（1年以上）経過してもpushingが改善しない症例が存在することを報告している．pushingに対する治療の非介入群を設定することは現実的でないため，理学療法介入がpushingの改善を促していることを証明できていないが，この報告はpushingの改善に理学療法介入が必要である可能性を示しているのかもしれない．

　Krewerら[19]は，視覚的フィードバックによる座位・立位保持訓練と，前庭神経への直流電気刺激，歩行ロボットを使用した強制的な歩行訓練，これら3つの介入を行った直後のBLSの変化を検証した研究結果を報告している．この研究では，ロボットを使用した歩行練習が視覚的フィードバックによる座位・立位保持訓練よりも，わずかながらではあるが有意にBLSのスコアが改善したが，前庭神経への直流電気刺激と比較した場合には有意差はなかった．体重を支持するためにロボット型歩行訓練機上で吊り下げられるため，強制的に正中位となり，その状態で歩行が行われ，左右にほぼ均等な感覚入力がなされていることが改善の要因ではないかと推察しているが，そのメカニズムの真偽は不明である．そして，この検証は即時効果のみであり，長期的な効果は明らかではない．一般の臨床においても，pushingは介入直後には

表11 ● SCPの合計値の推移

	ベースライン	A1	B1	A2	B2
症例1	2	2	2	2	1.5
症例2	4.5	4.5	4.5	4.5	3.5

(文献25より引用改変)

表12 ● BLSの各項目および合計値の推移

症例1					
	ベースライン	A1	B1	A2	B2
背臥位	0	0	0	0	0
座位	1	1	0	0	0
立位	3	2	2	2	1
移乗	2	2	1	1	0
歩行	2	2	1	1	1
合計	8	7	4	4	2
症例2					
	ベースライン	A1	B1	A2	B2
背臥位	0	0	0	0	0
座位	2	1	1	1	0
立位	4	4	3	3	3
移乗	2	2	2	2	2
歩行	2	2	2	2	2
合計	10	9	8	8	7

(文献25より引用改変)

減少するが，翌日，理学療法を開始する際には，前日の介入開始時と同様のpushingが観察されることが少なくない．すなわち，介入後の変化は時間が経てば戻ってしまうのである．日内における変動があるため，真の介入効果を明らかにするためにはpushingが消失するまでの期間を短縮させうるのか，比較検証する試験が必要であろう．なお，この視覚的フィードバック介入では歩行を治療ターゲットにしていない点，また，前庭刺激ではそれのみの介入である点も研究の結果を吟味する上では，考慮すべき点であろう．すなわち，3つの介入の中で歩行訓練まで実施されているのは歩行ロボットによる介入をした群のみであり，提供された運動の質がそれぞれ異なっているのである．

Nakamuraら[25]は2症例のケースレポートにて，視覚フィードバックを用いた理学療法に前庭刺激を組み合わせた介入の有効性を報告している．介入はABAB法にて行われた．A1およびA2期には視覚的フィードバックを取り入れた通常の理学療法を週に5回，60分間施行し，B1およびB2期にはA期と同様の内容の理学療法を実施する前に20分間の前庭直流電気刺激を行った．各介入(A1, B1, A2, B2)はそれぞれ1週間ずつ行われた．本研究は視覚フィードバックを利用した理学療法を単体で行うよりも，視覚フィードバックを用いた理学療法介入に前庭直流電気刺激を組み合わせた場合の方が効果が得られるかを検証したものである．アウトカムは，SCPとBLSの二つのスケールで調査された．SCPではB2期にのみ改善がみられた(**表11**)[25]．BLSはA，Bの両期に改善がみられたものの改善の程度はB期の方が大きかった(**表12**)[25]．

Yangら[48]はcomputer-genarated interactive feedback training programと命名したwiiバランスボード(任天堂)を用いた治療の効果を発症から約半年ほど経過した脳卒中例12例を対象に検証した．モニターにて立位，座位時のCOP (center of pressure)を前額面，矢状面，水平面上において提示するプログラムを利用して，COPを中心にとどめつつ身体を正中位に保持させる練習，身体軸を正中にしつつ，リズミカルに前後，左右，斜めにできる限り身体を移動させる練習を，患者の能力に合わせて，座位あるいは立位で20分間実施し，その上で，

表13 ■ 介入群とコントロール群における治療前後の評価結果

	介入群 (n=7)	コントロール群 (n=5)
Scale for contraversive pushing (SCP)		
治療前	4.8±1.1	4.5±1.0
治療後	0.8±0.5**	3.1±1.0*, ‡
Berg Balance Scale		
治療前	13.6±6.6	11.4±5.5
治療後	28.3±5.8*	18.6±3.9*, †
Fugl-Meyer Assessment 上肢		
治療前	14.9±8.1	21.4±11.8
治療後	22.1±10.7	33.2±10.8
Fugl-Meyer Assessment 下肢		
治療前	13.0±4.0	15.2±6.2
治療後	21.4±4.5*	20.8±5.8*

*：$p<0.05$, **：$p<0.01$ 対治療前後　　†：$p<0.05$, ‡：$p<0.01$ 対群間　　　　　　　　（文献48より引用改変）

通常の理学療法（マットエクササイズや上下肢運動）を20分，週に3回，3週間にわたり実施した．対照群は鏡を用いた視覚フィードバックトレーニングを介入群と同様に行った．両群ともにSCPやBerg Balance Scaleが改善したが，介入群のほうが対照群よりも大幅に改善した（**表13**）[48]．筆者は，この報告における対象者が発症から半年経過したものをサンプルとしていることに疑問を抱いた．なぜならば，多くのpushingは発症6ヵ月後には消失しているからである．6ヵ月以上も続くpushingの場合，予後は非常に不良なはずである．ところが，約3週間の介入で劇的に改善している．それも介入群のみならず，対照群までも改善している．このようなことは，本邦はもとより，他国の先行報告でもあり得ないことであり，このようなことが起こるとは極めて考えにくい．この背景には，医療提供体制の国際的な相違があるのかもしれない．

　視覚的フィードバックを用いた治療的介入を続けることによってpushingを呈する症例の多くが改善していくことは事実である．これからは，さらに回復を促進させる治療的介入が提案・開発され，その効果検証がなされていくものと思われる．

おわりに

　pushingの定義，鑑別すべき症候，評価，出現率，予後，メカニズム，責任病巣，理学療法の概念，介入効果の検証結果について述べた．pushingは脳卒中の初期のADLの自立度を極端に低下させるという非常に大きなインパクトを持った要因であり，かつ予後にも関わる要因であることは間違いない．特に，治療に時間を要する現象であり，それでも，長期的な介入により非pushing群と同様の予後に至る可能性が高いことは広く認知されるべきことである．しかし，未だにpushingについて知る医療従事者は多くなく，十分に認知されているとは言い難い．この現象はリハビリテーションに関わる職種，とりわけ，理学療法士が最も治療に難渋する現象の一つに違いなく，最もその重要性を認識しているはずである．それゆえ，理学療法士が最も真剣に取り組まなければならない治療標的であり，有効に治療するための方法を模索する使命があるであろう．理学療法士から多くの質の高い情報提供がなされることを切に願う．

文献

1) Davies PM：Steps to Follow：A Guide to the Treatment of Adult Hemiplegia. Springer-Verlag, Tokyo, 1985
2) Pedersen PM, et al：Ipsilateral pushing in stroke：incidence, relation to neuropsychological symptoms, and impact on rehabilitation. The Copenhagen Stroke Study. Arch Phys Med Rehabil 77：25-28, 1996
3) Bohannon RW：Ipsilateral pushing in stroke. Arch Phys Med Rehabil 77：524-525, 1996
4) Karnath HO, et al：The origin of contraversive pushing：evidence for a second graviceptive system in humans. Neurology 55：1298-1304, 2000
5) Karnath HO, et al：The neural representation of postural control in humans. Proc Natl Acad Sci U S A 97：13931-13936, 2000
6) Baccini M, et al：The scale for contraversive pushing：A reliability and validity study. Neurorehabil Neural Repair 20：468-472, 2006
7) Karnath HO, et al：Instructions for the Clinical Scale for Contraversive Pushing（SCP）. Neurorehabil Neural Repair 21：370-371, 2007
8) Lafosse C, et al：Contraversive pushing and inattention of the contralesional hemispace. J Clin Exp Neuropsychol 27：460-484, 2005
9) 阿部浩明：Contraversive pushing の評価と背景因子を踏まえた介入. 理学療法研究 28：10-20, 2011
10) 阿部浩明：Contraversive pushing と脳画像情報. PT ジャーナル 44：749-756, 2010
11) 阿部浩明ほか：Contraversive pushing を呈した脳卒中例の責任病巣と経過. 東北医誌 121：194-195, 2009
12) 阿部浩明ほか：Contraversive pushing を呈した脳卒中例の責任病巣と経過. 理学療法学 36：86-87, 2009
13) Karnath HO, et al：Prognosis of contraversive pushing. J Neurol 249：1250-1253, 2002
14) Santos-Pontelli TE, et al：Contraversive pushing in non-stroke patients. J Neurol 251：1324-1328, 2004
15) Baccini M, et al：Scale for contraversive pushing：cutoff scores for diagnosing "pusher behavior" and construct validity. Phys Ther 88：947-955, 2008
16) Bergmann J, et al：Inconsistent classification of pusher behaviour in stroke patients：a direct comparison of the Scale for Contraversive Pushing and the Burke Lateropulsion Scale. Clin Rehabil 28：696-703, 2014
17) Paci M, et al：Fear of falling in stroke patients with pusher behaviour. It J Physiother 1：12-16, 2011
18) Paci M, et al：The subjective visual vertical in patients with pusher behaviour：a pilot study with a psychophysical approach. Neuropsychol Rehabil 21：539-551, 2011
19) Krewer C, et al：Immediate effectiveness of single-session therapeutic interventions in pusher behaviour. Gait Posture 37：246-250, 2013
20) Paci M, et al：Pusher behaviour：a critical review of controversial issues. Disabil Rehabil 31：249-258, 2009
21) Krewer C, et al：Time course and influence of pusher behavior on outcome in a rehabilitation setting：a prospective cohort study. Top Stroke Rehabil 20：331-339, 2013
22) Pérennou DA, et al：Understanding the pusher behavior of some stroke patients with spatial deficits：a pilot study. Arch Phys Med Rehabil 83：570-575, 2002
23) Paci M, et al：Physiotherapy for pusher behaviour in a patient with post-stroke hemiplegia. J Rehabil Med 36：183-185, 2004
24) Santos-Pontelli TE, et al：Persistent pusher behavior after a stroke. Clinics（Sao Paulo）66：2169-2171, 2011
25) Nakamura J, et al：Effects of galvanic vestibular stimulation combined with physical therapy on pusher behavior in stroke patients：a case series. NeuroRehabilitation 35：31-37, 2014
26) D'Aquila MA, et al：Validation of a lateropulsion scale for patients recovering from stroke. Clin Rehabil 18：102-109, 2004
27) Babyar SR, et al：Outcomes with stroke and lateropulsion：a case-matched controlled study. Neurorehabil Neural Repair 22：415-423, 2008
28) Babyar SR, et al：Clinical examination tools for lateropulsion or pusher syndrome following stroke：a systematic review of the literature. Clin Rehabil 23：639-650, 2009
29) Babyar SR, et al：Time to recovery from lateropulsion dependent on key stroke deficits：a retrospective analysis. Neurorehabil Neural Repair 29：207-213, 2015
30) Clark E, et al：Responsiveness of 2 scales to evaluate lateropulsion or pusher syndrome recovery after stroke. Arch Phys Med Rehabil 93：149-155, 2012
31) Babyar SR, et al：Surface electromyography of lumbar paraspinal muscles during seated passive tilting of patients with lateropulsion following stroke. Neurorehabil Neural Repair 21：127-136, 2007
32) Bohannon RW：Correction of recalcitrant lateropulsion through motor relearning. Phys Ther Case Rep 1：157-159, 1998
33) Karnath HO, et al：Understanding and treating "pusher syndrome". Phys Ther 83：1119-1125, 2003
34) Karnath HO：Pusher syndrome — a frequent but little-known disturbance of body orientation perception. J Neurol 254：415-424, 2007
35) Margaret LR：The pusher syndrome. J Neurol Phys Ther 28：29, 2004
36) Johannsen L, et al：Leg orientation as a clinical sign for pusher syndrome. BMC Neurol 23：6-30, 2006
37) Johannsen L, et al：Subjective visual vertical（SVV）determined in a representative sample of 15 patients with pusher syndrome. J Neurol 253：1367-1369,

38) Pontelli TE, et al：Posture control in Pusher syndrome：influence of lateral semicircular canals. Braz J Otorhinolaryngol 71：448-452, 2005
39) Karnath HO, et al：Posterior thalamic hemorrhage induces "pusher syndrome". Neurology 64：1014-1019, 2005
40) Johannsen L, et al："Pusher syndrome" following cortical lesions that spare the thalamus. J Neurol 253：455-463, 2006
41) Karnath HO, et al：Pusher syndrome after ACA territory infarction. Eur J Neurol 15：e84-e85, 2008
42) Honoré J, et al：The pusher syndrome reverses the orienting bias caused by spatial neglect. Neuropsychologia 47：634-638, 2009
43) Ticini LF, et al：Perfusion imaging in Pusher syndrome to investigate the neural substrates involved in controlling upright body position. PLoS One 29：e5737, 2009
44) Baier B, et al：Pusher syndrome：its cortical correlate. J Neurol 259：277-283, 2012
45) Baier B, et al：Pusher syndrome in patients with cerebellar infarctions? J Neurol 259：1468-1469, 2012
46) Lee JH, et al：Somatosensory findings of pusher syndrome in stroke patients. Ann Rehabil Med 37：88-95, 2013
47) Chen XW, et al：A chinese patient with pusher syndrome and unilateral spatial neglect syndrome. Can J Neurol Sci 41：493-497, 2014
48) Yang YR, et al：Effects of interactive visual feedback training on post-stroke pusher syndrome：A pilot randomized controlled study. Clin Rehabil 2014 [Epub ahead of print]
49) Saj A, et al：The visual vertical in the pusher syndrome：influence of hemispace and body position. J Neurol 252：885-891, 2005
50) Premoselli S, et al：Pusher syndrome in stroke：clinical, neuropsychological and neurophysiological investigation. Eur Med Phys 37：143-151, 2001
51) Broetz D, et al：Time course of 'pusher syndrome' under visual feedback treatment. Physiother Res Int 9：138-143, 2004
52) Paci M, et al：The pusher syndrome in a patient with cerebellar infarction. Physiother Res Int 10：176-177, 2005
53) Baier B, et al：Pusher syndrome in patients with cerebellar infarctions? J Neurol 259：1468-1469, 2012
54) Abe H, et al：Prevalence and length of recovery of pusher syndrome based on cerebral hemispheric lesion side in patients with acute stroke. Stroke 43：1654-1656, 2012
55) Abe H, et al：Response to letter regarding article, "prevalence and length of recovery of pusher syndrome based on cerebral hemispheric lesion side in patients with acute stroke". Stroke 43：e90, 2012
56) 阿部浩明ほか：脳卒中後の pusher syndrome：出現率と回復における半球間差異．理学療法学 41：544-551, 2014
57) Danells CJ, et al：Poststroke "pushing"：natural history and relationship to motor and functional recovery. Stroke 35：2873-2878, 2004
58) Pérennou DA, et al：Lateropulsion, pushing and verticality perception in hemisphere stroke：a causal relationship? Brain 131：2401-2413, 2008
59) Mansfield A, et al：Is perception of vertical impaired in individuals with chronic stroke with a history of 'pushing'? Neurosci Lett 590：172-177, 2015
60) Punt TD, et al：Towards a theoretical understanding of pushing behaviour in stroke patients. Neuropsychol Rehabil 12：455-472, 2002
61) Santos-Pontelli TE, et al：Pushing behavior and hemiparesis：which is critical for functional recovery in pusher patients? Case report. Arq Neuropsiquiatr 65：536-539, 2007
62) Santos-Pontelli TE, et al：Neuroimaging in stroke and non-stroke pusher patients. Arq Neuropsiquiatr 69：914-919, 2011
63) Pérennou D, et al：Measuring verticality perception after stroke：why and how? Neurophysiol Clin 44：25-32, 2014
64) Broetz D, et al：New aspects for the physiotherapy of pushing behaviour. NeuroRehabilitation 20：133-138, 2005
65) Birch HG, et al：Perception in hemiplegia：I. Judgment of vertical and horizontal by hemiplegic patients. Arch Phys Med Rehabil 41：19-27, 1960
66) Brandt T, et al：Perceived vertical and lateropulsion：clinical syndromes, localization, and prognosis. Neurorehabil Neural Repair 14：1-12, 2000
67) 阿部浩明：脳機能を考慮した理学療法思考プロセス－Isolated lateropulsion を呈した症例－．脳科とリハ 11：11-21, 2011
68) Maeda K, et al：Lateropulsion due to a lesion of the dorsal spinocerebellar tract. Intern Med 44：1295-1297, 2005
69) Arai M：Ipsilateral axial lateropulsion as an initial symptom of vertebral artery occlusion. J Neurol Neurosurg Psychiatry 75：1648, 2004
70) Thömke F, et al：A topodiagnostic investigation on body lateropulsion in medullary infarcts. Neurology 64：716-718, 2005
71) Kim HJ, et al：Ipsilateral axial lateropulsion as an initial symptom of lateral medullary infarction：a case report. J Clin Neurol 3：197-199, 2007
72) Bronstein AM, et al：Dissociation of visual and haptic vertical in two patients with vestibular nuclear lesions. Neurology 61：1260-1262, 2003
73) Dieterich M, et al：Wallenberg's syndrome：lateropulsion, cyclorotation, and subjective visual vertical in thirty-six patients. Ann Neurol 31：399-408, 1992
74) Cnyrim CD, et al：Central compensation of deviated subjective visual vertical in Wallenberg's syndrome. J Neurol Neurosurg Psychiatry 78：527-528, 2007
75) Eggers C, et al：Correlation of anatomy and function in medulla oblongata infarction. Eur J Neurol 16：201-204, 2009

76) Akdal G, et al：Isolated lateropulsion in acute lateral medullary infarction. Arch Neurol 64：1542-1543, 2007
77) Yi HA, et al：Body lateropulsion as an isolated or predominant symptom of a pontine infarction. J Neurol Neurosurg Psychiatry 78：372-374, 2007
78) Bertholon P, et al：Isolated body lateropulsion caused by a lesion of the cerebellar peduncles. J Neurol Neurosurg Psychiatry 60：356-357, 1996
79) 網本 和ほか：左半側無視例における「Pusher現象」の重症度分析．理学療法学 21：29-33, 1994
80) 網本 和：Pusher現象の評価とアプローチ（脳卒中：高次脳機能障害）．理学療法学 23：118-121, 1996
81) 網本 和：半側空間無視とその関連症状に対する理学療法の実際．理学療法学 34：114-117, 2007
82) 網本 和：プッシャー現象例の基礎と臨床．理学療法学 29：75-78, 2002
83) 青木詩子ほか：Pusher現象の重症度，経過によるADL自立度への影響．PTジャーナル 33：829-833, 1999
84) 田代真奈美ほか：脳血管障害例の退院時ADL規定因子の分析：Pusher現象の影響．理学療法学 25：432-436, 1998
85) Masdeu JC, et al：Thalamic astasia：inability to stand after unilateral thalamic lesions. Ann Neurol 23：596-603, 1988
86) Lee PH, et al：Thalamic infarct presenting with thalamic astasia. Eur J Neurol 12：317-319, 2005
87) 三隅洋平ほか：片側視床外側の小梗塞により失立症のみを呈した1症例．臨床神経学 46：649-651, 2006
88) 斉木臣二ほか：視床梗塞により視床性失立症を呈した2症例．臨床神経学 40：383-387, 2000
89) Bohannon RW, et al：The listing phenomenon of hemiplegic patients. Neurology Report 10：43-44, 1986
90) 阿部浩明：姿勢定位と空間認知の障害と理学療法．脳卒中理学療法の理論と技術．原 寛美ほか編，メジカルビュー社，東京, 457-478, 2013
91) フィッツジェラルド, M.J.T.：フィッツジェラルド神経解剖学．井出千束訳，西村書店，新潟, 1999
92) 後藤 昇ほか：伝導路（2）小脳系錐体外路と脊髄小脳路．理学療法 18：1000-1005, 2001
93) Yelnik AP, et al：Perception of verticality after recent cerebral hemispheric stroke. Stroke 33：2247-2253, 2002
94) Saj A, et al：Subjective visual vertical in pitch and roll in right hemispheric stroke. Stroke 36：588-591, 2005
95) Bonan IV, et al：Evolution of subjective visual vertical perturbation after stroke. Neurorehabil Neural Repair 20：484-491, 2006
96) Bonan IV, et al：Subjective visual vertical perception relates to balance in acute stroke. Arch Phys Med Rehabil 87：642-646, 2006
97) Saj A, et al：Subjective visual vertical in pitch and roll in right hemispheric stroke. Stroke 36：588-591, 2005
98) Lagerqvist J, et al：Reliability, validity and sensitivity to change of a classification instrument. Advances in Physiotherapy 8：154-160, 2006
99) Freivogel S, et al：Motor Function Assessment Scale. Adapted Physical Activity, Splinger, Berlin-Heidelberg, 407-411, 1999
100) 政二 慶：歩行と視覚．日本バイオメカニクス研究 3：300-307, 1999
101) 和田佳郎：眼球運動から見た耳石器のはたらき－耳石器動眼反射研究の紹介－．Equilibrium Res 69：152-160, 2010
102) Karnath HO, et al：Spatial neglect — a vestibular disorder? Brain 129 (Pt 2)：293-305, 2006
103) Baier B, et al：Is there a link between spatial neglect and vestibular function at the cerebellar level? J Neurol 257：1579-1581, 2010
104) Saj A, et al：Where is the "straight ahead" in spatial neglect? Neurology 67：1500-1502, 2006
105) Benaim C, et al：Validation of a standardized assessment of postural control in stroke patients：the Postural Assessment Scale for Stroke Patients (PASS). Stroke 30：1862-1868, 1999
106) Richard C, et al：Straight ahead in spatial neglect：evidence that space is shifted, not rotated. Neurology 63：2136-2138, 2004
107) Pérennou DA, et al：Biased postural vertical in humans with hemispheric cerebral lesions. Neurosci Lett 252：75-78, 1998
108) Pérennou DA, et al：Transcutaneous electric nerve stimulation reduces neglect-related postural instability after stroke. Arch Phys Med Rehabil 82：440-448, 2001
109) Vaitl D, et al：Shifts in blood volume alter the perception of posture：further evidence for somatic graviception. Int J Psychophysiol 44：1-11, 2002
110) Mittelstaedt H：Interaction of eye-, head-, and trunk-bound information in spatial perception and control. J Vestib Res 7：283-302, 1997
111) Mittelstaedt H：Somatic graviception. Biol Psychol 42：53-74, 1996
112) Lafosse C, et al：Graviceptive misperception of the postural vertical after right hemisphere damage. Neuroreport 15：887-891, 2004
113) Barra J, et al：Asymmetric standing posture after stroke is related to a biased egocentric coordinate system. Neurology 72：1582-1587, 2009
114) Barra J, et al：Are rotations in perceived visual vertical and body axis after stroke caused by the same mechanism? Stroke 39：3099-3101, 2008
115) Becker E, et al：Incidence of visual extinction after left versus right hemisphere stroke. Stroke 38：3172-3174, 2007
116) Pedersen PM, et al：Hemineglect in acute stroke-incidence and prognostic implications. Am J Phys Med Rehabil 76：122-127, 1997
117) Ringman JM, et al：Frequency risk factors, anatomy, and course of unilateral neglect in an acute stroke

cohort. Neurology 63：468-474, 2004
118) 藤井俊勝ほか：左半側空間無視と検査方法．神経症状および病巣との関連．脳神経 47：255-259, 1995
119) Roden C, et al：Using human brain lesions to infer function：a relic from a past era in the fMRI age? Nat Rev Neurosci 5：813-819, 2004
120) Karnath HO, et al：The anatomy of spatial neglect based on voxelwise statistical analysis：a study of 140 patients. Cereb Cortex 14：1164-1172, 2004
121) Mort DJ, et al：The anatomy of visual neglect. Brain 126 (Pt 9)：1986-1997, 2003
122) Karnath HO, et al：The subcortical anatomy of human spatial neglect：putamen, caudate nucleus and pulvinar. Brain 125 (Pt 2)：350-360, 2002
123) Karnath HO, et al：Spatial awareness is a function of the temporal not the posterior parietal lobe. Nature 411：950-953, 2001
124) Baier B, et al：Tight link between our sense of limb ownership and self-awareness of actions. Stroke 39：486-488, 2008
125) Karnath HO, et al：Awareness of the functioning of one's own limbs mediated by the insular cortex? J Neurosci 25：7134-7138, 2005
126) Berti A, et al：Shared cortical anatomy for motor awareness and motor control. Science 309：488-491, 2005
127) Bates E, et al：Voxel-based lesion-symptom mapping. Nat Neurosci 6：448-450, 2003
128) Lo R, et al：Identification of critical areas for motor function recovery in chronic stroke subjects using voxel-based lesion symptom mapping. Neuroimage 49：9-18, 2010
129) Konczak J, et al：Recovery of upper limb function after cerebellar stroke：lesion symptom mapping and arm kinematics. Stroke 41：2191-2200, 2010
130) Karnath HO, et al：The anatomy underlying acute versus chronic spatial neglect：a longitudinal study. Brain 134 (Pt 3)：903-912, 2011
131) Baier B, et al：Neural correlates of disturbed perception of verticality. Neurology 78：728-735, 2012
132) Abe H, et al：Delay of recovery from pusher syndrome is related to the frontal white matter lesion. J Rehabil Med 53 (suppl)：290, 2013
133) Santos-Pontelli TE, et al：'Posterior pusher syndrome' or 'psychomotor disadaptation syndrome'? Clin Neurol Neurosurg 113：521, 2011
134) Cardoen S, et al：Posterior pusher syndrome：A report of two cases. Clin Neurol Neurosurg 112：347-349, 2010
135) 阿部浩明：姿勢定位障害．標準理学療法学 神経理学療法学．吉尾雅春ほか編，医学書院，東京，195-203, 2013

III 半側空間無視に対する理学療法

半側空間を認識できないことに伴う
各種障害の理解と理学療法介入

渡辺 学

1 半側空間無視とは

　脳血管障害者，特に右半球損傷例の中には，顔が自然と右を向いていて反対側から話しかけてもそちらを向こうとしない，あるいはさらに右を向いてしまうケースに遭遇する(**図1**)．検査や治療を行うと左空間に注意が向かないことや行動の誘導ができない．日常生活上では，食事で左側にある食べ物に手を付けない，更衣で服の左袖を通していない，などの異常行動が観察される．このような症状を有する患者には半側空間無視(unilateral spatial neglect：USN)の存在を疑う．

1 半側空間無視の定義

　半側空間無視は「大脳半球病巣と反対側の刺激に対して，発見して報告したり，反応したり，その方向を向いたりすることが障害される病態」と定義されている[1]．別の表現では，「幅広い感覚モダリティからの入力と運動性または言語性の反応との連関において空間的偏りが生じた病態」[2]や，「大脳病巣の反対側の空間に与えられた刺激に対して，感覚障害や運動障害では説明できないような反応の低下や欠如を示す現象」[3]などと定義されている．

2 半側空間無視の症状

　半側空間無視は左右どちらの病巣でも起こりうるが，右半球損傷による左半側空間無視の方が出現頻度が高く重症で永続化しやすい．脳の損傷側と反対側空間に注意が向かないことが主たる障害とされるが，病巣同側空間に注意が引きつけられる現象ともとらえられる．

　歴史的にみると，1876年にJackson[4]が「右側頭葉後方損傷患者が右手前から前方に向かって読み始めた」症例を初めて報告した．1918年にHolmes[5]が両側半球損傷により視野方向付けが障害された6名の患者の視覚的障害を記述し，1931年にPineas[6]が右半球損傷患者で外部空間に注意が向かなかった現象に対して「neglect」という言葉を初めて使用した．このようにかなり古くから半側空間無視に関連する現象が報告されており，現象の明確さと発生頻度の高さを窺うことができる．また研究対象としての歴史も長い．

　初期の報告では，左または右の一側空間における認知の障害という概念から「hemispatial agnosia」と表記され，日本語では「半側空間失認」と訳された．また視空間認知課題での発見が多かったことから「visuospatial(視空間)」の表記が続き，現在でも現象を視空間に特定する場合には「visuospatial」が用いられている．その後，Patersonら[7]，McFieら[8]，Denny-Brownら[9]が，視野注意障害が半側空間に限らないこと，描画や食事でも一側を省略することを報告し，現在では無視現象が必ずしも半側(半分)ではなく勾配を持って変化すること，視空間のみならず聴覚や触覚などでも生じること，一側空間の認知が誤っている(失認)のではなく注意が向かないことから，unilateral spatial neglect(邦訳すれば「一側空間無視」)という表現が用いられることが多い．

　患者自身は一側の空間を無視しているという自覚に乏しく，他者から不注意を指摘されることに対して不快に感じることも多い．患者は無視空間について「無視している」とは認識せず，「不安な」もしくは「不快な」空間であるとの認識を，失敗経験を通じて漠然と抱いているようである．

図1 ● 半側空間無視を呈する症例

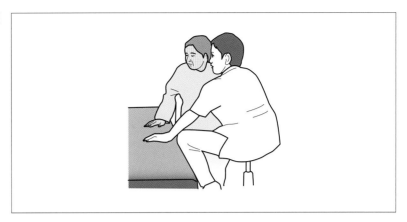

③ 注意

　半側空間無視は注意障害の一つとして考えられる．ここで表現している「注意」とは同時に存在する外的あるいは内的なさまざまな情報の中から脳が処理するものを選択して焦点を合わせる機能である．「空間性注意」とは外界と個体との関係の中で意識を適切な対象に集中しまたは移動していく機能である．空間は視覚性に限らず，聴覚性や体性感覚性も含める．注意の制御機能が，空間性に左右の方向性を持って障害されるのが半側空間無視である．病巣同側空間にある顕著性（目立った）刺激に容易に引きつけられ，課題関連性（意図的な目的に関連する）刺激は病巣同側空間にあるものが優先的に選択される．このような偏った注意制御が強く作用し病巣同側空間の刺激がひとたび選択されると，それ以外の刺激はかなり低次の認知段階で情報処理が遮断されるために「気づかない」か，もしくは消去されるために「存在しない」ことになる．

　空間内の刺激を選択する注意処理過程は二つある．一つは顕著性刺激に注意が向くことで，例えば周囲を見渡している時に色や形，動きなどで際立つ特徴のものに視線を向けたり，ある作業中に急に大きな音がするとその作業を中断して何の音であるか気に掛けるといった処理過程であり，ボトムアップ注意制御と呼ばれる．もう一つは，課題関連性刺激を抽出しようと探索的に注意を向ける処理過程で，トップダウン注意制御と呼ばれる．半側空間無視ではいずれの注意制御機能も障害されている（**図2**）[10]．

④ 左右

　空間性に注意を向ける場合，その範囲は作業空間により変化する．対象とする作業空間の範囲を参照枠（reference frame）という．外部空間であれば，周囲の環境全体（例えば部屋の中）に対してか，操作しようとする物品（例えば紙面）に対してかで参照枠が異なる．内部空間であれば，身体の全体か部分か（例えば右手）で異なる．参照枠が決定するとその範囲において左と右が定義づけられるが，左右の中心（正中）の基準を自分とするか（自己中心参照枠），対象物とするか（他者中心参照枠）により作業部位が左右どちらに属するかは変化する．例えば，机の前に正面を向いて座っているとき，机の右に置いてある紙は自分を中心にすれば「右」にあり，その紙に描いてある花の絵を作業対象とすれば花の左側は（自分を中心にすれば「右」であっても）「左」となる（**図3**）．

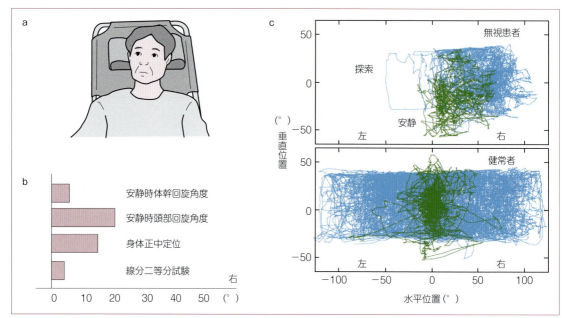

図2 ■ 半側空間無視例の視線行動
a 無視患者は何もしていない安静時でも頭部が病巣同側に偏倚し眼球はさらに偏倚している．
b 筆者は頭部の回旋角度と主観的正中定位角度とがほぼ同等であることを報告した．(第31回日本高次脳機能障害学会)
c 探索時でも安静時でも視線の方向は病巣同側に偏倚している．(文献10より引用)

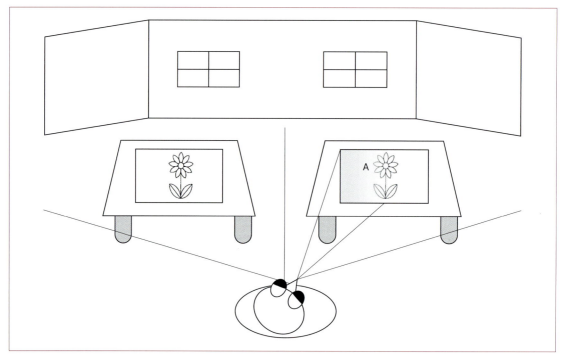

図3 ■ 空間の左右
Aの場所は体幹を中心とすれば「右」にあるが，頭部を中心にすれば「左」にある．また部屋の中では自分の「右」にあるが，絵の中では「左」にある．

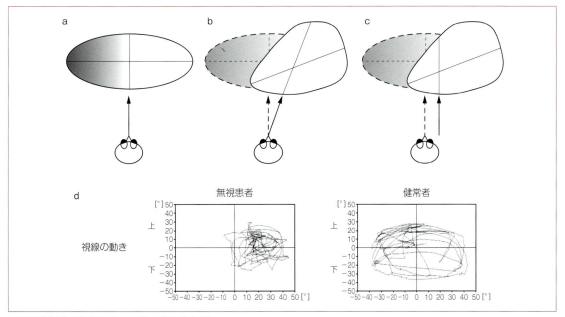

図4 ● 半側空間無視における参照枠と中心軸
aのように正常な参照枠と中心軸が保持されながら一側を無視するのではなく，参照枠はbやcのように歪んでおり，中心軸はbのように回旋しているか，cのようにシフトした状態で一側を無視していると考えられている．
d　無視患者の視線の動きをみると健常者に比べ範囲が一側に偏っているが，全体的に狭小化し動きも不均一である．
(文献12より引用)

さらに自己中心参照枠の中でも，中心正中軸を身体全体（体幹），顔（頭部），視野（網膜）のいずれとするかで左右は変化する（ヒトにおける第一選択肢は体幹を基準としている）．参照枠と中心軸は何を基準にするかにより異なる神経処理がされていることがわかっている[11]．例えば参照枠は，空間的広がりでみれば，身体内部であるpersonal space，リーチ内であるperipersonal space，リーチ外であるextrapersonal spaceでそれぞれ処理が異なる．さまざまな要因の影響を受けながら，その場面での関心を何に向けるかによって，参照枠や中心軸を柔軟に制御している．半側空間無視患者においても，その場面で選択される関心により無視の範囲は異なってくる．ただし正常と異なり，参照枠は全体がいびつに歪み，中心軸は一側に偏倚していると考えられている（図4）[12]．

5　理学療法との関連性

理学療法場面においては治療の阻害因子にもなりうる．麻痺側身体への注意が低下してその使用量が減少し，麻痺側空間を使用できず運動範囲が狭小化し偏る．空間を広く有効に使えないことでバランスや動作の戦略が制限される．また転倒を予防する目的で麻痺側に位置するセラピストからの指示が入りにくい．このように半側空間無視はバランスや移動を中心に動作と治療を妨げるため，理学療法の実施に大きな影響を与える要因となる（表1）．

a．身体・運動イメージと半側空間無視

急性期から回復期では運動麻痺の回復が理学療法の重要な治療対象となるが，身体の麻痺側

表1 ■ 理学療法における半側空間無視の問題点

運動機能回復の妨げ	麻痺側身体への注意が低下し使用量が減少 動作が非対称的になり重心制御学習を妨げ，筋緊張のさらなる不均衡を創出 麻痺側の空間や身体への情報処理が低下し運動学習が不十分
動作能力回復の妨げ	麻痺を有した身体での代償動作獲得が困難 不完全な行動に気づかず修正が困難 広い空間を利用できずバランスが崩れやすく課題遂行が非効率 全体を概観できず姿勢や空間上の位置が不適切 麻痺側からの働きかけに気づかず介入や介助，環境が制約 患者や家族が病態を理解できず心理的に悪影響
合併症状による問題の複雑化	(病態失認，身体失認，pusher症候群など)合併しやすい他の高次脳機能障害による回復の妨げ 動作の粗雑さや性急さなどの右半球症状による回復の妨げ

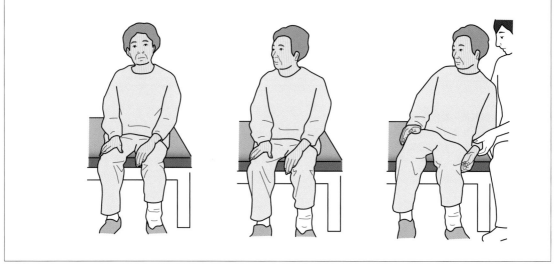

図5 ■ 右方視によるバランスへの影響
麻痺により体幹機能が低下している場合，正面に顔を向けていれば座位姿勢を保持できるが，右方(非無視側)に顔を向けることが座位姿勢に影響を与え麻痺側に倒れてしまうのではないかと考えられるような患者が存在する．患者は非無視空間へ注意が引きつけられるためしばしば右を向き，そのたびに転倒を繰り返す．

は無視空間と同側であるために，自己の身体の状態，肢位，動きに気づかず，使用頻度の減少や誤った身体イメージを抱く可能性もある．また麻痺を有した身体全体を空間の中で使用する場合にも，無視側の身体と外部空間が適切に認識されずに，環境と身体との適切な配置や相互関係が失われてしまう可能性が高い(**図5**)．さらに無視側空間に気づかないだけでなく，身体イメージや運動イメージそのものが無視のない患者と同等とは言えない可能性もある．Rousseauxら[13]は，無視患者における身体正中矢状軸の自己中心表象は，病巣同側へのシフトと病巣反対側への傾斜が組み合わさって歪んでおり，これらが自己中心課題，ADL，姿勢制御の困難さと関連していると述べている(**図6**)．身体正中部よりも左右構造(特に病巣反対側の肩)におけるイメージ障害の方が大きいが，ボディスキーマと身体知覚表象の複雑な歪みがあることから，それが病巣反対側半身への気づきの障害によるとは簡単には言えないことを示唆している．

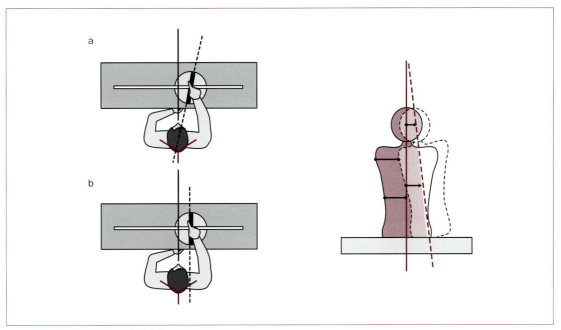

図6 ● 半側空間無視患者の身体表象
a　正中矢状軸：非無視側に回旋しているかシフトしていると考えられる．
b　身体垂直軸：非無視側へのシフトと無視側への傾斜および身体幅の狭小化が考えられる．
（文献13より引用）

b. 動作観察と半側空間無視

　脳卒中患者が麻痺した身体の運動を再学習したり代償動作を獲得するために，他者や自己の運動や動作を観察することは重要である．しかし半側空間無視患者は，無視側空間に提示された身体部位や，それを含めた全身を視覚的に認知することが困難な可能性がある．著者らは，実験者が提示した身体運動の認識と模倣させる課題と，光点の集合で動きを表現するbiological motionを認識させる課題を行ったところ，左右非対称の動きを表すbiological motionを認識できない症例があり，そのうち同じ動作を実際の動きで提示しても動きを認識することや模倣することができない症例があった．すなわち，全体的な文脈を付加しても個体としての動作目的を認識できない症例が存在していた．このような患者は運動麻痺の回復や自立した動作の獲得が不十分となる可能性がある．

c. ナビゲーションと半側空間無視

　半側空間無視患者が車いすを使用して移動すると，しばしば無視側の障害物に衝突することを観察する．これは無視側身体が車いす操作に参加しないことや，非無視側への頭部回旋が体幹を反対の無視側空間に向かせてしまうことが原因で，電動車いすを使用して非無視側の手でジョイスティック操作をさせると，直進では走行路が非無視側に偏倚することが観察される[14]．

　また，病院内を歩いて移動すると，目的とする場所に到達できないことも観察される．これは無視側空間に気づかずに角を曲がることができなかったり，部屋を通り過ぎてしまうことが

原因と考えられるが，移動路を算出するナビゲーション能力自体が障害されている可能性もある．De Nigris ら[15]は，重度無視患者では視空間ワーキングメモリーの障害によりナビゲーション能力が低下していることを報告している．一方，Pizzamiglio ら[16]は，無視患者でも身体全体が動くことで前庭覚記憶や体性感覚記憶のような非視覚的空間情報を用いて，障害された視覚的空間情報を代償的に処理して空間をナビゲーションすることができると報告している．Guariglia ら[17]は，表象障害を除く無視患者は視覚以外の感覚による記憶をベースにすることで空間をナビゲーションする能力が保たれていることを指摘している．

2 半側空間無視と鑑別すべき現象

　脳はある程度の階層性を持った情報処理と異なる情報処理の統合により，高次の認知処理を行っていると考えられている．例えば視覚では明暗やコントラスト，傾きなどの低次処理から，輪郭統合，表面特性，奥行きなどの中間処理を経て光景を同定していく．これに聴覚や体性感覚の情報処理や情緒，記憶などの機能を統合して全体的な空間認知処理を行っている．空間認知は多くの情報処理のうえに成り立っており，かつ行動を決定する基本的な神経処理システムであることから，他の多くの認知処理過程に影響を与えている．脳損傷により半側空間無視が生じた場合，障害される過程や範囲により半側空間無視の症状はさまざまな形で修飾されるし，半側空間無視以外にも空間認知の障害がさまざまな形で現れる．患者は半側空間無視のみ単独で出現するケースは極めて稀であり，複数の障害が混在していることがほとんどである．

　空間認知に関わる半側空間無視の類似現象としては，（同名性）半盲，身体失認，病態失認，構成障害，着衣障害，pusher 症候群，空間認知障害などがある（**表2**）．空間性注意の基盤となる認知の障害としては，全般性注意障害，視空間性ワーキングメモリー障害や右大脳半球損傷症状（粗雑さ，性急さ）などがある（**表3**）．ここでは半盲，全般性注意障害，視空間性ワーキングメモリー障害について説明する．

① （同名性）半盲

　視交叉よりも後方の視神経，外側膝状体，視放線または一次視覚皮質が損傷することにより視野が半分欠損することをいう．視神経が部分的に損傷する場合には視野の 1/4 が欠ける四分盲になることもある．同名性という表現は左右の眼で視野欠損部の左右が一致していることを示す．半盲を有する患者は半側空間が見えないことに自ら気づいており，欠損視野側に眼や頭部を大きく動かして対象を残存視野に入れようとする代償行為がしばしば観察される．

　一方，半側空間無視では視野そのものが欠損しているわけではないので，注意を向けることができれば視野全体を知覚することは可能である．例えば重度の半側空間無視を有する患者でも，周囲の妨害刺激をできるだけ排除した静かな環境では，無視側空間に光や動きのある顕著性刺激を提示するとそれに気づくことがある．Marshall ら[18]は，家の左側が燃えている絵と燃えていない家の絵の2枚を左半側空間無視患者に提示し，どちらの家に住みたいかを訊ねた．患者は2枚の絵の違いを報告することはできなかったが，高い確率で燃えていない家の絵を選択した．このことから意識にのぼらない低次レベルでは，無視側空間の刺激も処理されてい

表2 ● 半側空間無視と類似する現象

損傷半球	項目	現象	検査
右半球損傷	身体失認	病巣反対側の上下肢を自分のものと認めない	病巣反対側の上下肢を視認させ誰の手足かを尋ねる
	病態失認	片麻痺を認識できない，あるいは否定する	身体を動かすことで困っていることはないか，あるいは身体各部が動くか質問する
	着衣障害	衣服の向きや自分の身体との配置関係がわからずに誤った着方をする	袖のある上着を着てもらう
左半球損傷	失語症	言語的な理解や表出が拙劣または困難になる	自発話，復唱，呼称，物品の同定，口頭命令，言語理解，書字などを行う
	失行症	慣れた動作を意図的に行おうとすると混乱したり，物品の握り方を誤る	慣れた動作を身振りで行ってもらったり，物品を使用してもらう
	左右失認	特に身体に対して概念的に左右がわからなくなる	患者自身や対面する検査者の左右身体部位を口頭指示で触れてもらう
いずれの半球損傷でも	運動無視	病巣反対側の上下肢を動かそうとしないか動きが少ない，あるいは不良な肢位でも無関心	病巣反対側の上下肢を努力性に動かしてもらったあと，両側同時使用の動作を行ってもらう
	pusher症候群	病巣反対側に体軸を傾斜させ他動的矯正に抵抗を示す	座位や立位で体軸が病巣反対側に傾斜しているか観察し，正中位への矯正を試みる
	構成障害	空間的な形態や構成，配列がわからなくなる	図形の模写や積木などを行ってもらう

表3 ● 空間性注意の基盤となる障害

障害	症状	評価
全般性注意障害	注意力・集中力に関すること全般が低下する	数唱やタッピングスパン
視空間認知障害	物体の長さ，大きさ，傾き，位置がわからない	2つの線分の長さや傾きの異同，長方形の縦辺と横辺の差異，空間上の物品の配置を尋ねる
空間性ワーキングメモリーの障害	空間上の位置を一時的に記憶することができず，すぐに忘れてしまう	紙面に描いた図形や机上に置いた積木の配置や触れた順序を再現してもらう
方向感覚の障害	熟知した場所で道がわからなくなる（地誌的失見当）どちらの方向に向かっているかわからなくなる（ナビゲーション障害）	熟知した建物の写真を見せてどこの風景か答えさせたり，地図を描かせるある程度歩いたところで，スタート地点からのおよその距離や方向をたずねる
非空間性要因	右半球損傷に由来する，楽観的，性急的，粗雑，集中力欠如，などの感情調整が障害される	行動上，性急さや注意の持続性の乏しさがないか，言語的な理解や判断に低下がみられないかを観察する

ることが示唆されている．一方，半側空間無視が軽度な患者でも，無視側空間の刺激を検出することができても，左右の空間で同時に刺激が提示されると非無視側に提示したものしか認識できなくなることがある（視覚消去現象）．また一般的に，半側空間無視患者は眼や頭部を自由に動かして全体を見渡すように指示した場合でも，無視側空間を探索しようとしない．

半側空間無視と半盲の鑑別は，頭位を固定しないで視野検査を行うことや，視野の状態を患者に質問することで行う．半側空間無視と半盲を合併しているかについての判断は，臨床検査では難しいため，MRIなどの脳画像で視覚路が損傷されているかを確認したほうがよい．なお，半盲を合併しても半側空間無視の症状は重症化しないと考える報告が多い[19,20]．半盲に対する治療としては，欠損視野と正常視野の境界領域で刺激を提示する方法，視線走査やプリズム眼鏡による代償法などがあるが[21]，効果が不十分なことが多い[22]．

2 全般性注意障害

全般性注意障害とは，持続性注意や選択性注意などの要素的注意機能が全般的に低下するこ

とをいう．注意が散漫になり集中力が続かないといった行動をとりやすい．右大脳半球の前頭前野や頭頂葉領域など，注意に関連する脳領域が損傷するケースで生じやすい．また脳の広範な損傷によっても起こりうる．半側空間無視は方向性注意の障害であり注意が空間的に方向性を持って障害されるものである．注意機能は空間性に限らず，また意識とともに高次脳機能の基盤であり，全般性注意障害は半側空間無視に負の影響を与え，記憶を含めた他の認知処理を低下させる．全般性注意障害は空間全体における刺激への反応を低下させることから，半側空間無視に合併した場合には無視側の刺激検出をさらに悪化させる可能性もある[23]．全般性注意障害の類似現象で軽度意識障害と認知症がある．軽度意識障害との鑑別は難しいが，軽度意識障害の場合は症状が場面により変動することが多い．認知症との鑑別では，認知症が精神・心理機能に統一性がなくなり外界との現実的な関係が保てなくなる一方で，全般性注意障害は一過性の経過をたどることに注目する．

③ 視空間性ワーキングメモリーの障害

ワーキングメモリーとは，情報を短時間保持し必要に応じて注意を配分しながら新しい情報と照らし合わせる機能であり，視空間性ワーキングメモリーはそのうち視空間性のものをいう．Baddeleyら[24]は，言語的短期記憶（音韻ループ），視空間的短期記憶（視空間スケッチパッド），中央実行系の3つのコンポーネントから構成されるワーキングメモリーのシステムモデルを提唱し，視空間情報を保持する視空間的短期記憶と，注意の制御や処理資源の配分を行う中央実行系の機能を合わせて視空間性ワーキングメモリーとしている．すなわち，視空間性短期記憶と注意機能のどちらが障害されても視空間性ワーキングメモリーは低下する．

視空間性ワーキングメモリーはいくつかのスロットに切り取った視覚情報を埋め込むことで，空間認知処理に役立て，また空間上での再認を素早くすることに寄与していると考えられている．スロット数と各視覚情報の解像度に容量があり，この容量が小さいと空間情報処理が低下するだけでなく，同時に複数の課題を行ってしまい処理しきれなくなる傾向にあると言われている[25]．

空間性注意と視空間性ワーキングメモリーを制御する脳領域は前頭前野背外側領域でオーバーラップしており[26]，半側空間無視例では視空間性ワーキングメモリーも障害されている可能性がある．線分抹消試験を行うと印をつけた線分に再び印をつけることがしばしば観察される．無視が重度なほど消去ミスが増大するとともに，注意が向く空間上への注視点が増大し同じ注視点を再び注視する(revisiting)ことが報告されている[27]（図7）．半側空間無視例における視覚性ワーキングメモリー障害の原因として，視覚探索する際にサッケード（衝動性眼球運動：次々と注視点を変える素早い眼球運動）の再マップ化（注視点を基準として認知処理を行う空間参照枠を脳内にマッピングするが，新たな目標に対して注視点を動かしたときに直前に形成したマップを，新たな注視点を基準に描き替える作業）が障害されている可能性[28]や，視空間性スパン（空間位置の系列記憶）が障害されている可能性が指摘されている[29]．視空間性ワーキングメモリーが障害される（視空間性短期記憶の単独障害か注意機能との統合障害）ことで半側空間無視が重症化する可能性がある．一方で，言語性ワーキングメモリーは障害されないといわれている[30]．

図7 ● 線分抹消試験における revisiting

半側空間無視例では右上端から下に向かって抹消を行っていくが，数列進むと右上端に戻り一度抹消した線分に再び印をつける現象がしばしばみられる．

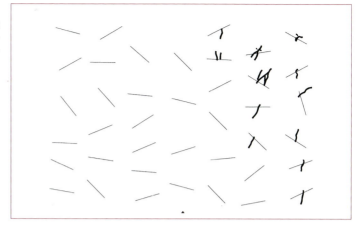

3 半側空間無視の評価

1 評価の目的

　半側空間無視に限らず障害の評価には以下の目的がある．1）障害の有無の判断と重症度や性状の確認，2）社会生活上の障壁や対応の判断，3）治療法の選択や最適なプロトコルの決定，である．1）は，行動上の障害の原因を追究する目的として高次脳機能障害では最もよく行われている．セラピストが行う検査の結果は，医師の診断の補助にもなる．ここで重要なのは，検査上の障害が軽微な場合には，影響が出る機会があるのかを判断することと，障害の原因が検査したもの（例えば，半側空間無視）だけでなく，他の高次脳機能障害が含まれていないかを判断することである．前者では障害の存在を見落とさないように予測しながら検査する工夫が，後者は他の高次脳機能障害の可能性を推察しつつ多角的な検査を行うことが必要となる．2）は，自宅や社会で自立した生活を送ることができるかといった実践に近い評価となるため，行動のシミュレーションや職業トレーニングなどを通じて行われる．急性期ではこれと別に予後予測や家族の理解度などの家庭環境調査が含まれる．特に退院後の生活において自立してできることとできないことを判断することが重要になる．3）は，高次脳機能障害において最も評価方法が確立されていない面である．障害に直接的にアプローチする（すなわち，半側空間無視を治す）には，どの治療手段をどの程度行うかを選択する必要があるが，その判断を下す評価システムが確立されていない．理由は，高次脳機能障害の複雑さと多様性，メカニズムの未解明，確立された治療法がない，ことである．したがって，障害の発現メカニズムと治療の文献的エビデンスをもとに，症例ごとに評価するしかない．また障害に間接的にアプローチする（半側空間無視があることを前提に行動の代償手段を獲得する）には，残存機能の評価が必要であるが，複数の課題トレーニングを行いながらその反応をみて評価することも多い．

　仮説されている発現メカニズムをベースに，脳画像での病巣と下記の臨床検査による反応を統合して，障害されている神経機能を推察することが評価の重要な目的である．すなわち，半側空間無視があるかないかの判断だけではなく，空間性注意の認知処理におけるどの過程で障

害されているかを判断し，それを直接的あるいは間接的に回復させる治療法を選択する．半側空間無視よりも他の障害を優先的に治療する場合には，どの手がかりやアプローチ方法が無視の影響を最大限に取り除くことができるかを評価する．

❷ 一般的な検査

a．画像所見

　複数の複雑に関連した高次脳機能障害の有無を臨床検査から検出するには知識と経験が必要になる．脳画像で病巣を確認し存在しうる障害を予測することで，あるはずの障害を見落とすことを少なくすることができる．ただしセラピストがすべて脳画像情報を得ることができるとは限らないので，特に急性期病院に勤務する理学療法士は十分に画像を評価し，後方機関に情報を提供することは重要な役目である．

　半側空間無視については右半球が損傷すればいずれの病巣でも無視を生じる可能性がある．しかし，病巣部位により破壊される空間性注意システムが異なるため，出現する無視症状も異なってくる．したがって，大脳皮質領域，皮質下連合線維（特に上縦束）や基底核（特に視床）など，空間性注意に関わると思われる部位が損傷範囲と重なっていないか，あるいは病巣が前述した領域と線維連絡している領域であるかどうかを読み取る．また類似する現象の有無についても病巣部位により予測する（脳画像のみかたは第1章を，病巣部位による症状の違いについては後述の「6．半側空間無視のメカニズム」を参照）．

　脳卒中の再発により両側半球が損傷した場合には，半側空間無視が新たに発現したり残存していたものがどのように変化するかについては症例ごとに異なる．筆者の経験したケースでは，右半球損傷後に左半側空間無視が残存していた症例が新たに左半球損傷を被ったあと，無視症状は軽減した．

b．利き手の判断

　利き手の判断は，簡易的には本人からの聴取やADL観察で行われるが，過去に利き手を矯正している可能性もあるので注意を要する．家族に聞いたり握力をみるなどの追加情報から慎重に判断する．エジンバラ式などの利き手質問票[31]を用いてもよい．

　利き手は半球優位性の重要な指標であり，高次脳機能障害の評価には欠くことができない．右手利きの場合の優位半球は左側であることが多く，この場合は右半球が損傷すれば左半側空間無視が出現する可能性は高い．左利き手の場合の優位半球は右側である可能性もあり，この場合の右半球損傷は左半側空間無視が軽度ですぐに消失することや，左半球損傷で重度の右半側空間無視が出現する可能性がある．

c．スクリーニング検査

　臨床的には指数弁，ヒモなど用いた二等分試験などがベッドサイドでのスクリーニング検査として行われている．発症急性期や治療開始間もないころに半側空間無視を含む多くの高次脳機能検査を行うことは，患者にとって負担が大きい．画像所見や行動観察から半側空間無視の存在が疑われるが，詳細な評価が難しい場合や拒否がある場合には，スクリーニング検査に留めておく．

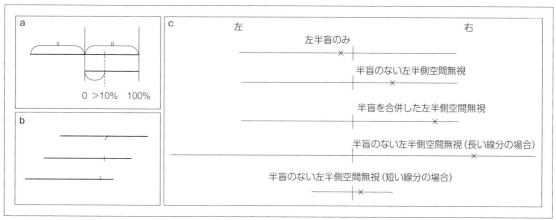

図8 ● 線分二等分試験
a　A4判紙中央に描いた200mm前後の水平線分の真ん中と思う位置に印をつける．中央から片側に10％以上偏倚した場合を陽性とする．
b　BITの線分二等分試験．203mmの線分が右上，中央，左下に配置されている．線分の配置により印の位置は変化する．3つの印が直線上に並び，身体正中（用紙の中央）より右にシフトしていることに注意．
c　Schenkenbergテスト．線分の長さにより印の位置は変化する．最上段は半盲のみの患者の成績．
（文献31より引用）

d．机上検査

　脳内のどの空間認知システムで障害が生じ，どのような代償的行動が選択されているか（運動起点はどこか，行動の順序はどのようかなど）を推察するためには，複数の検査を組み合わせて成績を照合する．代表的なのは，線分二等分試験，抹消試験，模写試験，描画試験である（**図8〜11**）．各検査での成績のほか，検査間での成績の差を評価する．検査中の課題遂行手順や視線の観察も重要である．

　線分二等分試験は知覚表象課題で，患者は最初に注視した場所に印をつけることから，対象の枠組み（左右幅）をどのように表象しているかを評価することができる．机上検査の中で最も異常値を示しやすいとの報告がある[32]．Schenkenbergテスト[33]（**図8c**）のように複数の線分を含むと抹消要素が混入するため不適切との意見がある[34]．

　抹消試験は探索的課題で，注意の配分が空間上どの位置に向かうかを評価することができる．短い線分に印をつけるAlbert試験[35]（**図9a**）が最も使用されている．全般性注意障害の影響を受けやすく，刺激密度が高いと無視を検出しやすい[36]．

　模写試験は知覚表象課題で，注意の参照枠がどの範囲に向かうか（部分に集約し全体を概観できない）を評価することができる．

　描画試験は表象課題であるが，視覚的イメージよりも「時計には1から12まで数字がある」「人には目や手足がある」という言語的知識を用いる要素がある．特に言語機能が保たれている左半側空間無視では言語的代償方略を評価することができる．

　検査を組み合わせたバッテリーとして，日本版行動性無視検査（Behavioural Inattention Test：BIT）[37]がある．このうち机上検査は6項目で構成され（通常検査，合計146点満点），日本人のカットオフ点が検査ごとと合計点で示されており（合計では131点），1項目でも成績が下回れば半側空間無視が陽性と判断されることから，臨床上有用な検査バッテリーである．

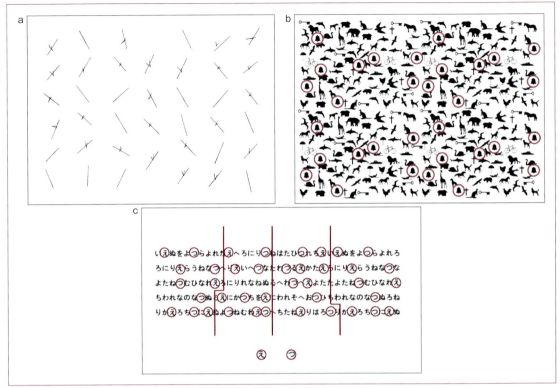

図9 ● 抹消試験
a 線分抹消試験．ランダムな方向に描かれた短い線分のすべてに印をつける．抹消は総数だけでなく左右比が重要．
b 図形抹消試験（bell テスト）．多くの妨害刺激の中から bell を見つけ出し印をつける．注意の負荷量が大きい．
c 文字抹消試験．妨害刺激の有無やその密度により成績が変化する．言語性記憶を使用できることと横罫線上に文字が配置されている場合は左上から右方向に探索する傾向にあることから，成績は図形抹消試験より良い．しかし探索は雑で，横配列でも左端からではなく列の途中から探索を始める．

ほかに Stone らの評価バッテリー[38]は，室内の物品への指さし，食事，メニュー読み，文章読み，線分抹消試験，星印抹消試験，図形模写の 7 項目で構成されている．

机上検査ではいくつかの注意点がある．患者の覚醒度や注意状態，検査環境により成績が変動する．時間を変えて検査することも重要であるが，成績の平均値を求めることは意味がない．それよりもどのような条件で成績が変化するかを考察するほうがよい．また実施した机上検査のすべてで異常がなくても，半側空間無視がないとは限らない．

e．行動観察

食事や更衣，トイレといった身辺動作以外に，電話の使用や屋外移動などの社会的行動を含めて半側空間無視の影響がないかを評価する．観察者がいる場合は既存の調査票を利用してもよい．

Catherine Bergego Scale（CBS）[39]は，ADL 上の動作 10 項目を観察による評価と自己評価で行うものである．無視なし（0 点）から重度無視（3 点）までの 4 段階で採点し，30 点満点で 1～10 点を軽度無視，11～20 点を中等度の無視，21～30 点を重度無視とする．自己評価は無視症状に対する自己意識を測ることから，観察評価の点数から自己評価の点数を引いたものは病

図10 ● 模写試験

二次元・三次元の幾何学図形，物体，風景の線画を見本を見ながら描く．
上段は見本の図．重度の無視ではごく一部しか描けない（左）が，患者は「花」であることを認識し「上手に描けない」と訴えるが，「左が欠けている」ことは報告しない．

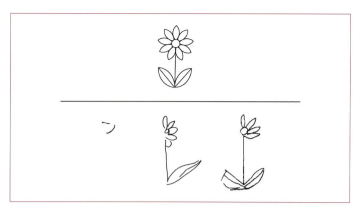

図11 ● 描画試験

よく知っていてあまり複雑でないもの（時計やチョウなど）や人物をイメージして描く．
左：典型的な例では左半分を省略するが円など連続するものは描ける．
右：人物描画は自己身体のイメージを反映するともいわれる．

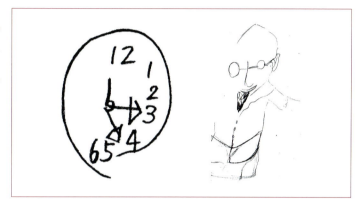

表4 ● Catherine Bergego Scale

1．整髪または髭剃りのとき左側を忘れる
2．左側の袖を通したり，上履きの左を履くときに困難さを感じる
3．皿の左側の食べ物を食べ忘れる
4．食事の後，口の左側を拭くのを忘れる
5．左を向くのに困難さを感じる
6．左半身を忘れる
7．左側からの音や左側にいる人に注意することが困難である
8．左側にいる人や物にぶつかる
9．よく行く場所やリハビリテーション室で左に曲がるのが困難である
10．部屋や風呂場で左側にある所有物を見つけるのが困難である

・観察評価法と自己評価法で構成
　＜観察評価法＞0：無視なし，1：軽度無視，2：中等度無視，3：重度無視
　＜自己評価法＞0：難しくない，1：少し難しい，2：中くらいに難しい，3：かなり難しい
・採点不可能な項目は他項目得点の平均点を適用
・（観察評価点）－（自己評価点）＝（病態失認点）

(文献41より引用)

態失認の得点となる．CBSは机上検査と有意な相関がみられ，検者間でも有意な一致率が認められている．また机上検査よりも感度（sensitivity）が良好なことが示されている[40]．日本語版も紹介されている（**表4**）[41]．

実生活の観察が難しい場合には，模擬的な状況をつくって評価する．BITにはADLに準じた検査（行動検査，9項目，合計81点満点）が含まれており，通常検査と同様に日本人のカットオフ点も示されている（合計68点）．

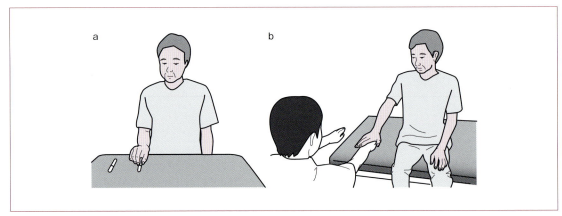

図12 ▪ 言語的左右の理解の検査
言語的に「左」を認知できるか判断する．右手を使用し無視のない（右側）空間で検査する（二つとも見えていることを先に確認する）．
a　一人称的検査：「左側のペンをとってください」と指示する．
b　三人称的検査：「私の左手はどちらですか？」と指示する．

　環境が変化すると無視症状は変化するため，病院での検査結果と自宅での生活ではギャップを生じる可能性がある．自己移動ができるケースでは，転倒や接触事故，自動車運転での事故につながるケースもある．したがって，検査場面でも静かな環境だけでなく，道具の配置や周囲の環境を変えたときの変化や反応も観察するとよい．

③ 理学療法に必要な検査

　上記の検査のほかに，理学療法では運動に関わる要素への半側空間無視の影響を調べるとよい．標準的な机上検査と行動観察のみでは認知処理過程と行為の遂行との因果関係を評価することは難しい．半側空間無視以外の空間認知機能障害が運動や行為における空間の適切な認知と有効な利用を妨げていることも多く，それらとの鑑別の必要性がある．その鑑別は必ずしも容易ではないが，以下に挙げる検査項目は各種の動作および行動そして認知においての半側空間無視あるいはそれ以外の空間認知機能障害の影響を把握する上で有用と考えられる．

a．視力と眼球運動

　安静時での視線方向や刺激入力時の無視側空間への眼球運動の範囲を調べるとともに，非無視側空間内でも正常な眼球運動や視力が保たれているかを調べる．患者は高齢者が多いため脳卒中の発症と関係なく視覚機能に問題を抱えている可能性がある．

b．言語的左右の理解

　「左手」と指示しても「右手」と指示しても，どちらも「右手」で反応するケースがみられる．この場合，左右の弁別障害，言語理解と空間認知との統合障害，病態失認にみられる左半側身体表象の左半球への取り込みを合併していることがある．言語的指示の有効性を確認するため，言語的な左右と空間的な左右が一致するかを調べる（図12）．両者に不一致がみられる場合は，「反対側の」という言語指示や身体に直接触れることによる教示が必要になる．

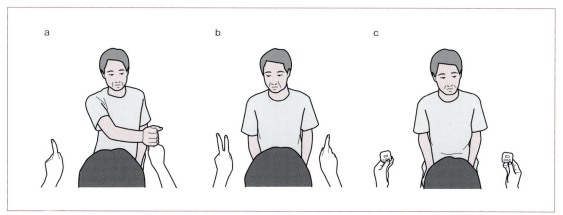

図13 ● 外部近位空間認知検査
「左」「右」という言葉を使わずに視覚的に無視側を認知できるか判断する．非無視側の手または眼球運動を使用する．左右の空間で行う（半盲がないか先に確認する）．
a 左右どちらかあるいは両方に指を提示し「私の指を握ってください」と指示する．
b 左右どちらかあるいは両方に指を提示し本数を答えさせる．
c 左右両側に音の出る装置を配置しどちらかあるいは両方同時に鳴らして音の鳴った方を答えさせる．

　また一人称的な判断と三人称的な判断に乖離がみられないかを確認する．両者に差がある場合は，空間イメージを心的に回転操作するメンタルローテーション能力の低下を合併している可能性があり，別にメンタルローテーションのテスト（例えば，手の写真を見せて左右を同定させる）を行う．

c．外部空間の認知
　机上検査は近位の二次元的課題に限局される．より実生活に近い評価として，広い空間や立体的な刺激を提示したときの反応もみる．近位空間では消去現象も調査できる（図13）．遠位空間では周囲環境の把握，目的とする対象の探索，行動の予測などに半側空間無視が影響するかを調べる（図14）．

d．空間座標系
　視野検査や異なる空間座標系での課題を行い，心的作業空間がどの程度変位したり狭小化しているかを調べる．また視覚的な垂直や水平の知覚を調べることで空間認知に歪みが生じていないかを検査する（図15）．これにより治療に道具や環境を使用することが有効か（かえって混乱しないか），配置や形の設定はどうするかを考える．

e．身体・運動イメージ（身体表象）
　身体・運動イメージは，無視側の身体をどこまで認識しているかや，言語的，視覚的に提示した姿勢の模倣が実際やイメージと異なるかを調べることで評価する（図16）．また水平面での身体の向き（straight ahead）（図17）や前額面での身体の傾き（postural vertical）を調べる．これにより課題に使用する身体部位のどこをターゲットにするか，麻痺側身体をどの程度介入するのかを決める．動作時の内観は起居移動動作や姿勢保持などの基本動作でも聴取する．課題や指示の理解度や行動の意図を把握し修正ポイントをみつける．

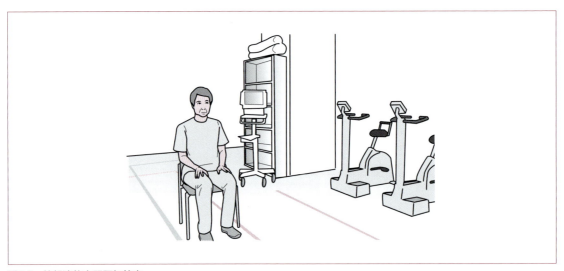

図14 ■ 外部遠位空間認知検査
周辺の物品や環境の説明をしてもらう．あるいは行動計画（例えば，「部屋を出るにはどのように行きますか」と尋ねる）を説明してもらう．

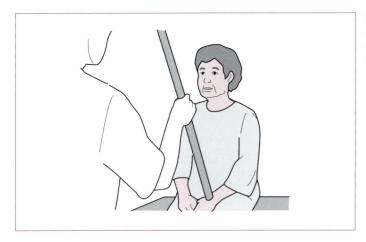

図15 ■ 空間座標系の検査
傾けた棒を見せ垂直かを尋ねる．あるいは点滴棒などの垂直物を見せ傾いたりゆがんでいないかを聞く．棒の途中からゆがんで見えると答える患者がいる．

f. 動作観察・動作模倣能力

　半側空間無視を有しても他者の全身的な動きを認知できるケースは多い．しかし無視が重度の場合や，他者（物体）中心無視，遠隔空間無視といったサブタイプでは患者から見て左側の身体の動きを認知できない可能性がある．こうしたタイプではセラピストの提示するジェスチャーを十分理解せずに反応し，運動学習が進まないことがある．したがって，対面したセラピストの動きや，鏡に映った自己の動きを観察し言語的に説明させ，認知を誤る場合は提示方法の工夫が必要である．

　また視覚的に左側を認知できても，麻痺の影響とは別に同じ動作を自己で再現できないケースがある．この場合は，運動無視，自己身体の無視，半側身体失認，メンタルローテーション障害，失行症，などが合併している可能性が考えられる．それぞれに対する治療介入か，動作模倣そのものを運動療法選択から除外するかを考える（**図18**）．

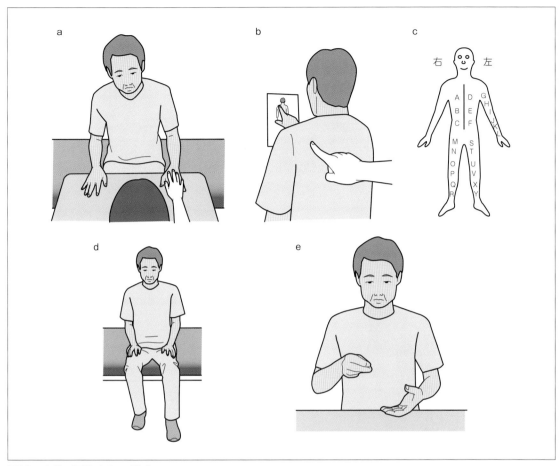

図16 ■ 身体・運動イメージ検査

体性感覚的に無視側を認知できるか判断する．閉眼で身体の左右部位を使用する（感覚障害がないか先に確認する）．可能ならば動かすか指し示してもらう．困難なら口頭で報告してもらう．
a　身体刺激部位の同定（側性構造）：左右の上肢または下肢に触れる．
b　身体刺激部位の同定（正中構造）：体幹の一部に触れる．
c　服の上に複数つけた直径 2 cm の紙製円盤をすべて取り除いてもらう（fluff test）．
d　身体運動の同定：受動的に四肢を動かし，その部位と運動方向や左右差を答えさせる．
e　運動イメージの再現：左右の上下肢を使う日常的な動作を想起してパントマイムしてもらう（図は「お茶碗に入ったご飯を食べるとき手はどうしますか？」）．

図17 ■ 身体正中定位テスト（straight ahead pointing）

閉眼で胸部の真ん中を触れてからまっすぐ前方に指さしてもらう．右にずれている場合は正中軸が非無視側に平衡シフトしていることと回旋していることが考えられる．

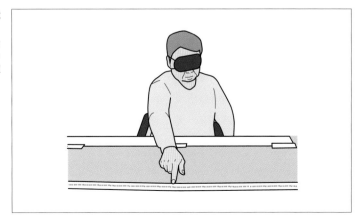

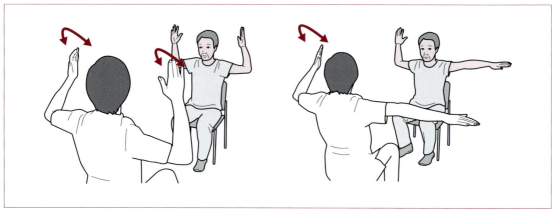

図18 ▪ 動作観察能力のテスト
図では対面したセラピストの動きを模倣させている．左右が対称的な動きと非対称的な動きを組み合わせる．

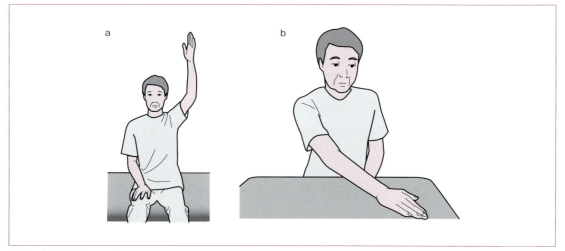

図19 ▪ 運動無視のテスト
a　口頭指示で無視側身体が動くか判断する（他の感覚情報を受けて出現した運動とは区別するよう注意する）．まず左右を指定せずに指示し，非無視側のみ動かす場合は「反対の手（足）を動かす」ように指示する．
b　正中を越えて無視側空間に運動が到達するか判断する．図では「（非無視側の）右手でテーブルの上全体をなでてください」と指示している．また顔や身体全体を無視側に動かすように指示する．

g. 運動無視

　主に患者の動きや姿勢を観察することで無視側身体の不使用の程度を調べる．運動指示で行う場合は，運動麻痺の状態を確認のうえ，麻痺側身体を動かしてもらい運動麻痺の程度と乖離するか，麻痺側単独使用では運動が可能であるが両側同時使用の場合には麻痺側のみ運動を省略しないかを確認し，運動表出の不足・不使用を評価する（図19）．病巣反対側身体の運動意図の障害，右手の運動による左手の運動抑制，運動消去現象などが背景として考えられており，それぞれ失行症へのアプローチ，半球間抑制制御，麻痺側身体を単独で使用することから始め，漸増的に非麻痺側身体も同時参加させていくなどの工夫が必要になる．

h. 方向性運動低下症

　模写試験で見本の左側部分を認知できても描画段階で左側を書き落とすケースがみられる．運動では無視側空間内へ非麻痺側身体が到達しないことがみられる．無視側空間に身体を動かすように指示して，正中を越えて無視側空間への運動の広がりをみる．方向性運動低下症（無視空間への運動頻度の減少），方向性運動遅延症（左側への運動開始が遅延する），方向性運動過小症（無視空間へ運動は向かうが範囲が小さい）が考えられ，左側空間の刺激の存在に気づけば運動が可能な視空間無視とは異なるため，視覚的な誘導を行っても効果は少ない．体性感覚刺激や前庭覚刺激によるアプローチを考える．

i. ナビゲーション能力

　廊下の角を左側に曲がれない，左側にある自室を通り過ぎる，といった現象は半側空間無視患者でしばしば見受けられる．「左」という要素を排除すればこうした現象はみられないことから，目的の場所に移動するナビゲーション能力は通常保たれているとされている．しかし，方向性によらず目的地に移動できないケースが存在する．これには，街並失認，ナビゲーション障害，視覚性記憶障害，などを合併している可能性がある．歩行または（電動）車いすを使用して目的の場所までの移動や障害物の回避能力をみる．ゴールまでの通過経路を記憶し再現させることや，スタートとゴールの位置は同じにしてスタート時点での向きを変えて行うなど，無視側空間の気づき以外の要素を組み入れて調べる．方向性要素に介入するか，非方向性要素に介入するかを考える．

j. 注意の容量

　注意の容量性とは一度に処理できる情報には限りがあることで，半側空間無視では情報量が多いと無視症状が悪化することが知られている．また非無視空間の顕著性刺激に対する易反応性や，注意の制御障害（集中力の欠如など）も影響し，外乱刺激が多いと課題に集中できないことがみられる．ADL場面では当然外乱刺激が多くなるため，安静環境での治療成績と生活環境での行動成績に乖離がみられやすい．この乖離を確認するために，二重課題や周囲環境を変化させるなどの注意負荷を与えて成績の変化をみる（**図20**）．変化が著しい場合は，集中できる環境で課題を行うか，反対に外乱刺激を取り入れても課題に集中できるように強化していくかを考える．

k. 運動学習能力

　半側空間無視患者でも運動学習能力は保たれているといわれている．しかし，麻痺の回復程度とは関係なく，麻痺側を使用した運動や動作の学習が遅延あるいは不適切なケースがある．この場合，半側空間無視による影響のほか，意識障害，知的能力低下，言語機能障害，記憶障害，などさまざまな要因が加わっている可能性がある．無視側身体を使用した運動や全身動作ができる場合は，反復練習によって学習課題を再現できるかを調べる．また障害されていない言語機能を利用して論理的に学習しようとする方略もみられる．そのためできれば明示的（言語的な手順の）学習と暗示的（身体運動の直接的説明を介さない）学習の両方を行う．これにより身体的介入が有効なのか，認知的介入が有効なのかを考える．

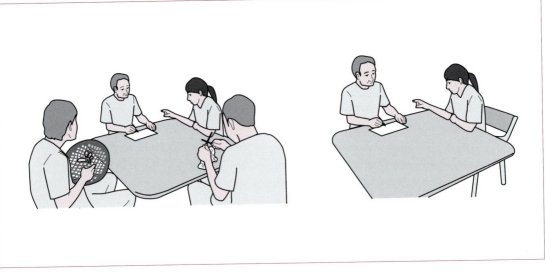

図20 ■ 注意容量の検査
机上検査では紙面上の情報量を変化させるが，ここでは ADL 場面を想定し外部刺激や課題遂行内容の量的変化で無視の程度が変わるかを判断する（運動麻痺がある場合は認知負荷を加える）．図では同じ課題に対して周囲に他者や物品がある環境と，それを排除した安静環境で成績を比較している．

4 その他の検査

理学療法に直接かかわらないものの，研究的に採用されている検査を紹介する．

a. mental number line bisection

数の表象は左から右に向かって値が大きくなる数列として 内的空間上にマッピングされていると考えられており，これを mental number line（心的数直線）と呼ぶ．Fischer らは空間性注意への影響を検討し，1 や 2 は左への注意を，8 や 9 は右への注意を促進すると報告した（Spatial Numerical Association of Response Codes：SNARC）[43]．半側空間無視患者に大小 2 つの数字を口頭で示しその中間の数字を答えさせたところ，大きな数字に偏ることが報告された（例えば，「2」と「6」の中間の数を「5」と答える）．Umiltà ら[44]は，数列の心的表象が障害されているのではなく SNARC が障害されている可能性を示唆した．すなわち「2」と「6」の中間の数を答えるのに，脳内に「456」しかイメージされないのではなく，「6」に注意が引きつけられ中間の数がより大きい，数列的に右側の数へシフトしてしまうと考えた．

b. 視空間性ワーキングメモリー検査

空間上の位置関係を短期的に記憶する能力を検査するもので，スクリーン上や紙面上に配置された複数の同一図形を用いて，提示した順番通りに再現させる課題などが用いられる．半側空間無視では無視空間の問題を考慮して垂直線上に配列された図形を用いて行われている（視空間性スパン）（図21）．文字や数字を用いると障害されないことが報告されている[45]．

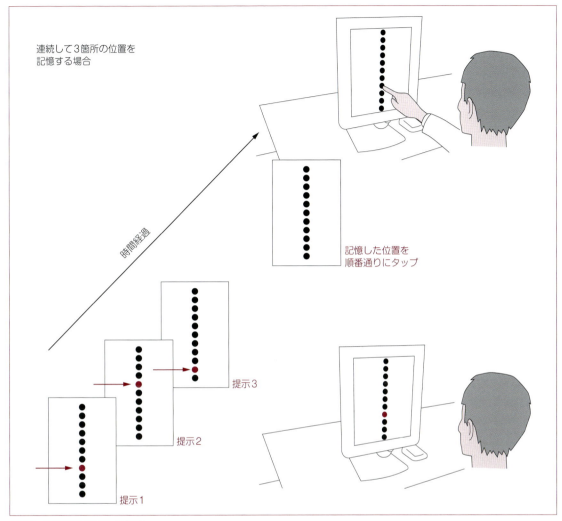

図21 ▪ 視空間性スパンの検査
半側空間無視の影響を除外するために画面中央に垂直に配列された刺激の空間連続性を再現させる．
（文献45より引用）

4 半側空間無視の疫学

1 半側空間無視の出現率

　右半球損傷患者の30～80％に認めると報告されている[46～51]．このようなばらつきは，用いた評価法の感受性，評価時期，対象患者の違いによる[50]．急性期では脳出血でも脳梗塞でもその8割以上に認める[52]が，発症前の臨床属性による差はなく，男女差についてもKleinmanら[53]は，312例の発症24時間以内の右半球梗塞患者を調べたところ，出現率，重症度で差はみられなかったとしている．

2 半球間差異

　左半側空間無視は右半側空間無視に比べて，発生頻度，重症度率，予後の不良さにおいて高い[51,54~56]．左半側空間無視が患者の機能的予後を悪化させる主要な要因の一つであり[48,57~60]，運動関連障害をより重度にさせる[48]．Demeyereら[61]は，発症6日後の急性期における無視患者を調べたところ自己中心無視の出現率が46％，他者中心無視の出現率が27％であった．他者中心無視のみ認めた患者は自己中心空間での課題成績に左右差を認めなかった．自己中心無視患者は右半球損傷患者により多く認めたが，無視の重症度については左半球損傷患者と差を認めなかった．他者中心無視の出現率は左右半球で差を認めなかった（51％と49％）が，発症6ヵ月後では右他者中心無視患者の成績改善が大きかったことを報告した．
　左利き手の右半球損傷患者では無視が軽いことが多い．右利き手の右半球損傷で左半側空間無視に伴い失語を呈する症例（交叉性失語）がまれにある[62]．
　右半側空間無視については利き手との関係で，右利き左半球損傷は数週から数ヵ月で消失するが，非右利き左半球損傷の場合は病巣が広範だと重度で永続化するといわれている[63]．

3 サブタイプ

　半側空間無視は空間性注意の複雑な神経基盤のいずれかの障害により引き起こされるため，現れる症状も多岐にわたる．近位空間と遠位空間，意図と注意，感覚モダリティ，認知過程，個体内と個体外，自己中心と物体中心，といった違いによる，異なる空間認知と表象認知の処理障害により患者内で無視が生じる状況と生じない状況があり，また患者間でも無視の出現率に差を生じるなど二重乖離がみられ，多くのサブタイプが存在する[64,65]．また，メンタルイメージの障害，病態失認，消去現象，非空間性注意障害は無視とは独立した障害であるが合併することが多く，これらも無視症状に影響を与える．患者は一つのタイプに分類されるわけではなく，複数のサブタイプを有している[66,67]．どのサブタイプを有しているか判断することで，空間認知処理過程のうちどのレベルや領域が障害されるかを推察し，治療介入へと結びつける手がかりとなる．

5 半側空間無視を伴う症例の予後とADLへの影響

1 予後

　脳卒中発症後最初の数ヵ月で部分的な回復を示す[68,69]．脳卒中発症後平均3.4週で29％が消失し[70]，平均13.7週間の入院期間中に80％が消失する[71]が，4週間以上続くと障害として残りやすくさまざまなADL阻害因子となるとされている[72]．被殻出血では血腫量が20mlを超えると出現リスクが増大し，40ml以上では残存することが多いとする報告がある[71]．
　Kerkhoffら[73]は，脳卒中の自然回復は発症後2~3ヵ月までに起こるものであるが，その時点でも視空間無視は患者の約1/3に残存し慢性状態に陥るとしている．経過に関するより詳細な研究では，Nijboerら[74]が，脳卒中患者51例に対して発症後数ヵ月にわたる線分二

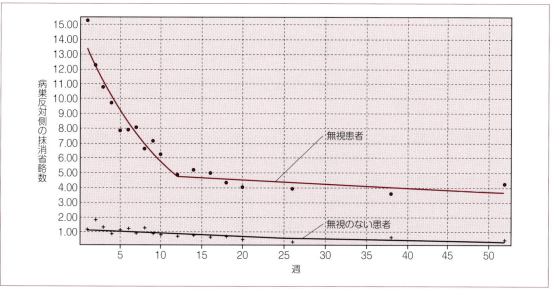

図22 ■ 視空間無視の回復曲線
文字抹消試験における病巣反対側の抹消省略数の成績変化を示す．無視患者は12週まで改善に大きな変化がみられるが，12週以降は無視のない患者と変化率が平行になる．
（文献74より引用）

　等分試験と文字抹消試験を用いた集約的な連続測定を行った結果，視空間無視の回復曲線は12～14週でフラットになり，無視の神経学的自然回復は変化しなくなったことを報告している（**図22**）．
　無視の回復に影響を与える因子としては，一般的に病巣の大きさと病巣と病巣周辺の血流量のほか，年齢，病前知的能力（教育歴）などが報告されているが，症例差が大きいため予後予測は難しいとされている．

2　運動麻痺への影響

　半側空間無視はさまざまな視空間課題で障害を与えるだけでなく，姿勢制御，立位バランス，歩行など運動機能に関する脳卒中後遺症とも関連する[75,76]．Kalraら[59]は，中等度の脳卒中患者146例で調査したところ，麻痺側上下肢のpowerは無視の有無による差がなかったと報告しており，運動麻痺と半側空間無視とに重症度の相関はないとされている．
　しかし無視の存在が麻痺の機能的回復に影響を与えるため，急性期での半側空間無視への介入は重要と考えられる．Nijboerら[77]は，発症後52週間における麻痺上肢の協調性および筋力の回復と視空間無視の重症度との長期的な関係を調査し，麻痺上肢の協調性と筋力の改善の乏しさと無視の重症度が関連したと報告した．そしてこの関係は発症後10週以内で最もはっきり言えたことから，上肢運動機能回復に対する無視の見かけ上の抑制の影響は，発症後10週間の神経学的自然回復中に起こるようであると述べている．Giaquintoら[78]は，脳卒中の機能予後において運動機能は有意な予測因子とはならず，空間無視，認知能力，年齢，括約筋の成績がFIMの回復総変数の72％を予測したことを報告している．Vallarら[79]とPaolucciら[80]は，空間無視における視知覚方向性を改善させる介入が脳卒中後の麻痺を改善させ運動

回復をもたらすと報告している．Barrett ら[81]は，筋力増強や巧緻性の改善，体力の回復のために適切なリハビリテーションを受けたとしても，半側空間無視の存在が運動回復を抑制し運動学習を減退させることから，空間無視のリハビリテーションが視覚と知覚の回復と同時に運動機能回復を促進することに作用すると述べている．

③ ADL への影響

　半側空間無視は ADL における自立度に関しても負の予測因子として認識されている．残存した無視は ADL における重度の障害を残し，リハビリテーションの予後を不良とさせるため，特異的な治療が必要となる[54, 69, 82〜84]．Katz ら[54]は，無視の有無で調査したところ，無視があると入院時，退院時，退院後 6 ヵ月時点で FIM の点数が有意に低かったと報告している．Kalra ら[59]は，中等度の脳卒中患者 146 例で無視の有無で調査したところ，入院時，退院時の Barthel Index は無視患者で有意に低く入院期間は長かったが，転帰に差はなかったとしている．Jehkonen ら[85]は，空間認知障害と機能予後との関係を調べた 26 件の研究をレビューしたところ，26 件の研究のうち 25 件は空間無視が日常生活機能の再獲得能力を予測し，11 件の研究で空間無視が機能予後の独立因子であったことを報告した．Gillen ら[86]は，無視患者は整容，トイレ動作，排尿コントロール，歩行での改善の乏しさと関連していると報告している．Oh-Park ら[87]は，Barthel Index で評価した機能的活動よりも入院時の空間無視の存在が脳卒中発症 6 ヵ月後の屋外移動能力を予測したと報告し，Czernuszenko ら[88]は，発症 74 日後までの入院脳卒中患者 1,155 例を対象に調査したところ，16.3％に転倒を認め，このうち初回転倒は半側空間無視と最も関係が強かったと報告した．

6 半側空間無視のメカニズム

　半側空間無視の発現メカニズムはこれまでさまざまな説が提唱されてきたが，現在のところ明確なメカニズムの解明には至っていない．いずれの説にも矛盾する，あるいは説明がつかない現象が報告されている．その背景には半側空間無視症状や責任病巣の多様性からうかがわれる，複雑な神経メカニズムの存在がある．半側空間無視の症状として特徴的なのは，注意の障害であること，左右の方向性を持つこと，右半球損傷後に起こる左半側空間無視がほとんどであること，であるが，これらを考えると，空間的方向性注意メカニズムが右半球に優位であり，その崩壊が基盤となりさらに随伴する認知処理障害が加わることによって多様な症状を生み出していると考えられている．

　近年の研究で多く引用されてきた仮説は，半球間注意不均衡説と注意に関する神経ネットワーク障害説である．最近では Corbetta ら[89]の提唱する注意ネットワーク説が注目されている．半側空間無視の治療戦略の参考や新たな手法開発の手がかりとして，以下にこれまでのメカニズム説の概略を紹介する．

1 要素障害説

a. 視野障害説
　半側空間無視患者に同名性半盲を伴うことが多く，視野が障害されているために無視側空間に気づかないとする説である[90]．反論として，半盲のみで半側空間無視を生じない患者がいること[91]，視野障害のない半側空間無視患者がいること[92]，半側空間無視出現率が左右で不均衡なこと[93]があげられる．

b. 眼球運動障害説
　病巣反対側空間へのサッケード低下と探索遅延[94]や注視麻痺があって左側を十分に探索できない[95]ために無視を引き起こすとする説である．反論として，眼球運動障害の影響を取り除いた課題でも半側空間無視が出現することがあげられる[96]．

c. 感覚・知覚障害説
　感覚刺激が病側大脳半球に情報伝達されないため覚醒が起こらずに無視が生じる[97]，知覚過程の障害あるいは同名半盲や半身感覚障害などの要素的感覚障害に軽度の意識障害や精神機能の低下が加わって生じる[90]，頭頂葉皮質の障害によって形態の認知を空間的に統合できなくなる（amorphsynthesis 説）[98]ために無視が生じるとする説である．

d. 一側性記憶障害説
　半側に呈示された刺激（聴覚，視覚，注意）を忘れてしまうために無視が生じるとする説である[99〜101]．

2 空間性注意障害説

a. 半球間注意不均衡説
　右半球は左空間へ，左半球は右側空間への互いに拮抗する探索行動傾向を持ち，両半球は相互の抑制によって均衡を保っているが，これが崩れた結果，半側空間無視が生じる．右無視が起こりにくいのは，言語的思考あるいは検者との会話による左半球の賦活により右方向へ注意が向けられるからである，とする説である[102]（図23）．Mesulam[103]は，右半球は左右両側の空間性注意を制御するが左半球は右側のみ制御すると説明している（図24）．

b. 注意に関する神経ネットワーク障害説
　注意の方向性決定に関わる回路網は，頭頂葉後方領域，帯状回辺縁系，前頭葉，中脳網様体の4つの重要な領域で形成され，そのいずれかの損傷はその部位の機能を反映した半側空間無視を引き起こし，複数領域を含む広範な病変になると重度の無視が生じる，とする説である[104]．頭頂葉後方領域は外部空間に対する心的感覚表象地図を形成し，その損傷は対側空間における事象の意識化を低下させ消去現象を引き起こす．帯状回辺縁系は発動性を抑制し，その障害は対側空間内における事象の自己に対する重要性に関する知覚障害を起こす．前頭葉は探索に必要な運動プログラムを調整し，その損傷は対側半側空間における探索障害を引き起こす．

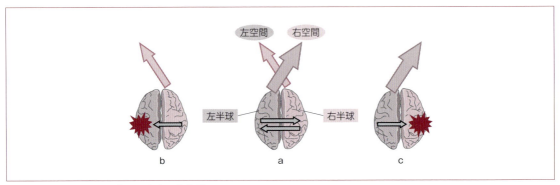

図23 ● Kinsbourne の半球間注意不均衡説
a 左右大脳半球はそれぞれ対側空間への注意のベクトルを持つが，左半球による右空間への注意ベクトルの方が強い．正常では互いの半球が活動を抑制しあうことで左右の空間注意が均衡に保たれている．
b 左半球が損傷すると右半球からの抑制信号により右空間への注意が減弱するが，左空間への注意がもともと弱いため左右の空間注意の不均衡差は小さい．
c 右半球が損傷すると左半球による右空間への注意が強いため左空間無視が強く現れる．

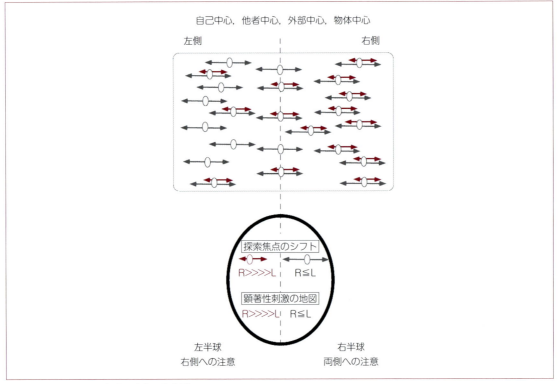

図24 ● Mesulam の半球間注意不均衡説
(文献 103 より引用改変)

中脳網様体は覚醒レベルを調整するが，その障害により皮質への上行性入力が伝達されず一側性に覚醒レベルが低下し対側無視が起こる，としている（図25）．

c．Corbetta と Shulman の提唱する注意ネットワーク説

Corbetta ら[89]は，脳内には2つの注意システム，すなわち，左右いずれの半球にも存在し

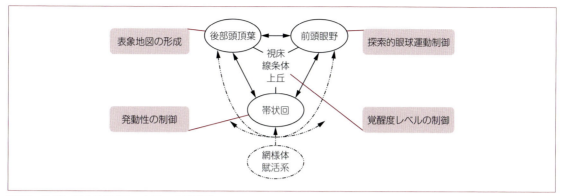

図25 ● 注意に関する神経ネットワーク障害説
(文献104より引用改変)

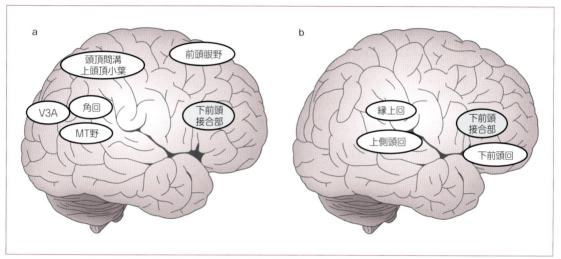

図26 ● 注意を制御する皮質ネットワーク
a 背側注意ネットワーク，b 腹側注意ネットワーク．認知制御の中心領域ともいわれる下前頭接合部はいずれのネットワークにも含まれる．V3A：第3次視覚野前方領域，MT野：第5次視覚野，下前頭接合部：下前頭溝と中心前溝とが交わる領域．

　刺激や反応に対する目的指向性（トップダウン）の選択を準備し適応させ刺激発見によって調整される背側注意システムと，右半球に側性化して存在し行動する顕著なものや予期しない刺激の発見（ボトムアップ）に特徴的に活動しながら，背側システムへのサーキットブレーカーの役割を果たす腹側注意システムがあり（図26），右半球の腹側注意システムが損傷すると，左右の背側注意システムに不均衡が生じ半側空間無視を生じるとする説を提唱している（図27）．
　Corbettaらの説を少し詳しく説明する．背側前頭頭頂領域（頭頂間溝－前頭眼野）は空間位置に基づく視覚刺激に注意を向け[105]，一部は視覚情報の更新と空間定常性（眼球運動により網膜像がずれても外界イメージは安定していると知覚されること）に寄与する[106]．頭頂間溝と上頭頂小葉では身体中心参照枠および刺激中心参照枠がコードされている[107]．同側空間の表象マップは含まず[108]対側空間のみをコードし左右半球が相互に作用して均衡を保つ[109]．無視患者では左右背側ネットワーク間での自発的活動パターンに連関異常を示す[110]．先行す

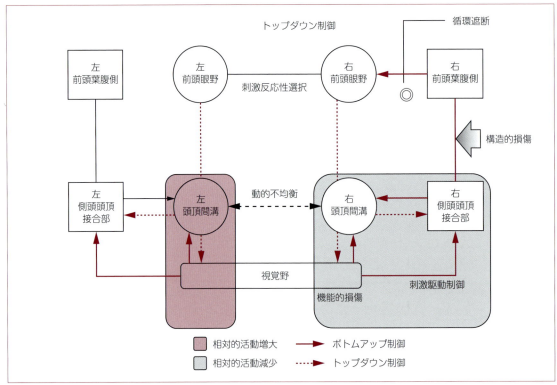

図27 ▪ Corbettaらの注意ネットワーク説
（文献128より引用一部改変）

る聴覚などの感覚刺激に対する視覚性注意には背側ネットワークのトップダウン制御が影響する[111]．また，右半球損傷は後頭葉の活動においても左右半球の不均衡を生じる[111]．腹側前頭頭頂領域（側頭頭頂葉接合部－上側頭回－前頭葉腹側部）のうち右側頭頭頂葉接合部は，注意をシフトさせる手がかりで活動が強くみられスイッチ機能として活動する[113]．非空間性注意の脳内マップは腹側ネットワーク領域を含み[114]，注意の再定位（同じ場所に再び注意を向ける）では腹側注意ネットワークの活動がみられ，これらの領域は無視の主要な病巣部位と一致する[115]．またその他の行動関連刺激（目標発見，覚醒）を受けて活動する領域にも右腹側ネットワーク領域の頭頂間溝，上側頭回，下前頭回が含まれている[116～122]．無視患者では注意の再定位障害は病巣反対側に生じるが[123]，腹側領域が損傷すると同側空間でも障害される[124]．両側背側注意システムと右腹側注意システムは，外部からの注意の要求に対する反応ではなく安静時でも活動する自発的活動を基盤としており，さらに右前頭前野領域は両システムに相関して活動することから両システム間の機能的相互活動を調整する潜在的システムとなっている[125]．刺激誘導と目的誘導の注意は腹側および背側ネットワークにより大部分が相互補完され，両者は外側前頭前野領域で収束する[126]．無視患者において上側頭回と中前頭回との機能的活動に相関がみられないケースは中前頭回と頭頂間溝との機能的活動および左右頭頂間溝間での機能的活動の相関関係もみられず，これらはさらに無視の重症度とも関係している[127]．外側前頭皮質と頭頂葉を結ぶ上縦束の損傷は，後部頭頂葉における左右半球間結合の弱化と重度の無視を生じる[127]．以上のことから，右腹側注意ネットワーク損傷は非空間性処理障害に基づ

く両側背側ネットワークの広範な活動低下をもたらすが右半球での低下がより大きい[128]ために，背側注意ネットワークの不均衡をもたらし，左側優位の空間性注意障害を引き起こすと考えられる．

d. 方向性注意障害説

左右空間に注意を向けることを偏りなく均衡化するための制御が障害されるために無視が生じるとする説である[1]．視覚刺激が現れるとまず非無視側空間にある対象に注意が向き (early orientation of attention)，そこから注意が解放されず(解放障害)，反対側空間に注意が移動しない(移動障害)．また常に非無視側空間にある対象に注意が引きつけられやすい (overattention)．

③ 参照枠障害説

脳内の空間表象参照枠が病巣同側にシフトし狭小化するため無視が生じるとする説である．後述する治療法の一つであるプリズム順応は他の治療法に比べて効果の有効性が高いことから，その効果機序の解釈により半側空間無視の発現メカニズムの推察が行われている[129]．

④ その他の仮説

a. 表象障害説

Bisiach[130]は，患者に慣れ親しんだ教会とその前にある広場をイメージしてもらい，広場から教会を向いた場合のイメージと教会から広場を向いた場合のイメージとではそれぞれの左側にある建物を報告できなかったことから，空間イメージを脳内に再現する表象地図の形成が障害されるために半側空間無視が生じるとした．Meadorら[131]は，自宅に向かう道をイメージし途中にある建物の名前を報告させる課題において，患者が左に目を向けたとき呼称が改善したことから眼球運動方向が空間表象の構成や検索に影響を与えることを示唆している．こうした表象地図は，感覚入力から運動遂行までの複雑な認知処理において脳内に1つだけ形成されると想定することは難しく，少なくとも感覚表象，運動表象とそれに意味づけをした表象があり，複数の表象がネットワークを構成して機能していると推定されている[130]．

b. 方向性運動低下説

病巣と反対側空間への運動を開始・遂行することが障害されるために無視が生じるとする説である[100]．Bisiach[132]は，線分二等分において滑車についたポインターを中点に合わせる装置を用い，ポインターを直接動かすのと，滑車を使って動かす(この場合，手とポインターの動きは逆になる)課題を行い，いずれも左方向へ手を動かすことが障害されるケースを報告した．Tegner[133]らは，直角に組み合わせた鏡を使って左右逆転した像を見ながら線分抹消試験を行い，鏡像で右側に見える線分を抹消するのに左側に手を動かすことができなかったケースを報告した．

c. 非空間性—全般的要因

無視を伴う症例では直接的要因ではないが，左右の方向性を持たない全般的注意レベルの問

題で臨床的な無視発現の程度を左右することが示されている[134]．半側空間無視が慢性期においても顕在化するのには，方向性注意の右方偏倚に加えて，右半球損傷に伴うさまざまな非空間性要因が作用していることが示唆されている[135]．

7 半側空間無視の責任病巣

　右半球損傷であればどこにでも生じる可能性があるが，下頭頂小葉（inferior parietal lobule：IPL），前頭眼野（frontal eye field：FEF），下前頭接合部（inferior frontal junction：IFJ，下前頭溝と下前中心溝が交わる領域），視床および帯状回とそれを結ぶ線維（上縦束 superior longitudinal fasciculus：SLF，下前頭後頭束 inferior fronto-occipital fasciculus：IFOF）がキーとなると考えられている（図28）．

　半側空間無視の責任病巣はこのうち右後部頭頂葉（下頭頂小葉）が最も頻度が高く，病巣を重ね合わせると下前頭回（inferior frontal gyrus：IFG）から側頭頭頂葉接合部（temporoparietal junction：TPJ）にかけてが重要と考えられていた[136]．Driverら[137]は，特に縁上回（supramarginal gyrus：SMG）を原因部位と示した．これに対してKarnathら[138]は，半盲のない急性期無視患者のみを対象として調べたところ上側頭回（superior temporal gyrus：STG）が中心であると述べ，ヒトが進化の過程において左STGが言語野として専門化し，右STGが注意領域として専門化したのではないかと考察した．

　しかし，半側空間無視を示す患者の脳損傷部位はIPLやSTGだけでなく，右半球のさまざまな部位で生じることが知られている（図29）．Rizzolattiら[139]は，個体無視は7b野（下頭頂小葉前方領域），個体外無視はFEFが関連するとした．Committeriら[140]は，個体無視はSMG，個体外無視はSTGとIFGとした．Verdonら[141]は，ボクセルを基底とした損傷部位と症状とのマッピング法により，下頭頂小葉損傷では知覚/視空間の障害，側頭葉深部では第三者的/物体中心の無視，背外側運動前野では探索/視運動の障害が生じ，これらの領域を結ぶ脳室周囲白質線維（SLF）が損傷すると無視は重度化すると報告した．

　深部白質の重要性はそれ以前にも提唱されていた．Thiebaut de Schottenら[142]は，脳腫瘍摘出術中の電気刺激による症状同定において頭頂-前頭葉経路への刺激で線分二等分試験が最も影響を受けたとした．さらに脳画像技術が進歩するとより注目され，Bartolomeoら[143]によるDTI-MRメタアナリシスでは上縦束第Ⅱ枝の離断が重要とし，Thiebaut de Schottenら[144]もDTI-MRを用いてSLF第Ⅱ枝が重要としている．Vallarら[145]は，SLF第Ⅱ枝と上頭頂小葉後部が空間性注意の方向づけに重要と述べている．さらにUrbanskiら[146]は，慢性期無視の病巣は弓状束の前方部分の走行に沿う下前頭回白質線維と内包前脚（TPJとventral frontal cortex：VFCを繋ぐ線維）に位置していることから，空間性注意の方向づけ，覚醒，空間性ワーキングメモリーにとって重要な大規模な皮質ネットワークを含む前頭-頭頂葉結合の損傷から半側空間無視は生じていると示唆している．より最近の研究ではLunvenら[147]が，永続的な無視では右SLF第Ⅱ枝や第Ⅲ枝の損傷による前頭-頭頂結合の離断が重要な役割をなし，慢性期では脳梁膨大部損傷による半球間離断の重要性が示されたと報告している．

図28 ● 半側空間無視の責任病巣
下前頭接合部：下前頭溝と中心前溝とが交わる領域

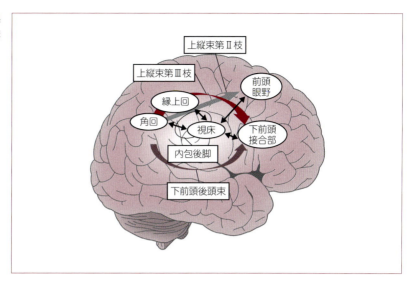

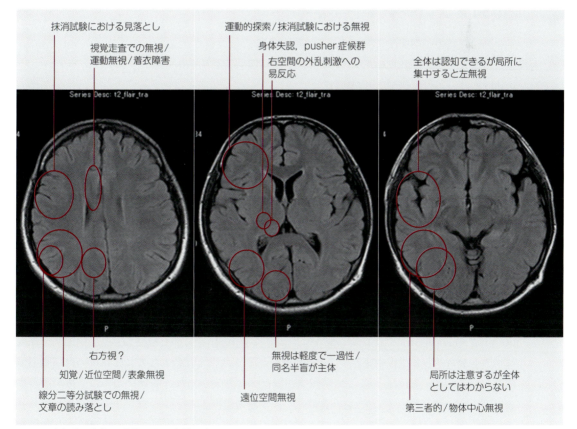

図29 ● 半側空間無視の病巣による症状の違い
Mesulam の注意ネットワーク説に従うと帯状回や視床も特異的意味を持つ．また連絡線維（上縦束，下後頭前頭束，内包，脳梁）も考慮しながら，病巣によっていずれのネットワークが障害されているかを予測し，局所機能だけでなく機能結合を強化する治療に結びつける．

8 半側空間無視に対する理学療法の概念

治療アプローチは対象を何にするかにより内容が異なる[148]．半側空間無視を改善させるか，半側空間無視の存在のもと ADL を代償的に改善させるかは，発症からの経過時期や障害の重症度による．半側空間無視を改善させる場合に直接的な改善にするか間接的な改善にするかの選択は，病巣判断や臨床検査結果，無視の重症度に加えて，治療対象を身体運動の改善か行動の確立にするかの目的の違いによって決定する．また介入操作を神経的，認知的，行動的のどの領域に置くかも前述の選択により変わってくる．いずれも理学療法あるいはリハビリテーション上で半側空間無視がどの程度影響があるかのアセスメントに従う．例えば，急性期でも重度脳卒中であれば神経レベルでの間接的介入になり，軽症であるが半側空間無視が重度であれば認知レベルを含めた直接的介入となる．慢性期でも無視の改善が期待できれば直接的介入を試みるし，改善が期待できなければ行動的代償的介入になる．

1 直接的アプローチ

空間性注意の不均衡説に基づき半側空間無視を直接改善させようとするアプローチである．感覚刺激入力によるボトムアップアプローチ，意図的行動を操作するトップダウンアプローチ，半球間抑制の過程操作がある（**表5**）．

a．プリズム順応

現在の治療法の中で最も効果的な治療法である．右に視野がシフトするプリズム付きの眼鏡をかけてリーチ運動を反復する（**図30**）．眼鏡を外した後にリーチ成績の変化だけでなく，ADL 上での無視軽減効果への般化とその持続性が報告されている[149, 150]．具体的な手続きは以下の通りである．右に視野が約 10°（10～20°．5～6°では効果がない[151]）シフトする曲面ガラス（curved glass）のプリズムレンズがついたメガネ（周辺視を遮蔽するゴーグルだとさらによい）を使用する．プレテストとして正中定位テスト（straight ahead pointing，閉眼で体幹正中前方を指さすか，前方に置いた指標が正中位にあるか答えさせる）を行う．次にプリズムレンズを装着し，前方（リーチ長，約 50 cm）にある指標に対してリーチ動作を素早く 60 回[152]反復する．このときリーチ軌跡の手前 2/3 は見えないように遮蔽させておく（open-loop pointing movement）[153]．頭部が動かないように chin rest に顎を乗せておく．反復リーチ後にポストテストとして正中定位テストを行う．プレテストと比較して左にずれていれば順応の成立となる（after effect）．ここで半側空間無視への効果があれば各種テストの成績が改善する（直後より 2 時間後の方が改善が良好[149]）．治療の量は 1 セッション（50～60 回の反復リーチ）でも 1～4 日効果があるとされるが[154～156]，1 日 1～2 セッションを 2 週間行うと効果が持続すると報告されている[157～160]．対象患者は慢性期が中心であるが[161～163]，急性期でも効果を認め[164, 165]，介入時期による差はみられていない[152]．病巣としては右上頭頂小葉，左頭頂葉後部と右小脳の損傷が免れている必要があるといわれ[166]，また後頭葉の広範な損傷は効果が認められないとの報告がある[167]．半盲は存在してもよい[168]．

表5 ■ 半側空間無視に対する直接的アプローチ

方　法	目的/理論	メカニズム		手　順
視覚走査	左側への自発的眼球運動走査	TD	行動代償	左側への走査練習
上肢活動	自動的手がかりとしての左手の使用	BU	行動代償	左手を左空間で動かす
		抑制	神経再構築	
			認知再学習	
空間再マップ	左側への空間再マップ	BU・TD	認知再学習	バーチャルリアリティを利用しての空間領域の拡大
メンタルイメージ	左空間表象無視の軽減	TD	認知再学習	視覚・運動イメージ練習
経頭蓋磁気刺激	左半球過活動の抑制	抑制	認知代償	左頭頂葉への反復磁気刺激
持続性注意	警告刺激による空間性注意の調節	BU	認知代償	大きな音刺激の反復
機能的トレーニング	障害の改善	TD	行動代償	漸進的課題プログラム
フィードバック	気づきの増大	BU	認知再学習	言語・視覚・視運動フィードバック
前庭刺激	空間座標枠のキャリブレーション	BU	認知再学習	左外耳道への冷水注入
視運動刺激	刺激の右移動錯覚	BU	認知代償	背景刺激の左移動
	空間参照枠のキャリブレーション		認知再学習？	
頚部筋振動刺激	空間参照枠のキャリブレーション	BU	認知再学習？	左頚部筋への電気刺激と振動刺激
体幹回旋	空間参照枠のキャリブレーション	BU	認知再学習？	体幹の左回旋
フレネルプリズム	左視野の中心窩へのシフト	BU	行動代償	左方向へのプリズム
アイパッチング	片側駆動効果	BU・抑制	認知代償	右単眼パッチまたは右視野パッチ
プリズム順応	視運動順応	BU	認知代償	連続指さし運動によるプリズム順応
音楽療法	感覚・情緒を通じた認知処理刺激	？	？	音楽
ドーパミン作動薬	知覚・前運動システムへの刺激	TD	認知再学習	bromocriptine 15 mg/d×3〜4w
ノルアド作動薬	非空間性注意システムの調節	TD	認知再学習	guanfacine 29 μg/kg

TD：トップダウン，BU：ボトムアップ，ノルアド：ノルアドレナリン　　　　　　　　　　　　　　（Luautéらの表を引用改変）

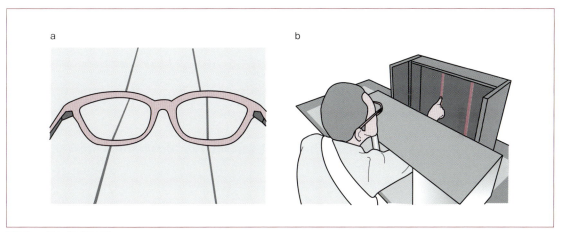

図30 ■ プリズム順応法
a　視野が右に10°偏倚するプリズムレンズ付き眼鏡を装着．
b　身体正中軸から左右10°に設置した視覚目標に向かって右手でのリーチを素早く60回反復する．標的に触れる部分以外は手の動きが見えないように覆い，頭部は身体正中位に固定するため顎を台に乗せ治療者が制御する．

b．四肢活性化（limb activation）

　無視側上下肢を無視側空間で使用する方法である．知覚的手がかりによる無視空間への気づきのために，自らの身体を内因性手がかりとして利用する目的で開発され[169]，無視側身体のボディスキーマを活性化することにより無視が改善すると考えられている[170]．後に提唱された半球間抑制理論に基づく非損傷半球の活動抑制にも有効と考えられており，非無視側上下肢は動かさない方が効果的とされている[171]．また空間的手がかりやアラートを併用するとより

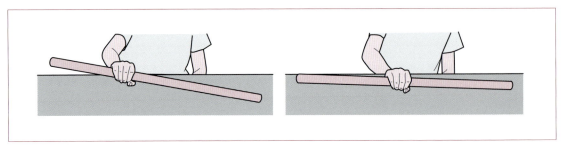

図31 ● フィードバックトレーニング
水平に長い棒を手でバランスよく持ち上げさせ，傾いたことを確認したら調整させる．

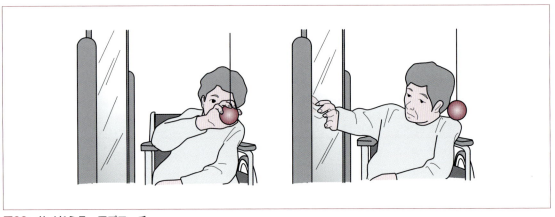

図32 ● サイドミラーアプローチ
矢状面の鏡を用いて無視空間に配置したボールの鏡像を確認しながら実際のボールにリーチする（左）．症例によっては実際のボールに気づかずに，鏡に向かってリーチすることがある（mirror agnosia）（右）．
（文献173より引用）

有効的との報告がある[172]．無視側上下肢が重度麻痺あるいは運動無視がある場合は実施が困難である．

c. フィードバックトレーニング

言語，視覚，視運動でのフィードバックにより行動の修正を図るアプローチである．Robertsonら[173]は，患者の目の前に水平に長い棒を置き，それを手でバランスよく持ち上げさせ，傾いたことを確認したら調整させることを繰り返して無視が改善したことを報告した（**図31**）．Ramachandranら[174]は，ミラーセラピーを用いて無視側身体を鏡に映すフィードバックを試している．筆者ら[175]は，矢状面の鏡を用いて無視空間に配置したボールの鏡像を確認しながら実際のボールにリーチする課題を用いて無視が改善したケースを報告した（**図32**）．

d. 頸部筋への経皮的電気刺激・振動刺激

左僧帽筋上部へ振動刺激（600Hz，約20分）[176]や経皮的電気刺激（TENS，100Hz，0.5μA/mm，15分）[177]により無視症状の改善がみられる（主に無視側空間の視覚刺激の検出率が向上）．Karnathら[176]は，体幹に対する頭部の位置に関する求心性固有感覚情報の幻覚的修正によっ

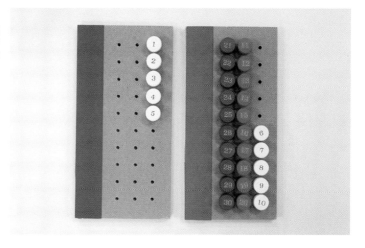

図33 ● 視覚走査トレーニング
視覚指標を右空間から左空間へ探索しながら運動を誘導する．視空間手がかり，右空間刺激の除去，ペーシング，フィードバックの要素を加えると有効とされる．

て自己中心参照枠が再正中化することで無視が改善すると説明した．後の研究で左手へのTENSでも同様の効果を認め，無視側体性感覚刺激が外部空間に対する自己中心座標系を調整すると考えられている[178]．効果は短期的（刺激時のみ）であり般化に乏しいため，他の治療法と併用することで効果の強化を図る試みが行われている[179]．

e. 体幹回旋

頭部を固定したまま体幹を無視側方向へ回旋（15°）させる方法である．効果原理は頸部筋刺激と同じである[180]．効果も頸部筋刺激と同様であり，食事や机上作業での一時的な行動改善に利用される．

f. 視覚走査トレーニング

視覚走査とは非随意的眼球運動のことであり，保持された言語システムによる随意的な視線制御を利用しながら視覚指標を非無視側空間から無視側空間へ連続的視覚探索するものである[181]．トップダウンアプローチに分類され，研究初期のころから最も頻回に用いられている方法である[182,183]．紙面上に描かれた図や絵を説明させたり，上肢の使用を併用したペグボードなどの物品移動課題が一般的である（**図33**）．アンカー，刺激密度の調整，ペーシング，フィードバックを用いて漸進的に展開する[182]．

g. メンタルプラクティス

無視側空間のメンタルイメージを強化することで半側空間無視を改善する方法である．Smaniaら[184]は，2名の右半球損傷患者に視覚イメージ課題（自宅の部屋の家具を説明，日常通る道のランドマークを説明，よく知っている地図の説明，単語を反対から読む，小窓から見た絵が何かを当てる）と，運動イメージ課題（3つ以上の姿勢を覚え直後にその一つの左手の姿勢を答える，一連の手の動きを覚え直後に再生する）を用いた結果，無視側空間の探索が強化されたことを報告した．

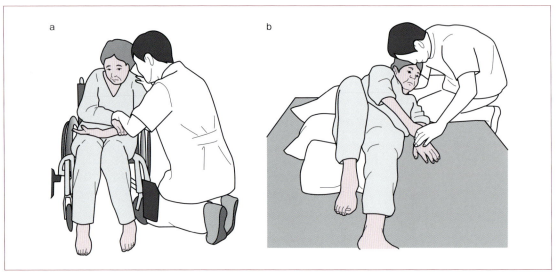

図34 ■ 身体表象トレーニング
a　無視側上肢は肘より遠位が認識されにくい．認識しやすい肩を非無視側の手で触れ，徐々に手に向けて移動していく．遠位では視覚的に確認させる．
b　無視側からの起き上がりのときに，無視側の手を非無視側の手で探索させ，触れていることを視覚的に確認させる．

h. 空間再マッピングトレーニング

　無視のない遠位空間でのバーチャルな空間探索を行わせることにより，近位空間での無視の改善を促す方法である．この介入の背景となるアイデアは，延長した棒が遠隔空間を近位空間として再マッピングさせ身体空間のバーチャルな拡大を生み出すという観察をもとにしており[185]，この効果を無視空間に生み出すことである．

　コンピューターゲームを用いた視覚探索トレーニングはそれ以前から行われている[186]が，近年ではバーチャルで安全な環境でのADLの評価やトレーニングが行われている[187〜193]．

❷ 間接的アプローチ

　半側空間無視に影響を与える認知処理過程を操作して間接的に無視を軽減させようとするアプローチである．脳全体の活性向上，身体運動や空間認知を改善させる非特異的刺激，注意の覚醒メカニズム操作が含まれる．脳全体の活性向上には一般的な運動療法がこれにあたる．注意の覚醒メカニズム操作は持続性注意に対するトレーニング[194]に準ずる．

a. 身体表象トレーニング

　無視側身体による外界とのつながりにより身体表象を再構築させ，無視空間への表象を改善させるアプローチである．前述の四肢活性化もこれに相当する．麻痺側上下肢への感覚入力を伴う運動参加を促し，多感覚モダリティと運動との統合を図る（**図34**）．渕ら[195]は，麻痺側身体による視空間探索を提唱している．宮本[196]は，無視側身体の動きを同定させたり動きの左右を弁別させることで身体と外部空間との位置関係を認知させる方法を提唱している．また宮本は著書の中で，PerfettiとRizzelloによる認知運動療法を紹介している．ここでは身体正中線の再構築を重要とし，身体左右部位の位置や動きの識別を行わせている[197]．Chaudhari

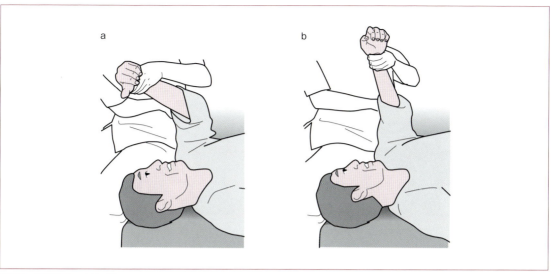

図35 ■ 視覚トレーニング
左半側空間無視患者に対して左手を他動的に動かしながら指先を注視し追従させる．身体表象トレーニングも兼ねる．座位よりも臥位のほうがトレーニングに集中しやすい．

ら[198]は，身体正中構造によるaiming（標的化）が無視を改善させる可能性を述べており，目や手ではなく舌や鼻を動かさせた方が左に向くことができる症例を報告している．一方で，半側空間無視例では病態失認や身体失認を少なからず伴うため，無視側身体意識が身体図式を介して非無視側身体に組み込まれる結果として麻痺に気づかないとも考えられ[199]，身体表象トレーニングによる介入が難しいことも多い．

b．視覚トレーニング

1970年代には眼球運動や能動的注意の持続性の障害が半側空間無視の原因と考えられ，視覚的トレーニングを半側空間無視に応用する試みが行われていた．Dillerら[200]は，動的指標の追跡と抹消課題，距離感の再学習，無視空間での構成課題を組み合わせた視覚的課題トレーニングを紹介している．Kerkhoffら[201]は，中等度から重度の無視患者に対して左方向へ動く標的に対する滑動性追従眼球運動トレーニングにより，聴覚無視を含めた改善が得られたと報告した．さらにKerkhoffら[202]は，発症後1ヵ月の左無視患者24例に対してベッドサイドで4週間，1セッション30分の訓練を20セッション行ったところ，ADL能力と無視の気づきの評価で改善を示し2週間持続したことを追試している．眼球運動障害による半側空間無視の発現説は否定されており，これらの方法の有効性は限定的と思われるが，視覚による空間性注意探索は認知処理の根幹部分であるので，補完的な要素として介入することを検討してもよいと思われる（図35）．

c．awarenessトレーニング

病態への気づきを促進するアプローチである．前述のフィードバックトレーニングもこれに相当する．awarenessの障害は半側空間無視の基底となり，その改善が鍵となる[203]．

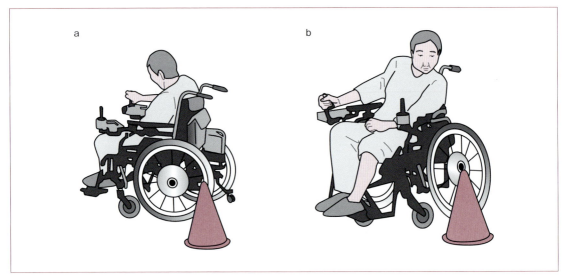

図36 ▪ 電動車いすによるナビゲーショントレーニング
左半側空間無視患者に対して左に設置したジョイスティックを右手で操作して電動車いすを自由走行させる．トレーニング前は左に回旋する際にターゲットを全く見ずに迷っていたが（a），トレーニング後はターゲットを目視しながら円滑に回旋できるようになった（b）（テスト条件ではジョイスティックを右に設置してある）．

Söderback ら[204]は，家事動作のビデオフィードバックによるディスカッションを用いて効果の持続があったことを報告している．Tham ら[205]は，Baking Tray Task のビデオフィードバックが awareness の促進に有効であったと報告している．しかし，半側空間無視はそれ自体が awareness の障害ともいえ[206]，メタ認知的に理解に乏しい可能性もあり[207]，介入は難しい．

d．ナビゲーショントレーニング

車いす操作や歩行で記憶に基づくナビゲーションを行うことで，空間認知能力を高めるアプローチである．Punt ら[208]は，無視患者でも電動車いすの操作が上達することを報告した．筆者らも，電動車いすを用いてランドマークを通過しながらスタート位置に戻る課題を行い，無視患者が左旋回方向でも迷わずに移動できるようになったことを確認している（**図36**）．

③ 代償的アプローチ

予後の項（94頁）で説明したとおり，半側空間無視は発症後1ヵ月経過した時点で残存している場合は永続する可能性が高い．また改善が見込める期間や状態にあっても，ADL上で何とか行動しやすいように工夫をしなければならない．このような場合は半側空間無視が存在していることを前提にアプローチすることになる．

a．環境調整

無視空間にできるだけ気づき行動しやすくするために環境を整える．車いすの左ブレーキに目印をつけるなどの工夫はよく知られており，他のさまざまな工夫は他書に譲る．理学療法の立場からは，転倒予防や姿勢保持は重要なポイントである．会話場面やベッドの設置では，半側空間無視の改善を視野に入れれば無視側から刺激入力するほうがよいが，患者にとっては混

乱してかえってうまくいかないことも多い．この点については山田規久子氏の著書[209]を参考にしていただきたい．

b．家族教育

患者は無視の病識に乏しい．また注意の散漫さや性急さ，楽観的思考が目立つ．介護する家族は医学的知識に乏しいため，生活上での患者との衝突や精神的疲労が大きい．理学療法士は「このようにしてください」の指示も必要ではあるが，患者がどのような場面で障害がみられ，なぜそのような行動を起こすのかをわかりやすく説明することの義務を負う．

9　半側空間無視に対する介入効果の検証

数多くの治療が開発されているが，明確なコンセンサスが得られるに至るものはない．プリズム順応を筆頭とした感覚－運動刺激が長期効果と ADL への般化に有効なことが示されつつあるが，さまざまな無視のサブタイプに効果を生み出すには，薬物療法を含めた治療法の組み合わせや，新たな治療法の開発が求められている．

明確なコンセンサスが得られない理由としては，研究デザインの質や量の不十分さと統一した評価法やプロトコルの欠落があげられている．一方で，個々の研究では机上検査を用いた短期的な効果のみを示したものが大部分を占める．これらは裏を返せば，半側空間無視の多様性から対象によりアプローチが異なることや，注意機能を神経基盤とすることから注意の覚度を向上させることで短期的には無視が改善するようにみえることを表してもいる．したがって，臨床においてはサブタイプにより治療法を変化させる柔軟性と，研究においては得られた効果が単なる（全般性）注意機能への働きかけではないかという批判的考察が必要といえる．

1　システマティックレビュー

半側空間無視に対する認知リハビリテーション（視覚走査，手がかりやフィードバック，メンタルプラクティス，プリズム順応，アイパッチ，上肢活性）の効果について，Cochrane のレビューでは，2002 年，2007 年，2013 年に報告されている．2002 年のレビューでは，15件の対照研究において使用した机上検査での改善を認めるが，ADL レベルでの効果は不明とし[210]，2007 年のレビューでは，12 件の RCTs（306 例）において机上検査の一部での改善を認めるが，ADL や転帰については効果なしと結論づけている[211]．2013 年の半側空間無視に対する認知リハビリテーションの効果を調査した 23 件の RCTs（628 例）によるレビューでは，机上検査での短期効果に有意差を認めたが，ADL と机上検査における効果の持続および ADL の短期効果では差が認められなかったとしている[212]．ほかに 2006 年に Luauté ら[213]が行ったレビューでは，視覚走査トレーニング，体幹回旋，反復頸部筋振動刺激，メンタルイメージトレーニング，視覚フィードバックトレーニング，プリズム順応が有効であると推奨されている．2013 年に Yang らが行ったレビュー[214]では，12 件の RCTs（277 例）において有効とされたのは，プリズム順応と反復経頭蓋磁気刺激（rTMS）であった．

2 個別治療法の効果検証

a. プリズム順応

プリズム順応は治療効果の有効性が現在最も多く報告されている方法である．非侵襲的で簡単な手続きにより長期的な般化のある効果が報告されており，急性期から慢性期の幅広い範囲で実施できる強力な治療法と思われる．初めて報告したRossettiらの研究[149]では，1セッション（50回のリーチ，3～5分）介入の2時間後に机上テスト（線分二等分試験，抹消試験，模写，読書）で無視の改善が示され，効果が1日継続したことを報告した．後続の研究では効果の範囲が，身体正中定位[215]，視覚探索[216]，時系列判断[217]，視覚言語課題[156]，心的表象[218, 219]，姿勢制御[220, 221]，車いす操作[165, 222]，読書[149, 156]，BITスコア[223]，Barthel Index[224]のような，ADLを含めたレベルまで拡大することが報告されている．また長期的効果についても反復介入で1年以上の持続を認めている[225]．治療概念で述べたように，すべての症例に効果的というわけでなく否定的な報告もある[226～229]．また半側空間無視に併存しやすい空間性ワーキングメモリー[230, 231]，時間的見積もり[232, 233]，持続性注意[234]の各障害には効果が得られにくい．したがって最近では他の治療法（振動刺激[235]，眼球運動トレーニング[236]）との組み合わせが試みられている．

b. 四肢活性化

シングルケーススタディ[237, 238]は，読書，歩容，更衣，掃除，食事，食事の準備で有意な効果を示した．長期効果も一部で示されている[239～241]．視覚走査トレーニングとの併用は機能スキルへの効果の般化が期待されるとの報告がある[242]．RCTsではKalraら[237]が，Barthel Indexでの改善傾向を報告したが，Robertsonら[238]はBarthel Index，Catherene Bergego Scale，BIT行動検査での成績改善は得られなかったとしている．非無視空間での上肢の使用は効果がみられていない[169]．四肢活性化についてはエビデンスが一定していないが，研究間でのデザインの差が大きいことが理由の一つである．主に急性期や回復期での抑制療法（constraint induced therapy）で運動麻痺の治療と同時に半側空間無視の改善をねらう目的での使用が考えられる．

c. フィードバックトレーニング

Luautéら[213]はシステマティックレビューで強いエビデンスがあることを報告している．Söderbackら[204]は，ビデオフィードバックを用いて家事動作の改善が2ヵ月以上続いたと報告した．Thamら[205]もビデオフィードバックにより課題に用いたBaking Tray Taskでの改善が得られたが，他の無視関連症状への般化は得られなかったとしている．Harveyら[243]は，ロッドリフティング課題でランドマークテストが改善したが，BITやBarthel Indexの改善はみられなかったとしている．

d. 頚部筋への経皮的電気刺激・振動刺激

単独治療での効果は一部の研究で長期的な効果を認めるものの[244, 245]，いずれの治療法も，一般的には効果はごく短時間で，機能的な回復には寄与しないとする報告が多く[246～249]，他

の治療法との組み合わせによる有効性が報告されている．Schindler ら[250]は，視覚探索トレーニングのみに比べて反復頸部筋振動刺激と視覚探索トレーニングを組み合わせた方が，読書，身辺動作，空間方向づけで長期の改善があると述べており，他の治療法に併用することで効果の強化をねらう目的での使用が考えられる．

e. 体幹回旋

Spinelli ら[251]は，無視側刺激への反応時間が短縮したと報告した．Wiart ら[252]は，体幹回旋と視覚走査誘導を組み合わせたトレーニングプログラム(Bon Saint Come 法と)で FIM の長期的な(1ヵ月以上)機能的改善を報告した．Fong ら[253]は，体幹回旋単独でもアイパッチ(右単眼もしくは右視野の遮蔽)との併用でも改善はみられなかったとしている．

f. 視覚走査トレーニング

読書や書字のような ADL の改善[254~258]や，車いす操作の改善[259,260]を報告したものがある．Ferreira ら[261]は，メンタルプラクティスに比べて BIT と FIM での成績が優れていたと報告した．一方，Cicerone らのレビュー[262]では，研究に使用した課題での効果は良好であるが ADL への般化はみられないとしている．ADL への般化は用いた課題と類似している場合のみ認められると指摘している研究[263]もあり，特定のスキルをターゲットとした改善には効果があるかもしれない．

g. メンタルプラクティス

半側空間無視患者の身体運動に対してメンタルプラクティスを適用した研究報告は限られる．Smania らによるシングルケーススタディ[184]では，2 名の慢性期重度左半側空間無視患者において ADL 上の機能テストと質問票での改善とトレーニング後 6 ヵ月以上の効果の持続を報告している．全般性認知機能の保持や注意の持続性が必要であることから対象症例が限られる．身体表象トレーニングに応用するのが有益かもしれない．

h. 空間再マッピングトレーニング

Castiello ら[188]は，左無視患者に右空間にある物品を右手でつかむと同時にバーチャルリアリティを用いて左空間に位置するバーチャルな物品をバーチャルな手でつかむ実験手法で，無視空間の物品を正確につかめるようになったことを示した．Neppi-Mòdona ら[264]は，2 例の左半側空間無視患者に固有感覚フィードバックを用いながら近位と遠位の空間での線分二等分課題を行わせたところ，両者の差がなくなったと報告している．Costantini ら[265]は，近位空間のみで無視を示す患者 1 例にレーザーペンを持たせながら，実験者がスティックで遠位空間での線分二等分課題を行うのを観察させたところ，近位空間での無視が改善したことを報告している．

おわりに

理学療法士は治療により運動機能の改善を通じて ADL の改善が求められる．半側空間無視に対する治療の難しさは，内在的な気づきの問題に対して外部からの刺激効果は限られること

にある．注意の操作により一時的な成績の改善は得られたとしてもその効果は持続せず学習もされにくい．連続刺激介入により効果の持続性が図られたとしても，その治療法が直接的に半側空間無視の改善をもたらしているかは不明である．また治療で使用している課題での改善は得られてもADLへの般化は得られにくい．一側（無視側）の空間に注意を向けるというコアな機能の改善ではなく，課題への代償的認知方略を利用しているだけかもしれない．半側空間無視が急性期に多くみられることは，運動麻痺の回復に重要な時期に麻痺側空間あるいは麻痺側身体を行動へ有効に参加させられず運動療法の成果を著しく低減させることや，意識レベルの低下などで認知的介入を施しにくいことになり，その結果として長期的な機能予後を不良にさせる問題につながる．

半側空間無視に対する治療法が確立されていない中では，問題を回避するのではなく試行錯誤しながら対処しなくてはならない．手がかりとするのは，現時点で提唱されている発現メカニズム仮説を検証すること，比較的効果があるとされる治療からヒントを探ること，負荷の高い認知課題を必要としない介入法を試すこと，と思われる．

文献

1) Heilman KM, et al：Neglect and related disorders. Clinical Neuropsychology, 3rd ed, Heilman KM, et al eds, Oxford University Press, New York, 279-336, 1993
2) 石合純夫：病態と診断（特集　半側空間無視）．総合リハ 29：7-13, 2001
3) 網本 和：高次神経機能障害に対する理学療法の可能性と限界．PTジャーナル 39：241-247, 2005
4) Jackson JH：Case of large cerebral tumor without optic neuritis and with left hemiplegia and imperception. Roy Lond Opthal Hosp Rep 8：434-444, 1876
5) Holmes G：Disturbances of vision from cerebral lesions. Br J Ophthalmol 2：253-384, 1931
6) Pineas H：Ein Fall von räumlicher Orientierungsstörung mit Dyschirie. Zeitschrift für die Gesamte Neurologie und Psychiatrie 133：180-195, 1944
7) Paterson A, et al：Disorders of visual space perception associated with lesions of the right cerebral hemisphere. Brain 67：331-358, 1944
8) McFie J, et al：Visualspatial agnosia associated with lesions of the right cerebral hemisphere. Brain 73：167-190, 1950
9) Denny-Brown D, et al：Amorphosynthesis from left parietal lesion. AMA Arch Neurol Psychiatry 71：302-313, 1954
10) Fruhmann Berger M, et al：Time course of eye and head deviation in spatial neglect. Neuropsychology 22：697-702, 2008
11) Howard I：Spatial vision within egocentric and exocentric frames of reference：Pictorial Communication in Virtual and Real Emvironments, 2nd ed, Ellis S ed, CRC Press, Florida, 338-358, 1991
12) Karnath HO, et al：Spatial neglect—a vestibular disorder？ Brain 129 (Pt 2)：293-305, 2006
13) Rousseaux M, et al：Body representations and brain damage. Neurophysiol Clin 44：59-67, 2014
14) 渡辺 学ほか：半側空間無視例の電動車いす操作能力．高次脳機能研 34：46, 2014
15) De Nigris A, et al：Role of visuo-spatial working memory in path integration disorders in neglect. Cortex 49：920-930, 2013
16) Pizzamiglio L：Navigation in neglect patients. The Cognitive and Neural Bases of Spatial Neglect, Karnath HO, et al eds, Oxford University Press, Oxford, 225-230, 2002
17) Guariglia C, et al：Representational neglect and navigation in real space. Neuropsychologia 43：1138-1143, 2005
18) Marshall JC, et al：Blindsight and insight in visuo-spatial neglect. Nature 336：766-767, 1988
19) Halligan PW, et al：Do visual field deficits exacerbate visuo-spatial neglect？ J Neurol Neurosurg Psychiatry 53：487-491, 1990
20) Cassidy TP, et al：The association of visual field deficits and visuo-spatial neglect in acute right-hemisphere stroke patients. Age Ageing 29：257-260, 1999
21) 中里啓子ほか：プリズムレンズ装用による半盲治療．臨眼 55：1134-1138, 2001
22) Jones SA, et al：Improving outcome in stroke patients with visual problems. Age Ageing 35：560-565, 2006
23) Malhotra P, et al：Role of right posterior parietal cortex in maintaining attention to spatial locations over time. Brain 132：645-660, 2009
24) Baddeley AD, et al：Working memory. The Psychology of Learning and Motivation 8：47-89, 1974
25) Baddeley AD：The episodic buffer：A new component of working memory？ Trends Cogn Sci 4：417-423, 2000

26) Awh E, et al：Overlapping mechanisms of attention and spatial working memory. Trends Cogn Sci 5：119-126, 2001
27) Wojciulik E, et al：Spatial working memory deficit in unilateral neglect. Neuropsychologia 39：390-396, 2001
28) Vuilleumier P, et al：Impaired perceptual memory of locations across gaze-shifts in patients with unilateral spatial neglect. J Cogn Neurosci 19：1388-1406, 2007
29) Malhotra P, et al：Spatial working memory capacity in unilateral neglect. Brain 128：424-435, 2005
30) Ferber S, et al：Lost in space—the fate of memory representations for non-neglected stimuli. Neuropsychologia 44：320-325, 2006
31) Oldfield RC：The assessment and analysis of handedness：The Edinburgh Inventory. Neuropsychologia 9：97-112, 1971
32) 佐藤睦子ほか：半側空間失認：検査法および発生機序についての考察. 脳神経 35：403-408, 1983
33) Schenkenberg T, et al：Line bisection and unilateral visual neglect in patients with neurologic impairment. Neurology 30：509-517, 1980
34) 二木淑子：半側無視の評価. 総合リハ 24：1157-1161, 1996
35) Albert ML：A simple test of visual neglect. Neurology 23：658-664, 1973
36) Halligan PW, et al：Visuospatial neglect：underlying factors and test sensitivity. Lancet 2：908-911, 1989
37) 石合純夫：BIT 行動性無視検査日本版. 新興医学出版, 東京, 1999
38) Stone SP, et al：The assessment of visuo-apatial neglect. J Neuro Neurosurg Psychiatry 54：345-350, 1991
39) Bergego C, et al：Validation d'une échelle d'évaluation fonctionnelle de l'héminégligence dans la vie quotidienne：l'échelle CB. Annales de Réadaptation et de Médecine Physique 38：183-189, 1995
40) Azouvi P, et al：Behavioral assessment of unilateral neglect：study of the psychometric properties of the Catherine Bergego Scale. Arch Phys Med Rehabil 84：51-57, 2003
41) 長山洋史ほか：日常生活上での半側無視評価法 Catherine Bergego Scale の信頼性, 妥当性の検討. 総合リハ 39：373-380, 2011
42) Fiorelli M, et al：PET studies of cortical diaschisis in patients with motor hemi-neglect. J Neurol Sci 104：135-142, 1991
43) Fischer MH, et al：Perceiving numbers causes spatial shifts of attention. Nat Neurosci 6：555-556, 2003
44) Umiltà C, et al：The spatial representation of numbers：evidence from neglect and pseudoneglect. Exp Brain Res 192：561-569, 2009
45) Malhotra P, et al：Spatial working memory capacity in unilateral neglect. Brain 128：424-435, 2005
46) Halligan PW, et al：The history and clinical presentation of neglect：Unilateral Neglect Clinical and Experimental Studies, Marshall J, et al eds, Lawrence Erlbaum Associates LTD, Publishers, Hove, 3-25, 1993
47) Kinsella G, et al：Acute recovery patterns in stroke patients. Med J Aust 2：663-666, 1980
48) Denes G, et al：Unilateral spatial neglect and recovery from hemiplegia：a follow-up study. Brain 105：543-552, 1982
49) Edmans J, et al：The frequency of perceptual deficits after stroke. Clin Rehabil 1：273-284, 1987
50) Bowen A, et al：Reasons for variability in the reported rate of occurrence of unilateral spatial neglect after stroke. Stroke 30：1196-1202, 1999
51) Hier DB, et al：Behavioral abnormalities after right hemisphere stroke. Neurology 33：337-344, 1983
52) Stone SP, et al：The incidence of neglect phenomena and related disorders in patients with an acute right or left hemisphere stroke. Age Ageing 22：46-52, 1993
53) Kleinman JT, et al：Gender differences in unilateral spatial neglect within 24 hours of ischemic stroke. Brain Cogn 68：49-52, 2008
54) Katz N, et al：Functional disability and rehabilitation outcome in right hemisphere damaged patients with and without unilateral spatial neglect. Arch Phys Med Rehabil 80：379-384, 1999
55) Samuelsson H, et al：Anatomical and neurological correlates of acute and chronic visuospatial neglect following right hemisphere stroke. Cortex 33：271-285, 1997
56) Farnè A, et al：Patterns of spontaneous recovery of neglect and associated disorders in acute right brain-damaged patients. J Neurol Neurosurg Psychiatry 75：1401-1410, 2004
57) Fullerton KJ, et al：Albert's test：a neglected test of perceptual neglect. Lancet 1：430-432, 1986
58) Jehkonen M, et al：Visual neglect as a predictor of functional outcome one year after stroke. Acta Neurol Scand 101：195-201, 2000
59) Kalra L, et al：The influence of visual neglect on stroke rehabilitation. Stroke 28：1386-1391, 1997
60) Stone SP, et al：Measuring visual neglect in acute stroke and predicting its recovery：the visual neglect recovery index. J Neurol Neurosurg Psychiatry 55：431-436, 1992
61) Demeyere N, et al：Egocentric and allocentric neglect after right and left hemisphere lesions in a large scale neglect study of acute stroke patients：Prevalence and recovery. J Vis 15：179, 2015
62) 渡辺 学ほか：交叉性失語と半側空間無視合併例に対するプリズム適応の効果. 理療科 22：167-170, 2007
63) 前島伸一郎ほか：半側空間無視 責任病巣. 総合リハ 29：15-21, 2001
64) Heilman KM, et al：Neglect and related disorders. Semin Neurol 20：463-470, 2000
65) Buxbaum LJ, et al：Hemispatial neglect：Subtypes, neuroanatomy, and disability. Neurology 62：749-756, 2004
66) Redding GM, et al：Prism adaptation and unilateral

neglect : review and analysis. Neuropsychologia 44 : 1-20, 2006
67) Arene NU, et al : Rehabilitation of unilateral spatial neglect and neuroimaging. Eura Medicophys 43 : 255-269, 2007
68) Zoccolotti P, et al : Good recovery in visual scanning in a patient with persistent anosognosia. Int J Neurosci 63 : 93-104, 1992
69) Cherney LR, et al : Recovery of functional status after right hemisphere stroke : relationship with unilateral neglect. Arch Phys Med Rehabil 82 : 322-328, 2001
70) 豊田章宏ほか：脳卒中急性期から亜急性期にかけての半側空間無視の臨床経過と予後予測．リハ医 37：508-516, 2000
71) 前島伸一郎ほか：半側空間無視を呈した脳出血患者の検討．リハ医 31：391-397, 1994
72) 石合純夫ほか：行為・認知機能障害とリハビリテーション 半側空間．Modern Physician 21：270-273, 2001
73) Kerkhoff G, et al : Rehabilitation of neglect : an update. Neuropsychologia 50 : 1072-1079, 2012
74) Nijboer TC, et al : Time course of visuospatial neglect early after stroke : a longitudinal cohort study. Cortex 49 : 2021-2027, 2013
75) Pérennou D : Postural disorders and spatial neglect in stroke patients : a strong association. Restor Neurol Neurosci 24 : 319-334, 2006
76) van Nes IJ, et al : Is visuospatial hemineglect really a determinant of postural control following stroke? An acute-phase study. Neurorehabil Neural Repair 23 : 609-614, 2009
77) Nijboer TC, et al : The impact of recovery of visuospatial neglect in motor recovery of the upper paretic limb after stroke. PLoS One 9 : 20, 2014
78) Giaquinto S, et al : On the prognosis of outcome after stroke. Acta Neurol Scand 100 : 202-208, 1999
79) Vallar G, et al : Motor deficits and optokinetic stimulation in patients with left hemineglect. Neurology 49 : 1364-1370, 1997
80) Paolucci S, et al : Facilitatory effect of neglect rehabilitation on the recovery of left hemiplegic stroke patients : a cross-over study. J Neurol 243 : 308-314, 1996
81) Barrett AM, et al : Spatial cognitive rehabilitation and motor recovery after stroke. Curr Opin Neurol 27 : 653-658, 2014
82) Paolucci S, et al : The role of unilateral spatial neglect in rehabilitation of right brain-damaged ischemic stroke patients : a matched comparison. Arch Phys Med Rehabil 82 : 743-749, 2001
83) Di Monaco M, et al : Severity of unilateral spatial neglect is an independent predictor of functional outcome after acute inpatient rehabilitation in individuals with right hemispheric stroke. Arch Phys Med Rehabil 92 : 1250-1256, 2011
84) Nijboer T, et al : Predicting functional outcome after stroke : the influence of neglect on basic activities in daily living. Front Hum Neurosci 7 : 182, 2013
85) Jehkonen M, et al : Impact of neglect on functional outcome after stroke : a review of methodological issues and recent research findings. Restor Neurol Neurosci 24 : 209-215, 2006
86) Gillen R, et al : Unilateral spatial neglect : relation to rehabilitation outcomes in patients with right hemisphere stroke. Arch Phys Med Rehabil 86 : 763-767, 2005
87) Oh-Park M, et al : Severity of spatial neglect during acute inpatient rehabilitation predicts community mobility after stroke. PMR 6 : 716-722, 2014
88) Czernuszenko A, et al : Risk factors for falls in stroke patients during inpatient rehabilitation. Clin Rehabil 23 : 176-188, 2009
89) Corbetta M, et al : Spatial neglect and attention networks. Annu Rev Neurosci 34 : 569-599, 2011
90) Battersby WS, et al : Unilateral 'spatial agnosia' ('inattention') in patients with cerebral lesions. Brain 79 : 68-93, 1956
91) Rosenberger, PB : Discriminative aspects of visual hemi inattention. Neurology 24 : 17-23, 1974
92) McFie J, et al : Visual-spatial agnosia associated with lesions of the right cerebral hemisphere. Brain 73 : 167-190, 1950
93) Hécaen H : Aphasic, apraxic and agnosic syndromes in right and left hemispheric lesions. Handbood of Clinical Neurology, Vol 4, Vinken PJ, et al eds, North Holland, Amsterdam, 291-311, 1969
94) Chedru F : Space representation in unilateral spatial neglect. J Neurol Neurosurg Psychiatry 38 : 1057-1061, 1976
95) De Renzi E, et al : Conjugate gaze paresis in stroke patients with unilateral damage. An unexpected instance of hemispheric asymmetry. Arch Neurol 39 : 482-486, 1982
96) Bisiach E, et al : Unilateral neglect of representational space. Cortex 14 : 129-133, 1978
97) Battersby WS, et al : Unilateral spatial agnosia (inattention) in patients with cerebral lesions. Brain 79 : 68-93, 1956
98) Denny-Brown D, et al : The significance of perceptual rivalry resulting from parietal lesion. Brain 75 : 433-471, 1952
99) Heilman KM, et al : A unilateral memory defect. J Neurol Neurosurg Psychiatry 37 : 790-793, 1974
100) Heilman KM, et al : Mechanisms underlying hemispatial neglect. Ann Neurol 5 : 166-170, 1979
101) Samuels I, et al : Visual memory deficits following cortical and limbic lesions I effect of field of presentatation. Physiol Behav 6 : 447-452, 1971
102) Kinsbourne M : Hemineglect and hemisphere rivalry. Adv Neurol 18 : 41-49, 1977
103) Mesulam MM : A cortical network for directed attention and unilateral neglect. Ann Neurol 10 : 309-325, 1981
104) Mesulam MM : Spatial attention and neglect : parietal, frontal and cingulate contributions to the mental

representation and attentional targeting of salient extrapersonal events. Philos Trans R Soc Lond B Biol Sci 354：1325-1346, 1999

105）Corbetta M, et al：Voluntary orienting is dissociated from target detection in human posterior parietal cortex. Nat Neurosci 3：292-297, 2000

106）Merriam EP, et al：Spatial updating in human parietal cortex. Neuron 39：361-373, 2003

107）Galati G, et al：Multiple reference frames used by the human brain for spatial perception and memory. Exp Brain Res 206：109-120, 2010

108）Sheremata SL, et al：Hemispheric asymmetry in visuotopic posterior parietal cortex emerges with visual short-term memory load. J Neurosci 30：12581-12588, 2010

109）Sylvester CM, et al：Asymmetry of anticipatory activity in visual cortex predicts the locus of attention and perception. J Neurosci 27：14424-14433, 2007

110）He BJ, et al：Breakdown of functional connectivity in frontoparietal networks underlies behavioral deficits in spatial neglect. Neuron 53：905-918, 2007

111）Bressler SL, et al：Top-down control of human visual cortex by frontal and parietal cortex in anticipatory visual spatial attention. J Neurosci 28：10056-10061, 2008

112）Vuilleumier P, et al：Abnormal attentional modulation of retinotopic cortex in parietal patients with spatial neglect. Curr Biol 18：1525-1529, 2008

113）Shulman GL, et al：Interaction of stimulus-driven reorienting and expectation in ventral and dorsal frontoparietal and basal ganglia-cortical networks. J Neurosci 29：4392-4407, 2009

114）Husain M, et al：Non-spatially lateralized mechanisms in hemispatial neglect. Nat Rev Neurosci 4：26-36, 2003

115）Corbetta M, et al：Control of goal-directed and stimulus-driven attention in the brain. Nat Rev Neurosci 3：201-215, 2002

116）Howes D, et al：Simple reaction time：evidence for focal impairment from lesions of the right hemisphere. Brain 98：317-332, 1975

117）Malhotra P, et al：Role of right posterior parietal cortex in maintaining attention to spatial locations over time. Brain 132：645-660, 2009

118）Stevens MC, et al：Hemispheric differences in hemodynamics elicited by auditory oddball stimuli. Neuroimage 26：782-792, 2005

119）Shulman GL, et al：Right hemisphere dominance during spatial selective attention and target detection occurs outside the dorsal frontoparietal network. J Neurosci 30：3640-3651, 2010

120）Rueckert L, et al：Sustained attention deficits in patients with right frontal lesions. Neuropsychologia 34：953-963, 1996

121）Robertson IH, et al：Auditory sustained attention is a marker of unilateral spatial neglect. Neuropsychologia 35：1527-1532, 1997

122）Coull JT, et al：Monitoring for target objects：activation of right frontal and parietal cortices with increasing time on task. Neuropsychologia 36：1325-1334, 1998

123）Posner MI, et al：Effects of parietal injury on covert orienting of attention. J Neurosci 4：1863-1874, 1984

124）Rengachary J, et al：A behavioral analysis of spatial neglect and its recovery after stroke. Front Hum Neurosci 5：29, 2011

125）Fox MD, et al：Spontaneous neuronal activity distinguishes human dorsal and ventral attention systems. Proc Natl Acad Sci U S A 103：10046-10051, 2006

126）Asplund CL, et al：A central role for the lateral prefrontal cortex in goal-directed and stimulus-driven attention. Nat Neurosci 13：507-512, 2010

127）He BJ, et al：Breakdown of functional connectivity in frontoparietal networks underlies behavioral deficits in spatial neglect. Neuron 53：905-918, 2007

128）Corbetta M, et al：Neural basis and recovery of spatial attention deficits in spatial neglect. Nat Neurosci 8：1603-1610, 2005

129）Redding GM, et al：Prism adaptation and unilateral neglect：review and analysis. Neuropsychologia 44：1-20, 2006

130）Bisiach E：Unilateral neglect of representational space. Cortex 14：129-133, 1978

131）Meador KJ, et al：Remote memory and neglect syndrome. Neurology 37：522-526, 1987

132）Bisiach E：Perceptual and premotor factors of unilateral beglect. Neurology 40：1278-1281, 1990

133）Tegner R：Through a looking glass. A new technique to demonstrate directional hypokinesia in unilateral neglect. Brain 114：1943-1951, 1991

134）Robertson IH：Do we need the "lateral" in unilateral neglect? Spatially nonselective attention deficits in unilateral neglect and their implications for rehabilitation. Neuroimage 14：S85-S90, 2001

135）Ishiai S, et al：Improvement of unilateral spatial neglect with numbering. Neurology 40：1395-1398, 1990

136）Vallar G, et al：The anatomy of unilateral neglect after right-hemisphere stroke lesions. A clinical/CT-scan correlation study in man. Neuropsychologia 24：609-622, 1986

137）Driver J, et al：Parietal neglect and visual awareness. Nat Neurosci 1：17-22, 1998

138）Karnath HO, et al：Spatial awareness is a function of the temporal not the posterior parietal lobe. Nature 411：950-953, 2001

139）Rizzolatti G, et al：Selective spatial attention：One center, one circuit, or many circuits? Attention and Performance XI, Posner MI, et al eds, Lawrene Erlbaum, Hillsdale, 251-265, 1985

140）Committeri G, et al：Neural bases of personal and extrapersonal neglect in humans. Brain 130：431-441, 2007

141）Verdon V, et al：Neuroanatomy of hemispatial neglect and its functional components：a study using voxel-based lesion-symptom mapping. Brain 133：

880-894, 2010
142) Thiebaut de Schotten M, et al：Direct evidence for a parietal-frontal pathway subserving spatial awareness in humans. Science 309：2226-2228, 2005
143) Bartolomeo P, et al：Left unilateral neglect as a disconnection syndrome. Cereb Cortex 17：2479-2490, 2007
144) Thiebaut de Schotten M, et al：Damage to white matter pathways in subacute and chronic spatial neglect：a group study and 2 single-case studies with complete virtual "in vivo" tractography dissection. Cereb Cortex 24：691-706, 2014
145) Vallar G, et al：Cerebral correlates of visuospatial neglect：a direct cerebral stimulation study. Hum Brain Mapp 35：1334-1350, 2014
146) Urbanski M, et al：DTI-MR tractography of white matter damage in stroke patients with neglect. Exp Brain Res 208：491-505, 2011
147) Lunven M, er al：White matter lesional predictors of chronic visual neglect：a longitudinal study. Brain 389：746-760, 2015
148) Robertson IH：Cognitive rehabilitation：attention and neglect. Trends Cogn Sci 3：385-393, 1999
149) Rossetti Y, et al：Prism adaptation to a rightward optical deviation rehabilitates left hemispatial neglect. Nature 395：166-169, 1998
150) Jacquin-Courtois S, et al：Rehabilitation of spatial neglect by prism adaptation：a peculiar expansion of sensorimotor after-effects to spatial cognition. Neurosci Biobehav Rev 37：594-609, 2013
151) Mancuso M, et al：Clinical application of prismatic lenses in the rehabilitation of neglect patients. A randomized controlled trial. Eur J Phys Rehabil Med 48：197-208, 2012
152) Fortis P, et al：Rehabilitating patients with left spatial neglect by prism exposure during a visuomotor activity. Neuropsychology 24：681-697, 2010
153) Redding GM, et al：Applications of prism adaptation：a tutorial in theory and method. Neurosci Biobehav Rev 29：431-444, 2005
154) Pisella L, et al：Dissociated long lasting improvements of straight-ahead pointing and line bisection tasks in two hemineglect patients. Neuropsychologia 40：327-334, 2002
155) Rode G, et al：Neglect and prism adaptation：a new therapeutic tool for spatial cognition disorders. Restor Neurol Neurosci 24：347-356, 2006
156) Farnè A, et al：Ameliorating neglect with prism adaptation：visuo-manual and visuo-verbal measures. Neuropsychologia 40：718-729, 2002
157) Frassinetti F, et al：Long-lasting amelioration of visuospatial neglect by prism adaptation. Brain 125：608-623, 2002
158) Serino A, et al：Neglect treatment by prism adaptation：what recovers and for how long. Neuropsychol Rehabil 17：657-687, 2007
159) Shiraishi H, et al：Long-term effects of prism adaptation on chronic neglect after stroke. NeuroRehabilitation 23：137-151, 2008
160) Mizuno K, et al：Prism adaptation therapy enhances rehabilitation of stroke patients with unilateral spatial neglect：a randomized, controlled trial. Neurorehabil Neural Repair 25：711-720, 2011
161) McIntosh RD, et al：Prism adaptation improves chronic visual and haptic neglect：a single case study. Cortex 38：309-320, 2002
162) Rode G, et al：Bottom-up transfer of sensory-motor plasticity to recovery of spatial cognition：visuomotor adaptation and spatial neglect. Prog Brain Res 142：273-287, 2003
163) Humphreys GW, et al：Long-term effects of prism adaptation in chronic visual neglect：A single case study. Cogn Neuropsychol 23：463-478, 2006
164) Nys GM, et al：Acute neglect rehabilitation using repetitive prism adaptation：a randomized placebo-controlled trial. Restor Neurol Neurosci 26：1-12, 2008
165) Watanabe S, et al：Generalization of prism adaptation for wheelchair driving task in patients with unilateral spatial neglect. Arch Phys Med Rehabil 91：443-447, 2010
166) Striemer C, et al：Bilateral parietal lesions disrupt the beneficial effects of prism adaptation：evidence from a patient with optic ataxia. Exp Brain Res 187：295-302, 2008
167) Serino A, et al：Mechanisms underlying neglect recovery after prism adaptation. Neuropsychologia 44：1068-1078, 2006
168) Vangkilde S, et al：Finding Wally：prism adaptation improves visual search in chronic neglect. Neuropsychologia 48：1994-2004, 2010
169) Robertson IH, et al：Spatiomotor cueing in unilateral left neglect：three case studies of its therapeutic effects. J Neurol Neurosurg Psychiatry 55：799-805, 1992
170) Robertson IH, et al：Active and passive activation of left limbs：influence on visual and sensory neglect. Neuropsychologia 31：293-300, 1993
171) Robertson IH, et al：One hand is better than two：motor extinction of left hand advantage in unilateral neglect. Neuropsychologia 32：1-11, 1994
172) Robertson IH, et al：Phasic alerting of neglect patients overcomes their spatial deficit in visual awareness. Nature 395：169-172, 1998
173) Robertson IH, et al：The intention to act improves unilateral left neglect：two demonstrations. Neuroreport 7：246-248, 1995
174) Ramachandran VS, et al：Can mirrors alleviate visual hemineglect? Med Hypotheses 52：303-305, 1999
175) Watanabe S, et al：Mirror approach for the patients with unilateral spatial neglect and mirror agnosia. J Phys Ther Sci 19：73-76, 2007
176) Karnath HO, et al：Decrease of contralateral neglect by neck muscle vibration and spatial orientation of trunk midline. Brain 116：383-396, 1993
177) Karnath HO：Transcutaneous electrical stimulation

and vibration of neck muscles in neglect. Exp Brain Res 105：321-324, 1995
178) Vallar G, et al：Improvement of left visuo-spatial hemineglect by left-sided transcutaneous electrical stimulation. Neuropsychologia 33：73-82, 1995
179) Saevarsson S, et al：Strength in numbers：combining neck vibration and prism adaptation produces additive therapeutic effects in unilateral neglect. Neuropsychol Rehabil 20：704-724, 2010
180) Karnath HO, et al：Trunk orientation as the determining factor of the 'contralateral' deficit in the neglect syndrome and as the physical anchor of the internal representation of body orientation in space. Brain 114：1997-2014, 1991
181) Robertson IH, et al：Rehabilitation of brain damage：brain plasticity and principles of guided recovery. Psychol Bull 125：544-575, 1999
182) Weinberg J, et al：Visual scanning training effect on reading-related tasks in right brain damage. Arch Phys Med Rehabil 58：479-486, 1977
183) Young GC, et al：Effect of pairing scanning training with block design training in the remediation of perceptual problems in left hemiplegics. J Clin Neuropsychol 5：201-212, 1983
184) Smania N, et al：Visuomotor imagery and rehabilitation of neglect. Arch Phys Med Rehabil 78：430-436, 1997
185) Farnè A, et al：Dynamic size-change of hand peripersonal space following tool use. Neuroreport 11：1645-1649, 2000
186) Robertson IH, et al：Microcomputer-based rehabilitation for unilateral left visual neglect：a randomized controlled trial. Arch Phys Med Rehabil 71：663-668, 1990
187) Webster JS, et al：Computer-assisted training for improving wheelchair mobility in unilateral neglect patients. Arch Phys Med Rehabil 82：769-775, 2001
188) Castiello U, et al：Improving left hemispatial neglect using virtual reality. Neurology 62：1958-1962, 2004
189) Katz N, et al：Interactive virtual environment training for safe street crossing of right hemisphere stroke patients with unilateral spatial neglect. Disabil Rehabil 27：1235-1243, 2005
190) Ansuini C, et al：Virtual reality applications for the remapping of space in neglect patients. Restor Neurol Neurosci 24：431-441, 2006
191) Kim J, et al：Virtual environment training system for rehabilitation of stroke patients with unilateral neglect：crossing the virtual street. Cyberpsychol Behav 10：7-15, 2007
192) Sedda A, et al：Using virtual reality to rehabilitate neglect. Behav Neurol 26：183-185, 2013
193) van Kessel ME, et al：Visual scanning training for neglect after stroke with and without a computerized lane tracking dual task. Front Hum Neurosci 7：358, 2013
194) Robertson IH, et al：Sustained attention training for unilateral neglect：theoretical and rehabilitation implications. J Clin Exp Neuropsychol 17：416-430, 1995
195) 渕　雅子ほか：左半側無視患者に対する神経発達的治療(ボバース法)の試み─2症例を通して─．作業療法 10：253-263, 1991
196) 宮本省三：片麻痺─バビンスキーからペルフェッティへ．協同医書出版社．東京，454-456, 2014
197) 宮本省三：片麻痺─バビンスキーからペルフェッティへ．協同医書出版社．東京，456-462, 2014
198) Chaudhari A, et al：Midline body actions and leftward spatial "aiming" in patients with spatial neglect. Front Hum Neurosci 9：393, 2015
199) 大東祥孝：病態失認と身体意識．高次脳機能研（旧 失語症研究）32：446-452, 2012
200) Diller L, et al：Hemi-inattention in rehabilitation：the evolution of a rational remediation program. Adv Neurol 18：63-82, 1977
201) Kerkhoff G, et al：Smooth pursuit eye movement training promotes recovery from auditory and visual neglect：a randomized controlled study. Neurorehabil Neural Repair 27：789-798, 2013
202) Kerkhoff G, et al：Smooth pursuit "bedside" training reduces disability and unawareness during the activities of daily living in neglect：A randomized controlled trial. Neurorehabil Neural Repair 28：554-563, 2014
203) 長野友里：高次脳機能障害の awareness．高次脳機能研（旧 失語症研究）32：433-437, 2012
204) Söderback I, et al：Video feedback in occupational therapy：its effects in patients with neglect syndrome. Arch Phys Med Rehabil 73：1140-1146, 1992
205) Tham K, et al：Video feedback in the rehabilitation of patients with unilateral neglect. Arch Phys Med Rehabil 78：410-413, 1997
206) 石合純夫：半側空間無視．J Clin Rehabil 18：782-789, 2009
207) Sinanaj I, et al：Inter-individual variability in metacognitive ability for visuomotor performance and underlying brain structures. Conscious Cogn 36：327-337, 2015
208) Punt TD, et al：Modulating wheelchair navigation in patients with spatial neglect. Neuropsychol Rehabil 21：367-382, 2011
209) 山田規久子：壊れた脳 生存する知．角川学芸出版，東京，2009
210) Bowen A, et al：Cognitive rehabilitation for spatial neglect following stroke. Cochrane Database Syst Rev 2：CD003586, 2002
211) Bowen A, et al：Cognitive rehabilitation for spatial neglect following stroke. Cochrane Database Syst Rev 2：CD003586, 2007
212) Bowen A, et al：Cognitive rehabilitation for spatial neglect following stroke. Cochrane Database Syst Rev 7：CD003586, 2013
213) Luauté J, et al：Visuo-spatial neglect：a systematic review of current interventions and their effectiveness. Neurosci Biobehav Rev 30：961-982, 2006
214) Yang NY, et al：Rehabilitation interventions for uni-

215) Pisella L, et al：Dissociated long lasting improvements of straight-ahead pointing and line bisection tasks in two hemineglect patients. Neuropsychologia 40：327-334, 2002
216) Ferber S, et al：Eye movements tell only half the story. Neurology 60：1826-1829, 2003
217) Berberovic N, et al：Prismatic adaptation reduces biased temporal order judgements in spatial neglect. Neuroreport 15：1199-1204, 2004
218) Rode G, et al：Improvement of mental imagery after prism exposure in neglect：a case study. Behav Neurol 11：251-258, 1998
219) Rossetti Y, et al：Does action make the link between number and space representation? Visuo-manual adaptation improves number bisection in unilateral neglect. Psychol Sci 15：426-430, 2004
220) Tilikete C, et al：Prism adaptation to rightward optical deviation improves postural imbalance in left-hemiparetic patients. Curr Biol 11：524-528, 2001
221) 渡辺 学ほか：半側空間無視の姿勢バランスに対するプリズム順応の影響．日私立医大理療会誌 24：21-24, 2006
222) Jacquin-Courtois S, et al：Wheel-chair driving improvement following visuo-manual prism adaptation. Cortex 44：90-96, 2008
223) Rode G, et al：Long-term sensorimotor and therapeutical effects of a mild regime of prism adaptation in spatial neglect. A double-blind RCT essay. Ann Phys Rehabil Med 58：40-53, 2015
224) Shiraishi H, et al：Prism intervention helped sustainability of effects and ADL performances in chronic hemispatial neglect：a follow-up study. NeuroRehabilitation 27：165-172, 2010
225) Humphreys GW, et al：Long-term effects of prism adaptation in chronic visual neglect：A single case study. Cogn Neuropsychol 23：463-478, 2006
226) Rousseaux M, et al：Ineffectiveness of prism adaptation on spatial neglect signs. Stroke 37：542-543, 2006
227) Fortis P, et al：Rehabilitating patients with left spatial neglect by prism exposure during a visuomotor activity. Neuropsychology 24：681-697, 2010
228) Barrett AM, et al：Prism adaptation for spatial neglect after stroke：translational practice gaps. Nat Rev Neurol 8：567-577, 2012
229) Newport R, et al：Prisms and neglect：what have we learned? Neuropsychologia 50：1080-1091, 2012
230) Husain M, et al：Impaired spatial working memory across saccades contributes to abnormal search in parietal neglect. Brain 124：941-952, 2001
231) Danckert J, et al：Revisiting unilateral neglect. Neuropsychologia 44：987-1006, 2006
232) Danckert J, et al：Neglected time：impaired temporal perception of multisecond intervals in unilateral neglect. J Cogn Neurosci 19：1706-1720, 2007
233) Merrifield C, et al：Multimodal temporal perception deficits in a patient with left spatial neglect. Cogn Neurosci 1：244-253, 2010
234) Facchin A, et al：Prismatic adaptation in the rehabilitation of neglect patients：does the specific procedure matter? Front Hum Neurosci 7：137, 2013
235) Saevarsson S, et al：Strength in numbers：combining neck vibration and prism adaptation produces additive therapeutic effects in unilateral neglect. Neuropsychol Rehabil 20：704-724, 2010
236) Keller I, et al：Combination of pursuit eye movement training with prism adaptation and arm movements in neglect therapy：a pilot study. Neurorehabil Neural Repair 23：58-66, 2009
237) Kalra L, et al：The influence of visual neglect on stroke rehabilitation. Stroke 28：1386-1391, 1997
238) Robertson IH, et al：Rehabilitation by limb activation training reduces left-sided motor impairment in unilateral neglect patients：a single-blind randomised control trial. Neuropsychol Rehabil 12：439-454, 2002
239) Worthington AD：Cueing strategies in neglect dyslexia. Neuropsychol Rehabil 6：1-17, 1996
240) Samuel C, et al：Rehabilitation of very severe unilateral neglect by visuo-spatio-motor cueing：two single case studies. Neuropsychol Rehabil 10：385-399, 2000
241) Wilson FC, et al：The effect of contralesional limb activation training and sustained attention training for self-care programmes in unilateral spatial neglect. Restor Neurol Neuros 16：1-4, 2000
242) Brunila T, et al：Experiences of combined visual training and arm activation in the rehabilitation of unilateral visual neglect (a clinical study). Neuropsychol Rehabil 12：27-40, 2002
243) Harvey M, et al：The effects of visuomotor feedback training on the recovery of hemispatial neglect symptoms：assessment of a 2-week and follow-up intervention. Neuropsychologia 41：886-893, 2003
244) Pitzalis S, et al：Transcutaneous electrical nerve stimulation effects on neglect：a visual-evoked potential study. Front Hum Neurosci 7：111, 2013
245) Johannsen L, et al：Lasting amelioration of spatial neglect by treatment with neck muscle vibration even without concurrent training. J Rehabil Med 35：249-253, 2003
246) Rubens AB. Caloric stimulation and unilateral visual neglect. Neurology 35：1019-1024, 1985
247) Rode G, et al：Improvement of the motor deficit of neglect patients through vestibular stimulation：evidence for a motor neglect component. Cortex 34：253-261, 1998
248) Guariglia C, et al：TENS modulates spatial reorientation in neglect patients. Neuroreport 11：1945-1948, 2000
249) Pérennou DA, et al：Transcutaneous electric nerve stimulation reduces neglect-related postural instability after stroke. Arch Phys Med Rehabil 82：440-448,

2001
250) Schindler I, et al：Neck muscle vibration induces lasting recovery in spatial neglect. J Neurol Neurosurg Psychiatry 73：412-419, 2002
251) Spinelli D, et al：Visual evoked potentials are affected by trunk rotation in neglect patients. Neuroreport 7：553-556, 1996
252) Wiart L, et al：Unilateral neglect syndrome rehabilitation by trunk rotation and scanning training. Arch Phys Med Rehabil 78：424-429, 1997
253) Fong KN, et al：The effect of voluntary trunk rotation and half-field eye-patching for patients with unilateral neglect in stroke：a randomized controlled trial. Clin Rehabil 21：729-741, 2007
254) Antonucci G, et al：Effectiveness of neglect rehabilitation in a randomized group study. J Clin Exp Neuropsychol 17：383-389, 1995
255) Gordon WA, et al：Perceptual remediation in patients with right brain damage：a comprehensive program. Arch Phys Med Rehabil 66：353-359, 1985
256) Paolucci S, et al：Facilitatory effect of neglect rehabilitation on the recovery of left hemiplegic stroke patients：a cross-over study. J Neurol 243：308-314, 1996
257) Weinberg J, et al：Visual scanning training effect on reading-related tasks in acquired right brain damage. Arch Phys Med Rehabil 58：479-486, 1977
258) Young GC, et al：Effect of pairing scanning training with block design training in the remediation of perceptual problems in left hemiplegics. J Clin Neuropsychol 5：201-212, 1983
259) Webster JS, et al：Visual scanning training with stroke patients. Behav Ther 15：129-143, 1984
260) Webster JS, et al：Computer-assisted training for improving wheelchair mobility in unilateral neglect patients. Arch Phys Med Rehabil 82：769-775, 2001
261) Ferreira HP, et al：Is visual scanning better than mental practice in hemispatial neglect? Results from a pilot study. Top Stroke Rehabil 18：155-161, 2011
262) Cicerone KD, et al：Evidence-based cognitive rehabilitation：recommendations for clinical practice. Arch Phys Med Rehabil 81：1596-1615, 2000
263) Fanthome Y, et al：The treatment of visual neglect using feedback of eye movements：a pilot study. Disabil Rehabil 17：413-417, 1995
264) Neppi-Mòdona M, et al：Bisecting lines with different tools in right brain damaged patients：the role of action programming and sensory feedback in modulating spatial remapping. Cortex 43：397-410, 2007
265) Costantini M, et al：When a laser pen becomes a stick：remapping of space by tool-use observation in hemispatial neglect. Exp Brain Res 232：3233-3241, 2014

IV 失行に対する理学療法

麻痺や感覚障害では説明できない
行為の障害の理解と理学療法介入

信迫悟志

1 失行とは

失行とは，学習(習慣化)された意図的運動が遂行できない状態と定義[1]され，麻痺や失調，不随意運動などの運動機能障害，視覚・聴覚・体性感覚などの要素的感覚障害，失語などによる理解障害，失認(視覚失認，身体部位失認，身体失認，病態失認)，認知症，意味記憶障害，注意障害，半側空間無視などに起因しない行為の障害である．

2 失行の分類

1 Liepmann の古典的失行分類

失行は，Liepmann[1]が，1900年台初頭の論文の中で記載することにより，症候学の中に登場した．Liepmann は，症候と病巣の対比から，左半球の角回(下頭頂小葉後方部，Brodmann area 39野)には，学習された習熟行為に関する記憶(観念企図，運動形式)が存在し，一方で両半球の一次感覚運動野には反対肢を動かす運動記憶(運動記憶)があると説明した．また失行を運動失行と観念失行に分類し，さらに運動失行を観念運動失行と肢節運動失行に分類した．この3つの症候が，古典的失行とされている．そして，Liepmann は，観念失行が左半球角回に存在する「観念企図」の損傷で生じ，肢節運動失行が両半球の一次感覚運動野に存在する「運動記憶」の損傷で生じるとした．また観念運動失行は，「観念企図」(左半球角回)と「運動記憶」(両半球一次感覚運動野)との連絡が，左半球縁上回(下頭頂小葉前方部，Brodmann area 40野)・上頭頂小葉(Brodmann area 5・7野)の損傷で絶たれることによって生じるとした(図1)．また水平図式を示し，一側性(左手)や両側性(両手)に失行が出現する理由を説明した(図2)．

しかしながら，この「観念企図」の実態が不明であり，何を意味した名称なのか曖昧なため，その後の失行研究に影響を与えた．すなわち Liepmann は，観念失行では個々の行為も障害されるが，複数物品の系列化の障害を重視し，行為が行われない(無反応)，省略や順序の誤りが生じるとした．そして観念運動失行は，物品を使用しない単純な動作や単一物品を使用する運動が，言語指示，模倣，物品使用のいずれでも生じるとし，誤反応(エラー)としては，運動の取り違えや不定形運動，運動の中断などが生じるとした．一方で，観念運動失行では運動記憶が保たれていることから，運動の時間的・空間的誤りは認められないとした．それに対し，Heilman ら[2,3]は，観念失行は，Liepmann と同様に目標に至る一連の行為を正しく配列決定することができない症状(系列化の障害)とした一方で，観念運動失行とは，空間的に正しい姿勢と上肢の運動で自動詞動作と他動詞動作を生成する方法の知識の障害であり，特に行為の空間的障害(空間的誤り，空間性の錯行為)が生じるとした．また Morlaas[4]は，観念失行は道具の使用法の障害(使用の失認)とし，有意味(象徴的)な動作の障害も生じるが，運動自体は正確であるとした．一方で観念運動失行は，動作方法がわからなくなる喚起性失行と，動作方法はわかるがその動作を生成できない遂行性失行とに分類した．Sinnoret ら[5]は，観

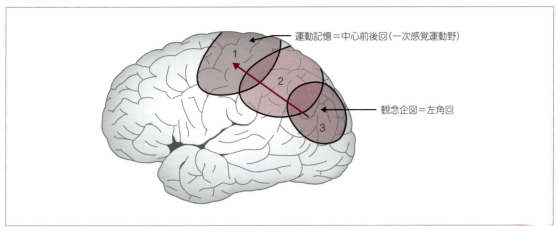

図1 ● Liepmannによる失行の病巣
観念企図＝反対肢を動かす運動記憶．運動記憶＝学習された習熟行為に関する記憶．
1：肢節運動失行，2：観念運動失行，3：観念失行
（文献1より引用）

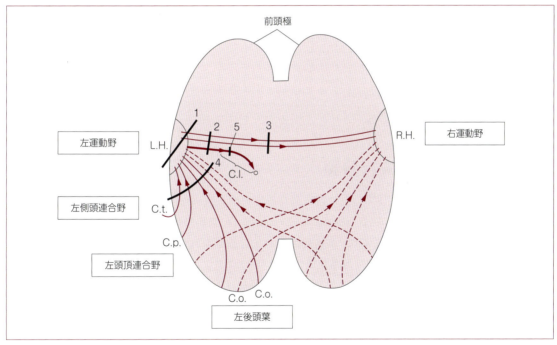

図2 ● Liepmannの水平図式
L.H.：右手の中枢，R.H.：左手の中枢，C.o., C.p., C.t.：左手の中枢に向かう連合線維の後頭葉，頭頂葉，側頭葉の各起始部．L.H. からの太い矢印は投射線維を示す．右手の目的運動は C.o., C.p., C.t. から L.H. を経て脊髄への道筋をとる．左手の目的運動は C.o., C.p., C.t. から L.H. を経て脳梁を通り R.H. へ行く経路が優勢．もう一つの経路は R.H. に向かう点線で示す．
1：右手の麻痺と左手の失行，2：右手の麻痺と左手の失行，3：左手の失行，4：両手の失行，5：右手の麻痺と失行なし，C.l.：皮質脊髄路
（文献1より引用）

念失行の特徴は，意味性の錯行為であるとし，De Renzi ら[6]は，観念失行は道具の使用法の健忘であるとした．そしてPoeck[7]は，観念失行は道具使用における系列化の障害とした．こ

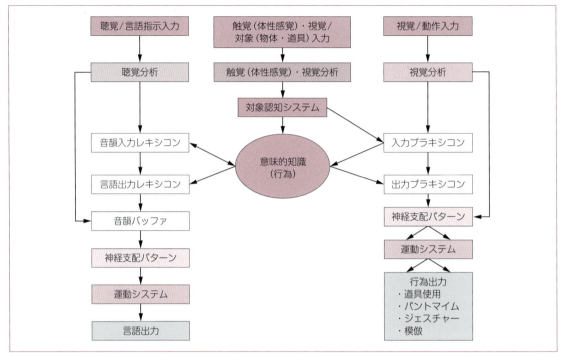

図3 ■ Heilman らによる失行モデル
（文献9より引用）

のように古典的失行分類に当てはめている障害内容が，研究者によって異なっており，定まっていない．

2 Heilman らの失行分類

　Liepmann が失行を体系化した後，失行研究を推し進めたのは，Heilman らの研究グループであった．Heilman らは，Wernicke-Lichtheim の失語モデル[8]のような言語処理過程に関する認知心理学的知見を基に，Liepmann の失行論を発展させた．まず Heilman ら[9,10]は，Liepmann の「観念企図」を「行為レキシコン（プラキシコン）」という言葉に置き換えた．プラキシコンとは，Heilman らの造語であるが，行為の時間的・空間的表象のことであり，左頭頂連合野に存在すると考えられた．一方，このプラキシコンから送られた情報を行為に変換する機構が「神経支配パターン（innervatory patterns）」であり，補足運動野と大脳基底核が想定された（**図3**）[9]．その後，Heilman らは，観念運動失行でパントマイム（他動詞ジェスチャー）の表出が困難な症例でも，パントマイムの理解が悪いタイプとパントマイムの理解の障害がないタイプがあることを報告[11]し，それを説明する目的で，モデルを拡張していった．すなわちプラキシコンを理解に関わる入力プラキシコンと表出に関わる出力プラキシコンとに分けたのである（**図3**）[9]．さらに通常，観念運動失行では言語指示によるパントマイムに比べ，同じ行為の模倣（パントマイム模倣）は改善するとされていたが，左下頭頂小葉・上側頭回の損傷によって，言語指示によるパントマイムよりもパントマイム模倣が選択的に障害されているケースが報告される（このように視覚的にパントマイムを見て，模倣することの選択的障害を伝導失語に倣って，伝導失行と呼ぶ）[10]．Liepmann の考えでは，すべての行為は「観念企図」から

始まり，観念運動失行は言語指示，模倣，物品使用のいずれの入力であっても困難を生じ，入力モダリティの違いによる失行は存在しないことになっていた．しかしながら，実際には，前述のケースのみならず，聴覚性物品名称提示からのパントマイム表出の選択的障害[12, 13]，視覚性物品提示からのパントマイム表出の選択的障害[14~17]，体性感覚性物品提示からの物品使用の選択的障害[18~20]など，入力モダリティの違いによる選択的な失行症状が報告されている．このことから，入力様式は，言語聴覚入力，行為の視覚入力，物品の視覚入力に分けられることになった(図3)[9]．またこうすることで，入力様式の違いによる失行症状が説明可能となった．さらにRothiらは，左半球後方の損傷で，パントマイムの理解に障害がみられるが，その行為の模倣や言語指示によるパントマイムは保たれている症例を報告し，パントマイム失認と呼んだ[15]．しかしながら，それまでのモデルでは，このパントマイム失認を説明することは困難であった．すなわちパントマイム失認では，行為の視覚入力から視覚分析，そして入力プラキシコンの間に障害があることが想定されるが，それにもかかわらず行為の視覚入力から神経支配パターンを介してパントマイム模倣は可能であった．そのような症例検討や記憶・言語に関する認知心理学的知見に基づいて，Heilmanらは，入力プラキシコンは視知覚に関する処理は行うが，意味的な処理は行わないとして，入力プラキシコンとは別に行為に関する意味記憶の存在を想定した(図3)[9]．これにより，入力プラキシコンと行為に関する意味記憶との離断により，パントマイム失認は生じるが，パントマイム模倣も言語指示からのパントマイム表出も可能となる．このような経緯を経て完成したのが，図3に示すHeilmanらの失行モデルである[9]．

このHeilmanらの失行モデルは，入力様式の違いによる失行発現機序が説明可能であり，今なお有用である．望月[21]は，失行を評価し，適切に病状を把握するためには，入力様式と出力様式を考慮する必要があるとしている．すなわち，聴覚性名称提示からのパントマイム，視覚性物品提示からのパントマイム，視覚性動作提示からのパントマイム模倣，触覚性物品提示からの実使用，視覚性物品提示からの実使用，聴覚性名称提示からの自動詞ジェスチャー，視覚性動作提示からの自動詞ジェスチャー模倣，視覚性動作提示からの無意味動作模倣の8つの入力-出力様式である(図4)[21]．さらに望月は，Heilmanらの失行モデルを拡張し，意味記憶を言語に関する意味記憶，物品に関する意味記憶，行為に関する意味記憶に分割し，失行症状発現には7つの原因が想定できるとしている(図5)[21]．すなわち入力プラキシコンが障害されれば，動作の視知覚が障害されることから，聴覚性物品名称・視覚性物品提示からのパントマイム，体性感覚性・視覚性物品提示からの物品使用，聴覚性名称提示からの自動詞ジェスチャーは可能であるが，パントマイム失認を呈し，視覚性動作提示からの模倣(パントマイム模倣，自動詞ジェスチャー模倣)が障害される(図5a)[21]．入力プラキシコンから出力プラキシコンの連絡の障害であれば，パントマイム失認のない他動詞動作の模倣障害(伝導失行)のみが生じる(図5f)[21]．入力プラキシコンから意味記憶の連絡の障害であれば，物品使用，パントマイム，自動詞ジェスチャー，模倣いずれにおいても行為の障害は生じないが，パントマイム失認が生じる(図5d)[21]．出力プラキシコンの障害であれば，パントマイム失認は生じないが，物品使用，パントマイム，自動詞ジェスチャー，模倣全般の行為の障害が生じる(図5b)[21]．意味記憶から出力プラキシコンの連絡の障害であれば，パントマイム模倣や自動詞ジェスチャー模倣などの模倣行為は保たれるが，聴覚性物品名称・視覚性物品提示からのパン

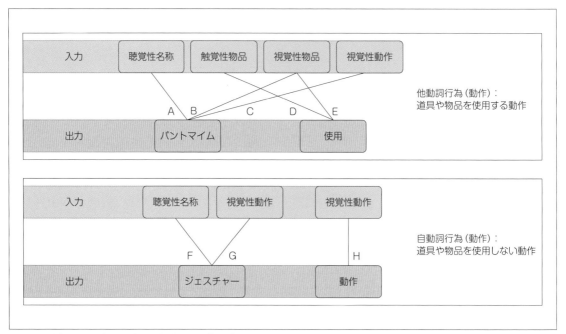

図4 ■ 入力様式・出力様式（上：他動詞行為（動作），下：自動詞行為（動作））
A：口頭命令パントマイム，B：視覚提示パントマイム，C：パントマイム模倣，D：（閉眼下）使用，D＋E：（開眼下）使用，F：口頭命令ジェスチャー，G：ジェスチャー模倣，H：無意味動作模倣
（文献21より引用）

トマイムや体性感覚性・視覚性物品提示からの物品使用，聴覚性名称提示からの自動詞ジェスチャーなどは障害される（**図5e**）[21]．意味記憶全般の障害であれば，失行のみならず失認や失語も出現するが，行為の意味記憶の障害であれば，模倣は保たれるが，その他のパントマイムや物品使用，自動詞ジェスチャーなどは障害される（**図5c**）[21]．またHeilmanらの失行モデルでは，パントマイムなどの動作を理解し模倣する機能として入力プラキシコンを想定し，理解は行わずとも模倣できるルートとして，視覚分析からプラキシコンを通過せず直接的に神経支配パターンに至る経路を想定していたが，その経路の障害によって，無意味動作の模倣障害が生じるが他の行為は保たれる（**図5g**）[21]．このようにHeilmanらの失行モデルはLiepmannの古典的失行3分類では説明できなかった多様な失行症状を説明することを可能にした．

そしてHeilmanは，失行を古典的失行を含めた5つに分類している[2]．すなわち，複数物品使用の系列化の障害を観念失行，行為の意味記憶（概念系）の障害によって道具使用に関する知識の障害が生じ，意味性の錯行為が出現するものを概念失行，行為の産生系（プラキシコン）の障害によって，空間的に正しい姿勢と上肢の運動で自動詞動作と他動詞動作を生成する方法の知識の障害が生じ，行為の時間的・空間的障害が出現するものを観念運動失行，習熟した行為におけるモダリティ特異的な障害（聴覚性物品名称提示からのパントマイム障害，視覚性物品提示からのパントマイム障害，触覚性物品提示からの使用障害など）を解離失行，そして手指の器用さの障害（拙劣症）を肢節運動失行とした．肢節運動失行については，LiepmannもHeilmanらも損傷側とは反対側の手指の巧緻性の障害としており，一次感覚運動野の損傷で生じる．

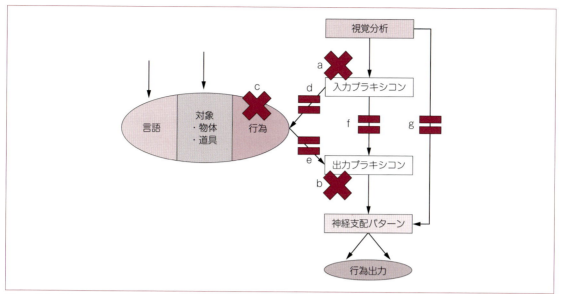

図5 ● 失行症状発現の原因箇所（7ヵ所）
本文にて解説.
（文献 21 より引用）

一方で，Heilman らの失行モデル（図3）では，当初，入力プラキシコンは理解に関わるとしたが，実際には理解は意味記憶で行われ，入力プラキシコンは動作の視知覚に関わると変更した．しかしながら，そのため無意味動作の模倣のために想定したルートは，視覚分析は行うが，視知覚は成立せずに模倣を行っていることになり，そのルートの存在意義や対応する脳領域や神経ネットワークが不明確になってしまう．またプラキシコンは行為の時間的・空間的表象としているが，Liepmann の観念企図と同様に実態が掴めない上に，対応する脳領域や神経ネットワークがどこであるか不明である．また物品提示から実際に使用する際には，視覚性物品提示と触覚性物品提示が存在し，それぞれは解離する場合があるが，それを分けて説明していない．そして，道具使用パントマイムと自動詞ジェスチャーは，いずれもプラキシコンと意味記憶を必要とするとしたが，この2つはメカニズムや対応する脳領域や神経ネットワークが異なる可能性がある．また例えば単に物品使用の障害があるといっても，その誤反応としては，意味的な誤り（意味性の錯行為）や時間的な誤り（系列化の障害），空間的な誤り（空間性の錯行為）のみならず，無定形反応，保続，無反応，拙劣，修正行為，開始の遅延なども出現し，そのような誤反応との対応づけが困難である．そして，行為の陰性症状の説明は試みられているが，陽性症状とも呼べる道具の強迫的使用や使用行動，模倣行動などの行為の抑制障害をも組み込んだモデルとはなっていない．

❸ 本書における失行分類

このように失行は，定義こそ明確であるが，その分類に関しては，未だ統一した見解に至ってはいない．確かに症候学的に整理して，さまざまな症状を並列的に扱い分類することは，ヒトの行為を理解する上で，またその行為を生成する神経機構を理解する上で非常に重要なことではある．しかしながら，リハビリテーションの臨床においては，患者が何の動作場面でどの

ような行為障害が生じることで日常生活動作(activities of daily living：ADL)や生活の質(quality of life：QOL)を損なっているのかを理解することが最も重要である．

そこで本書では，より臨床に即して，何の動作場面でどのような失行症状が出現するかに合わせ，道具使用における問題を「道具使用障害(使用失行)」[22]，道具使用パントマイムにおける問題を「道具使用パントマイム障害(パントマイム失行)」，自動詞ジェスチャーにおける問題を「自動詞ジェスチャー障害」，模倣における問題を「模倣障害(模倣失行)」とする．また例えば，道具使用障害といっても，その誤反応はさまざまであり，錯行為の中でも空間性の錯行為と意味性の錯行為は全く異なる症状であるし，古典的失行のような行為ができなくなる陰性症状と道具の強迫的使用のような行為が過剰に生じてしまう陽性症状(抑制障害)もある．さらに着衣障害，口腔顔面失行など特異的な行為・身体部位における失行もある．そこで，上記分類の「道具使用障害」の中に，「行為の抑制障害」を加え，さらに上記分類とは別に「着衣障害」と「口腔顔面失行」を加えて，それぞれのメカニズムと神経機構，および病巣について記載する．残念ながら評価と訓練については，その分類に則した評価方法，訓練方法が提唱・実施されていないので，現時点で，国内および国際的に使用されている評価方法と訓練を記載する．

本書での失行分類
- 古典的失行分類：観念失行，観念運動失行，肢節運動失行
- 道具使用障害(使用失行)
  抑制障害(把握反射，本能性把握，道具の強迫的使用，拮抗失行，使用行動，模倣行動，意図の抗争，収集行動)
- 道具使用パントマイム障害(パントマイム失行)
- 自動詞ジェスチャー障害
- 模倣障害(模倣失行)
- 着衣障害(着衣失行)
- 口腔顔面失行

3　失行の評価

ここでは，国内における失行評価で最も頻用されている標準高次動作性検査(SPTA)について触れ，その後で，国際的に使用されているいくつかの評価法について概説する．

1　標準高次動作性検査(SPTA)[23]

標準高次動作性検査(standard processing test of action：SPTA)は，日本高次脳機能障害学会が開発した失行評価法である[23]．構成は，顔面動作，物品を使う顔面動作，片手慣習的動作，片手指構成模倣，客体のない両手動作，片手連続的動作，上肢・着衣動作，上肢・物品を使う動作(物品あり，物品なし)，上肢・系列的動作，下肢・物品を使う動作，上肢・描画(自発，模倣)，積木テストの13の大項目，その中に含まれる小項目からなる(**表1**)．顔面動作では，言語指示と模倣の2つの入力からの表出を評価できるようになっており，顔面を

3 失行の評価

表1 ● 標準高次動作性検査（standard processing test of action：SPTA）の構成

大項目	小項目
1. 顔面動作	1. 舌を出す 2. 舌打ち 3. 咳
2. 物品を使う顔面動作	火を吹き消す
3. 上肢（片手）慣習的動作	1. 軍隊の敬礼　　　　（右） 2. おいでおいで　　　（右） 3. じゃんけんのチョキ（右） 4. 軍隊の敬礼　　　　（左） 5. おいでおいで　　　（左） 6. じゃんけんのチョキ（左）
4. 上肢（片手）手指構成模倣	1. ルリアのあご手 2. ⅠⅢⅣ指輪（ring） 3. ⅠⅤ指輪（ring）（移送）
5. 上肢（両手）客体のない動作	1. 8の字 2. 蝶 3. グーパー交互テスト
6. 上肢（片手）連続的動作	ルリアの屈曲指輪と伸展こぶし
7. 上肢・着衣動作	着る
8. 上肢・物品を使う動作 　（1）上肢・物品を使う動作 　　　（物品なし）	1. 歯を磨くまね　　　　（右） 2. 髪をとかすまね　　　（右） 3. 鋸で木を切るまね　　（右） 4. 金槌で釘を打つまね　（右） 5. 歯を磨くまね　　　　（左） 6. 髪をとかすまね　　　（左） 7. 鋸で木を切るまね　　（左） 8. 金槌で釘を打つまね　（左）
（2）上肢・物品を使う動作 　　　（物品あり）	1. 歯を磨く　　　　　（右） 2. 櫛で髪をとかす　　（右） 3. 鋸で板を切る　　　（右） 4. 金槌で釘を打つ　　（右） 5. 歯を磨く　　　　　（左） 6. 櫛で髪をとかす　　（左） 7. 鋸で板を切る　　　（左） 8. 金槌で釘を打つ　　（左）
9. 上肢・系列的動作	1. お茶を入れて飲む 2. ローソクに火をつける
10. 下肢・物品を使う動作	1. ボールをける（右） 2. ボールをける（左）
11. 上肢・描画（自発）	1. 三角をかく 2. 日の丸の旗をかく
12. 上肢・描画（模倣）	1. 2.
13. 積木テスト	

スクリーニング・テスト用項目

1. 顔面動作	1. 舌を出す 2. 舌打ち 3. 咳
2. 上肢（片手）手指構成模倣	1. ルリアのあご手 2. ⅠⅢⅣ指輪（ring） 3. ⅠⅤ指輪（ring）（移送）
3. 上肢・描画（模倣）	1. 2.

（文献23より引用）

使う動作でも物品の有無を分けて言語指示と模倣からの表出を評価できる．片手慣習的動作では，有意味な自動詞ジェスチャーを言語指示と模倣の両面で評価できる．片手手指構成模倣では，無意味な自動詞ジェスチャーの模倣が含まれている．さらに客体のない両手動作では，両手での自動詞ジェスチャーの評価が可能である．また言語指示と模倣での道具使用パントマイムの評価や言語指示と模倣での道具の実使用の評価が含まれている．言語指示からの道具の実使用においては，使用命令「これを使って下さい」と動作命令（例：歯をみがいて下さい）の異なる言語指示からの表出が評価できるようになっている．また複数道具の系列化についても評価できる．その他，下肢の評価，着衣障害の評価，構成障害の評価も含まれている．また評価においては，誤り得点方式となっており，正反応の場合は0点，課題は完了できるが，その間に誤反応が認められた場合には1点，課題が完了できなかった場合には2点をつける．また誤反応についても表記できるようになっており，狭義の錯行為や明らかに他の行為と理解される行為への置き換えは錯行為，部分的行為も含めて何をしているのかわからない反応は無定型反応，前の課題の動作が次の課題を行う時に課題内容と関係なく繰り返されるのは保続，何も反応しない場合は無反応，課題は完了できるが拙劣な場合は拙劣，目的とする行為に対し試行錯誤が認められる場合は修正行為，動作を始めるまでに，ためらいがみられ，遅れる場合は開始の遅延，その他上記に含まれない誤反応についても記載する．また失語と麻痺の影響を考

慮して，2つの修正誤反応率を算出できるようにしてある．また自然的状況（ADL）下では可能であるのに，検査場面ではできないという自動性–意図性の解離についても記載できるようにしてある．このように，SPTA は，単一・複数道具の実使用，道具使用パントマイム，有意味・無意味な自動詞ジェスチャーについて，視覚提示と言語指示と模倣の複数の入力からの表出を考慮して評価でき，また口腔顔面および下肢，着衣や構成といった異なる身体部位と行為についても評価でき，さらに特に失語の影響を排除して点数化できる点で，国際的に見ても優れた失行評価法といえる．

2 国際的に使用されている評価法

　国際的には，過去40年間で20以上の失行の評価法が発表されている．Dovern ら[24]は，1965年から2011年までに発表された失行の評価法をレビューしている．ここでは，それを基にして，失行の評価について述べる．失行の評価においては，まず失行のさまざまな側面が評価できる包括的な内容となっているかが重要である．いくつかの評価法は，研究用に開発されたもので，ジェスチャー模倣や道具使用など失行の一側面のみを捉えるものとなっている．一方，臨床で使用する評価法としては，短時間で施行できて，かつ高い心理的特性（信頼性，妥当性，感度・特異度）を持ち，カットオフポイントが設定されていることが重要である．また模倣障害においては，道具使用パントマイムの模倣と自動詞ジェスチャーの模倣のような有意味動作の模倣と無意味動作の模倣とがある．有意味動作の模倣を行う意味ルートと無意味動作の模倣を行う直接ルートに関わる神経基盤は異なることから，その両者を評価でき，失行症状を見逃さないようにする必要がある．

　このように包括的であること，高い感度と特異度を持っていること，カットオフポイントが設定されていること，有意味動作のみならず無意味動作も評価できることなどの基準に従って，Dovern ら[24]は，次に示す8つの評価法を紹介している．a～e は，臨床で使用するのに適した評価法であり，f～h は，研究用に適した評価法である．Dobigny-Roman ら[25]の発表した評価法は，前述の基準を満たしてはいるが，この評価法は脳卒中患者ではなく，Alzheimer 病患者で検討されており，カットオフポイントはそれに基づくものである．

　ここで出てくる感度と特異度について説明する．感度と特異度は，ここでは失行の有無をどの程度正確に判定できるかを示す定量的な指標であり，感度とは，患者群における失行罹患者の割合，特異度とは，患者群における失行非罹患者の割合を示し，感度・特異度が高い検査は，その検査を行うだけで，失行の有無を判定できることになる．

a. AST[26]

　AST（apraxia screen of TULIA）は，Vanbellingen ら[26]によって開発された test of upper limb apraxia（TULIA）の項目数を減らし，かつ包括的に失行を短時間で評価できる方法として開発されたスクリーニングテストである．基の TULIA は 48 項目あったが，AST では 12 項目となり，忙しい臨床業務の中で，失行患者を評価するのに適している．また高い特異度（93％）と高い感度（88％）を持っており，基の TULIA とも有意な相関があることが示されている．ただし，AST では，無意味動作の模倣評価は1項目だけであり，また道具の実使用評価がない．

b. CAS[27]

Cologne apraxia screening（CAS）は臨床用に，高い感度・信頼性・有効性を持って開発されたスクリーニングテストである[27]．CAS には，道具使用パントマイムのみならず，有意味な自動詞ジェスチャーと無意味な自動詞ジェスチャーの模倣が含まれている．CAS では，失語による影響を考慮し，言語指示を用いず失行症状を捉える工夫がしてある．また道具使用のパントマイムでは，道具の視覚提示を，常に左側に（左半球損傷患者にとって，非麻痺側である左手で使用できる形で），白黒の写真で提示することになっている．そうすることで，麻痺による影響，検者による影響を排除している．また臨床用に 20 項目を約 10 分で実施可能である．そして高い感度と特異度を持っている．

c. De Renzi らによる模倣テスト[28]

De Renzi ら[28]が開発した失行評価法であり，模倣課題でのみ構成されている．模倣するジェスチャーは 3 次元で構成されており，すなわち手指か手のジェスチャー模倣，静的姿勢と系列運動のジェスチャー模倣，有意味動作と無意味動作のジェスチャー模倣である．ジェスチャーは 3 回提示されるが，少ない回数で模倣できないほど，点数が下がるように設定されている．物品や道具を使用せず，約 15 分で実施できることから，ベッドサイドでの実施も可能とされている．De Renzi らは，非脳損傷患者 100 名，右半球損傷患者 80 名，左半球損傷患者 100 名で検討し，カットオフポイントを定めている．しかしながら，信頼性，妥当性，感度・特異度について検討されていない．

d. TULIA[29]

先述した AST の基になった評価法であり，同様に Vanbellingen ら[29]によって開発された．道具使用パントマイムと自動詞ジェスチャー，有意味動作と無意味動作，そして言語指示と模倣の 2 つの入力による行為表出をそれぞれ評価できるようになっている．また片手のみで行為表出できる内容となっており，両側手でそれぞれ評価できる．全 48 項目あるが，約 20 分で施行可能である．test of upper limb apraxia（TULIA）は，133 名の脳卒中患者（左半球損傷患者 84 名と右半球損傷患者 49 名）と健常者 50 名の評価によって検討されている．カットオフポイントは，健常者の 2 標準偏差以下の場合として設定されている．評価者間信頼性は，6 項目は中程度であったが，それ以外すべての項目は非常に良好であった．また再試験信頼性についても，ほぼすべての項目において非常に高かったが，無意味動作のジェスチャー模倣の項目のみわずかに低かった．基準妥当性としては，TULIA は，右半球損傷患者よりも左半球損傷患者において，検出力が高かったことが示されている．収束妥当性としては，先述した De Renzi ら[28]による模倣テストと高い相関を示し，高い収束妥当性があったとしている．一方で，感度および特異度については検討されていない．すなわち TULIA は，高い信頼性と妥当性は持っているが，感度・特異度については不明である．

e. De Renzi らによる道具の実使用テスト[30]

a〜d で示した評価法は，いずれも失行検出および重症度評価において重要であるが，道具の実使用の評価が含まれていない．この評価法では，7 つの道具（金槌，歯ブラシ，ハサミ，銃，

消しゴム，鍵と錠，ロウソクとマッチ）を実際に使用させて評価する[30]．また10種類の有意味なジェスチャー模倣（例：バイバイ）のサブテストも組み込まれている[31]．この評価法では，非脳損傷患者40名と脳損傷患者205名（45名の右半球損傷患者，160名の左半球損傷患者）の検討に基づいて，道具の実使用課題と有意味ジェスチャー模倣の両課題でのカットオフポイントが設定されている．一方で，心理的特性の検討はなされていない．しかしながら，この評価法では道具の実使用について評価できるため，先に示したスクリーニングテスト[26,27]やTULIA[29]と併用することで，有意義な評価法となると考えられる．

f. Alexanderらによる失行評価法[32]

この評価法では，有意味動作と無意味動作をそれぞれ評価できるだけでなく，口腔顔面，体幹，上肢，呼吸運動の4つのサブテストが含まれている[32]．23名の健常者を対象に検討し，評価者間信頼性とカットオフポイントは示されているが，その他の心理的特性（妥当性，感度・特異度）は示されていない．科学的な目的のために開発された評価法である．

g. Bartoloらによる失行評価法[33]

この評価法は，Rothi（Heilman）らによる失行の認知モデル[34,35]とCubelliらによるその若干の修正モデル[36]に基づいている．この評価法は，その失行モデルに従い，できる限り多くの側面を評価することを目指している．評価項目には，自動詞ジェスチャー，道具使用パントマイム，単一道具の実使用が含まれ，有意味な自動詞ジェスチャーは言語指示と模倣の2つの入力を用いて，道具使用パントマイムでは，言語指示と模倣に，触覚も加えた3つの入力を用いて，無意味な自動詞ジェスチャーは模倣により評価できるようになっている．しかしながら，Rothi（Heilman）らの失行モデル[34,35]が，系列動作の問題を表示できていないことと同様に，この評価法でも複数物品の実使用が含まれていない．またこの評価法には，Cubelliらの失行モデル[36]に則して，有意味ジェスチャーの認識・理解を求めるサブテストが含まれている．それによりジェスチャーの表出と理解をそれぞれ評価できるようになっている．一方で，この評価法は20項目以上を含む13課題からなっており，健常者に対しても約2時間を要するため，臨床で実施するには適していない．また60名の健常者を対象にした検討によりカットオフポイントが設定されているが，心理的特性である信頼性，妥当性，感度・特異度については検討されていない．

h. Florida apraxia battery-extended and revised Sydney (FABERS)[37]

この評価法もBartoloらの評価法と同様に，Rothi（Heilman）らの失行モデル[34,35]に基づいて，Powerら[37]によって開発された．またBartoloら[33]の評価法と同様に，有意味動作と無意味動作のそれぞれが視覚提示，模倣，言語指示の複数の入力から表出することで評価できるようになっている．また有意味ジェスチャーの認識・理解を求める評価も含まれている．しかしながら，道具の実使用の評価は含まれていない．施行時間は，約45分を要すると推定されている．この評価法は，16名の健康被験者を対象に検討され，評価者間信頼性が高いことが示されており，またカットオフポイントも設定されている．しかしながら，感度と特異度については検討されていない．

i．STIMA[38]

　Dovern らのレビューには紹介されていないが，最近，Tessari ら[38]によって，模倣における意味ルートと直接ルートの機能評価を行うことができる新しい評価法として，short screening test for ideo-motor apraxia (STIMA) が開発されている．健常者に実施し，標準化が検討されているが，Tessari らは，STIMA は管理が簡単かつ迅速であり，以前のテストに比べて，機能障害に基づいた適切なリハビリテーションプログラムを計画するための重要な情報を提供すると主張している．

　以上，国際的に使用されており，かつさまざまな失行症状を包括的に捉えることができ，比較的に心理的特性（信頼性，妥当性，感度・特異度）を備えている評価法を紹介した．これを見る限り現時点で，失行症状を完全に捉えることができる評価法は存在しない．一方で，国内において頻用されている SPTA は，国際的に見ても，非常に有用性が高いことがわかる．

❸ 具体的な臨床評価

　失行に対する理学療法においては，まず ADL に直接的な影響を与える道具の実使用を評価すべきと考える．これは，リハビリテーション室や検査室でなくとも，院内 ADL の詳細な観察により行う．その上で，感覚障害や運動障害に帰着できない何らかの誤反応が認められた場合に，道具の実使用について，リハビリテーション室や検査室など検査場面での評価を実施する．その際には，道具の視覚入力からの道具使用，道具の体性感覚入力からの道具使用，道具使用の模倣など入力様式を考慮した評価を行う（図4）．外来においても，患者本人もしくは家族・付き添い者から生活環境における ADL 場面において，問題がないか聴取する．また病巣が左半球損傷であったり，失語がある場合には，失行を合併している可能性があるとして注意して評価する必要がある．そして，道具の実使用の評価において，少しでも問題を認めた場合には，道具使用パントマイム，有意味・無意味な自動詞ジェスチャーについて，それぞれ視覚提示，言語指示，模倣により評価する．これらを備えており標準化されている SPTA を用いるのが良い．しかしながら，SPTA がなくとも，リハビリテーション室や院内に置いてある道具や物品を用いても，大まかな評価は可能である．

　観察される誤反応について，SPTA では前述した通りであるが，錯行為の中には，空間性の錯行為と意味性の錯行為がある．空間性の錯行為とは，行為の空間的誤りのことであり，バイバイの際に手掌が内側を向いているなどの四肢の向きや形態，身体部位間の空間的位置関係の誤り，バイバイの際に前額面上の動きではなく，矢状面上での動きになっていたり，手関節だけの動きになっていたりなどの運動方向や動かす関節の誤り，ハサミで紙を切る際に，紙の上をハサミが横切ってしまったり，紙に対して垂直にハサミを当てられず，斜めになってしまうなど身体部位と道具間，道具と対象間の空間的位置関係の誤りが含まれる．またハサミ使用のパントマイムにおいて，示指と中指でハサミの形を作ってしまうという身体の道具化現象（body part as object or tool：BPO，BPT）もまた空間的誤りに含まれる．一方で，意味性の錯行為とは，櫛を歯ブラシのように口元で使用したり，鉛筆を櫛のように頭に当てて使用したりといったある道具を別の道具を使用するかのように使用する誤りである．

　道具や物品を使用する課題では，そもそも注意がそれたり，対象を無視したり，視線が向け

られない場合は，注意障害や半側空間無視，Bálint症候群が疑われるため，標準注意検査法(clinical assessment for attention：CAT)[39]やtrail making test part A・B，行動性無視検査(behavioural inattention test：BIT)[40]などの評価を行う．また失行では，失語を合併することが多いため，失行の評価においては，言語聴覚士(ST)と情報を共有し，失語の影響によるものか否かについて検討する必要がある．さらに道具の呼称や機能に関する知識が障害されていたり，意味性の錯行為や概念失行が出現する場合には，左腹側皮質視覚路損傷(図6，後述)が考えられ，視覚失認や意味記憶障害による影響も考えられるため，標準高次視知覚検査(visual perception test for agnosia：VPTA)[41]など他症候の評価も実施し，総合的に検討する必要がある．その上では，作業療法士(OT)との情報共有も重要である．また道具使用そのものでなく，道具や物品に対する到達把握運動に問題が認められる場合は，背側皮質視覚路損傷(図6，後述)に起因する視覚性運動失調である可能性があり，その評価を行う必要がある．Bálint[42]が報告した中心視野での視覚性運動失調(optische ataxie)では，棒の先端などの対象を患者に注視してもらい，その対象に対して示指でポインティングしてもらい評価する．Garcinら[43]が報告した周辺視野での視覚性運動失調(ataxie optique)では，患者に別の対象(検者の示指など)を注視してもらったまま，患者の周辺視野に棒の先端などの対象を提示して，そこへポインティングしてもらうことで評価する．右視野と左視野で異なることがあるので，視野別に評価したり，両眼同時だけでなく片眼にカバーをして，左右眼ごとに評価する．さらに複数物品の系列化の障害の場合には，action disorganization syndrome(ADS)との鑑別が必要であり，遂行機能障害症候群の行動評価法(behavioural assessment of the dysexecutive syndrome：BADS)[44]や前頭葉機能検査(frontal assessment battery：FAB)[45]，Wisconsin card sorting testなどの前頭葉機能，ワーキングメモリ機能について評価する必要がある．このように失行の評価には，幅広い専門的知識を要するため，ST，OTのみならず医師，看護師，臨床心理士と情報を共有し，総合的な検討が必要不可欠である．

❹ 失行における自動性-意図性の解離について

　自動性-意図性の解離とは，例えば検査場面で言語指示もしくは模倣で，さようなら(バイバイ)を要求した場合には誤反応があるにもかかわらず，検査が終了して帰る時には自然にバイバイができるというように，自然的状況下(自動性)では可能であるにもかかわらず，意識的(意図性)には困難な現象をいう．この自動性-意図性の解離とは，実際には，あくまで感覚入力や行為の種類など条件が同じであるにもかかわらず，自動的には行えるが，意図的には行えない現象を指す．そのため厳密にいうと上記したバイバイの例は，感覚入力に違いがあるので，自動性-意図性の解離ではないことになる．すなわち，さようなら，あるいはバイバイをして下さいと言語指示して表出する場合と模倣で表出する場合，そして自然的状況下で表出する場合では，前者2つは言語指示，視覚性動作と感覚入力が異なるし，後者ではそもそも感覚入力に基づく表出ではなく，能動的(トップダウン)な表出である．このように，解離しているように見えるが，実際には，感覚入力や行為の種類などの条件が異なっている場合があることを知っておく必要がある．自動性-意図性の解離に見える現象としては，道具使用パントマイム-道具の実使用の解離，道具間の解離，道具への到達把握運動-道具の使用の解離などが挙げられており，中川[46]はこれを見かけ上の自動性-意図性の解離としている．すなわち道具

使用パントマイム-道具の実使用の解離では，道具使用パントマイムは言語指示もしくは道具の視覚提示から表出するが，道具の実使用では道具の視覚のみならず体性感覚も得られており，入力も出力も異なる．道具間の解離では，道具によって成績が異なることがある．道具への到達把握運動-道具の使用の解離では，例えば視覚性運動失調では到達把握運動に障害が認められるが，実際の使用には問題を認めないことがあるのに対して，失行では到達把握運動には問題を認めないが，実際の使用には問題を認めることがある．自動性-意図性の解離があるとするには，厳密には，感覚入力と行為の種類という条件を統一した上で評価する必要がある．

⑤ その他の失行症状の評価

次に，前頭葉内側面損傷に起因する各種の抑制障害の評価について述べる．

把握反射の検査は，検者の示指と中指で患者の手掌面を圧迫しながら，近位から末梢に向かって，母指と示指の間を抜けるように，擦っていく．また患者の手掌面が下向きになるようにして，検者の4指で患者の手掌面を圧迫しながら，近位から末梢に向かって，擦っていく方法もある[47]．いずれの方法でも，患者の手指が屈曲・内転して，検者の指を把握する反応が生じれば陽性である．

本能性把握反応の評価は，まず患者に把握しないように指示して理解が得られた上で実施するのが基本である．その上で，検者の示指と中指（指でなく物体であってもよい）で，患者の手掌面に触れ静止しておく．あるいは，手掌面以外の指や手背面に触れておく．患者の手が，手掌面の中央に検者の指（あるいは物体）が位置するように移動し，把握すれば陽性である．あるいは患者の視野内に検者の指（対象）を提示するだけでも，同様の反応が生じることもある．

道具の強迫的使用や使用行動の評価では，まず患者に目前に道具を提示されても決して使用しないように指示して，理解が得られた上で実施する必要がある．その上で，患者の目前のテーブル上に，ペンや櫛，ハサミと紙などを提示する[48]．道具の強迫的使用では，右利き者であれば基本的には右手で道具を使用してしまう現象が出現し，左手でそれを抑止しようとする運動（両手間抗争）が認められる．使用行動では，道具を使用してしまう行動が両側性に現れ，両手間抗争は認められない．またすぐに使用してしまわなくても，会話など注意が転動する作業を実施していると，いつの間にか使用してしまう現象が出現する場合もある．

模倣行動の評価でも，まず決して検者の真似をしないように指示して，理解が得られた上で実施するのが基本である．その上で，検者がバイバイやおいでおいでなどの有意味な自動詞ジェスチャーや櫛や歯ブラシなどの道具使用パントマイム，また無意味な自動詞ジェスチャーなどを実施して，患者に観察してもらう．患者が真似をしないという課題の理解が得られているにもかかわらず，模倣してしまう現象がみられたら陽性である．

また着衣失行や口腔顔面失行については，SPTAにその評価項目があり，それに基づいて実施する．

4 失行の疫学

一般的に，失行は左半球の脳卒中後に発生することが知られている．Zwinkelsら[49]の調査

では，脳卒中患者での失行の出現率は，25.3％であり，左半球損傷で51.3％，右半球損傷で6.0％と報告している．Haaland[50]は，左半球損傷の41％に，右半球損傷の8％に観念運動失行を認めたとしている．小林[51]によれば，左半球損傷で34～51％，右半球損傷で6～10％の出現率としている．Pérez-Mármolら[52]は，過去の報告を基に，観念失行と観念運動失行の出現率は，左頭頂葉と左運動前野領域の損傷で10～50％であり，右半球損傷での観念運動失行の出現率は20～54％としている．このように左半球損傷での発生が多いとする報告が多いが，右半球損傷でも認められるとする報告もあり，両半球で発生する可能性があると理解するのが妥当と考える．また数値が高い理由は対象者の選定条件によるものと考えられる．

またPapagnoら[53]の報告では，699名の左半球損傷患者のうち，失行のない失語を有する患者が149名，失語のない失行を有する患者が10名いたことを報告している．またManuelら[54]の報告では，右半球損傷で失行を有する患者は8％，左半球損傷で失語のない失行を有する患者は17％，左半球損傷で失語と失行を合併している患者は24％であったと報告している．このように左半球は言語関連領域も多く有することから，失語を伴うことが多いが，失語と失行は合併することもあれば，解離することもある．

失行は脳卒中以外にも，大脳皮質基底核変性症(corticobasal degeneration：CBD)，大脳基底核症候群(corticobasal syndrome：CBS)，アルツハイマー病(Alzheimer's disease：AD)，前頭側頭葉変性症(frontotemporal lobar degeneration：FTLD)，多発性硬化症(multiple sclerosis：MS)などにも認められる．これら疾患の失行症状は，進行性失行として報告されている．

Armstrongら[55]によれば，CBD例の57％に四肢失行を認めるとしており，観念運動失行が最も一般的であるとしている．また口腔顔面失行や開眼失行も認められるとしている．Chahineら[56]は，CBSの臨床特徴の中に，四肢失行を挙げている．Hollら[57]は，ADのような皮質変性症とハンチントン病(Huntington's disease：HD)のような皮質下変性症での失行の有病率を調査し，手の模倣障害はADで13.5％，HDで41.3％，指の模倣障害はADで21.6％，HDで41.3％，自動詞ジェスチャーの障害はADで27.0％，HDで32.6％，パントマイム障害はADで24.3％，HDで52.2％に認められたとしている．Staffら[58]の報告では，多発性硬化症(MS)の13％に失行を認め，MSによる機能障害が重度化するほど，失行の罹患率は増大するとしている．またMSの再発寛解型(RRMS)，二次進行型(SPMS)，一次進行型(PPMS)の中では，SPMSにおいて失行の発生率が高いとしている．そして，MS失行罹患者は，MS非失行罹患者と比較して，有意にADLが低下することを報告している．Kammら[59]の報告では，RRMS，SPMS，PPMSを有する76名の失行症状をASTにて評価した結果，全体の26.3％に四肢失行を認め，RRMSよりもSPMS，PPMSを有する患者で多かったと報告している．また失行を有する患者では，有意にADLと手指の巧緻性が損なわれていたとしている．Rapaićら[60]は，MSの26.7％でパントマイム失行が存在し，44.8％に模倣失行が存在することを報告している．またMSの重症度と失行には正の相関関係があったことも報告している．

また小児においては，まだ学習(習慣化)されていない行為ではあるが，成人における失行と同様に行為の空間的な誤りや錯行為を認める発達障害として，発達性協調運動障害(developmental coordination disorder)がある．脳性麻痺，片麻痺，筋ジストロフィーなどの神経

筋障害や広汎性発達障害，精神遅滞に起因しない，いわゆる不器用さが現れる協調性の発達障害である．

進行性失行や発達性協調運動障害については，脳卒中後の失行と比較して，その報告数も少なく，メカニズムは明らかになっていないが，今後研究が発展し，効果的な理学療法介入を行う必要性が高い疾患である．

5 失行の予後とインパクト

道具使用のパントマイム障害は，失行の代表的な症状であるが，ADLにおいては，パントマイムを行う必要性は低いことから，患者のADLとは直接関係がないと思われがちである．また失行では，自動性−意図性の解離が多々認められるために，ADLに影響は与えないと考えられがちである．しかし実際には，失行は運動障害，感覚障害，失語や認知症と並んで，リハビリテーションとADLの大きな阻害因子となることが指摘されている．McDonaldら[61]は，失行患者では，言語指示からの道具使用パントマイムよりも実際の道具使用において誤反応が多いことがあることを報告している．一方で道具使用パントマイムでは著明な誤反応が出るが，実際の道具使用においては，失行の影響が軽度になることもある．これは道具使用には複数の情報処理過程があり，障害を受けた処理過程が他の処理過程によって代償されていることを意味している．そして，この場合でも実際の道具使用に失行の影響が少ないからといって，失行に対する評価と治療を除外して良いという理由にはならない．

また失行では失語を合併することが多いが，失語の代償としてジェスチャーは実用的な機能を持っている．よって，ジェスチャーの障害は，患者のコミュニケーション障害に直結する．失行は，コミュニケーションジェスチャーの質に負の影響を与え[62]，自然で自発的なコミュニケーションジェスチャーが使用できないことにより，ADLにおけるコミュニケーションに影響を与える[63]とされている．さらにADLだけでなく，リハビリテーションの実施においても影響を与え，回復そのものを阻害する因子になる．

また模倣障害も失行の一症状であるが，模倣は運動学習の基本的な枠組みであり，これもまた回復そのものを阻害する因子となる．失行では，頭頂葉の損傷により，運動学習における教師あり学習(フィードバック誤差学習)システムに基づいた内部モデルそのものを障害しており，運動学習そのものに時間を要することになる．Pooleら[64]は，失行を有する左半球脳卒中患者と失行を有さない左半球脳卒中患者および健常者に対して，片手で靴紐を結ぶトレーニングを実施している．その結果，失行のない左半球脳卒中患者と健常者とを比較して，失行を有する左半球脳卒中患者では，学習に多大な試行回数を要したことを報告している．しかしながら，学習の保持においては，3群間で有意差がなかったことも報告している．

またWuら[65]は，失行を持つ脳卒中片麻痺患者は失行を持たない脳卒中片麻痺患者と比較して，functional independence measure(FIM)が有意に低下していたことを報告している．さらに，いくつかの研究は，食事[66]，入浴，トイレ，整容[67]，更衣，歯磨き[68]などのADL障害と失行は有意な相関関係にあることを示しており，失行を有する者では，失行を有さない者と比較して，それらADLの低下が認められる．またいくつかのADLにおいて，失行の重

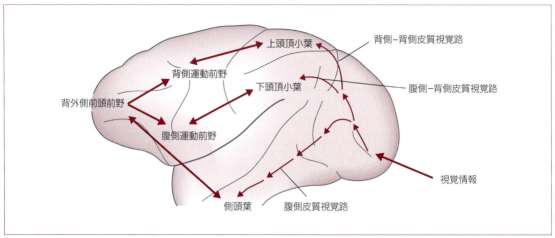

図6 3つの視覚情報処理経路とその機能
背側-背側皮質視覚路と腹側-背側皮質視覚路を合わせて，背側皮質視覚路と呼ぶ．
背側-背側皮質視覚路：空間認知を担う．
腹側-背側皮質視覚路：空間認知と形態認知を担う．
腹側皮質視覚路：形態認知を担う．
（文献76より引用）

症度は，退院後の介護者への依存度を決定する因子となることも示されている[69〜71]．Saekiらは，日本における脳卒中後の職業復帰に影響を与える要因を調査しており，失行を有した脳卒中患者では，失行のない脳卒中患者と比較して，職業復帰が達成できる割合が低いことを示している[72〜74]．Wangらも脳卒中後の職業復帰を妨げる要因に失行を挙げている[75]．

6 失行のメカニズムと責任病巣

ここでは，道具使用障害（使用失行），道具使用パントマイム障害（パントマイム失行），自動詞ジェスチャー障害，模倣障害（模倣失行），着衣障害（着衣失行），口腔顔面失行のメカニズム，それに関わる神経機構，および病巣について解説する．道具使用障害の項では，古典的失行における観念失行のような道具使用障害だけでなく，道具の強迫的使用，使用行動などの行為の抑制障害についてのメカニズムと病巣についても解説する．

1 道具使用障害（使用失行）

使用失行とは，道具使用障害のことである．道具使用障害は，古典的失行分類では，観念失行に相当する．

道具使用におけるさまざまな症状を理解するには，まず道具使用に必要な情報処理や能力，それらに対応する神経機構の理解が必要となる．

道具使用においては，通常，道具を視覚的に捉えて，それに対して動作を出力していくことになる．そのため視覚情報処理に関する神経機構をほぼ必然とする．そこでまず視覚情報処理に関わる神経機構をまとめておく（**図6**）[76]．まず視覚情報は，後頭葉の一次視覚野に投射された後，大きく2つの経路に分かれて処理されていく．後頭葉から頭頂葉に至る経路は，背側

皮質視覚路と呼ばれ，主に対象の空間的位置情報（空間認知）の処理を担う[77]．後頭葉から側頭葉に至る経路は，腹側皮質視覚路と呼ばれ，主に対象の形態情報処理（形態認知）を担う[77]．さらに背側皮質視覚路は，主に上頭頂小葉に投射される背側-背側皮質視覚路（背側内側経路）と主に下頭頂小葉に投射される腹側-背側皮質視覚路（背側外側経路）に分けられる[78]（図6）．そして，腹側-背側皮質視覚路は，対象の空間的位置情報（空間認知）の処理を担うのみならず，腹側皮質視覚路との接続を持っていることから，対象の形態情報処理（形態認知）も担うハイブリッドな経路となっている．そして，この腹側-背側皮質視覚路の下頭頂小葉の損傷が，失行の主病巣とされている．

　道具使用に必要な情報処理や能力としては，a　オンライン情報処理，b　オフライン情報処理，c　空間的情報処理，d　技術的推論能力，e　シミュレーション能力，f　系列化能力，そして，g　抑制能力が挙げられる．そして，それぞれの情報処理能力に対応した神経基盤が，上述した3つの皮質視覚路になる．道具使用障害における誤反応は多岐にわたるが，いわゆる陰性症状としての到達や把握の障害や拙劣症状は，主にaとeが関わり，空間的な誤り（空間性の錯行為），意味的な誤り（意味性の錯行為）はaとbに加えて，cとdも関わり，時間的エラー（系列化の障害）はfが関わる．そして，陽性症状とも呼べる道具の強迫的使用や使用行動はgの問題で生じる．

　オンライン情報処理とは，時々刻々と変化するリアルタイムでの知覚情報（道具・物品の位置，方向，距離，形，大きさなど）に適合した腕や手の運動を作り出す情報処理のことである．これは知覚と運動の相即を可能にするシステムである．一方，オフライン情報処理とは，リアルタイムでの知覚情報がない状況であっても，その文脈に必要な道具や物品の名前や形態，機能や操作方法を適切に想起し運動出力する情報処理のことである．実際，ヒトは目の前に道具や物品がない状態であっても，視覚的にも運動的にもイメージとして想起できるし，パントマイムとして表現することが可能である．

　神経心理学では古くから，道具使用において，オンライン情報処理とオフライン情報処理が必要であることを示唆していた．Heilmanらの失行モデルに照らし合わせると，入力プラキシコンと出力プラキシコンがオンライン情報処理であり，意味的知識がオフライン情報処理である（図7a）[9]．RumiatiとHumphreysの物品使用行為モデルでは，形態に関する知識から行為パターンへと至るルートがオンライン情報処理であり，その間で意味的知識を介するルートがオフライン情報処理となる（図7b）[78]．また小早川らは，道具の呼称時（例：ナイフ）には意味的知識を介したルートがより重要であり，道具使用（例：切る動作）においては感覚運動情報処理がより重要であり，道具に関する動詞生成時（例：切る）には意味的知識と感覚情報処理が同等に貢献するとした．この感覚情報処理がオンライン情報処理であり，意味的知識がオフライン情報処理に相当すると考えられる（図7c）[79]．Buxbaumらも視覚性道具提示から道具使用を行うには，オンラインとオフラインの両情報処理が必要であるとし，前者は道具と身体部位や身体部位間のダイナミックな空間的処理を担い，後者は物品と行為の関連性（道具使用の知識）や行為自体の記憶を担うとした（図7d）[80,81]．

a. オンライン情報処理

　先述したようにオンライン情報処理とは，対象の位置，方向，距離，形，大きさ，重さとい

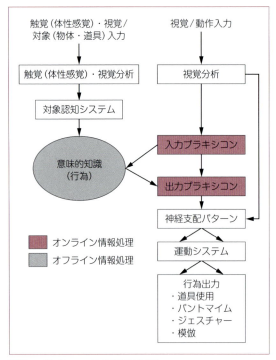

図7a ■ Heilmanらの失行モデル
(文献9より引用)

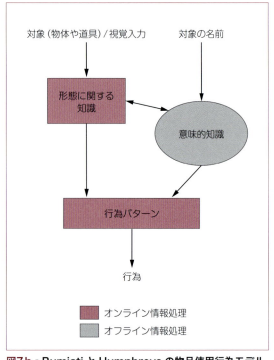

図7b ■ RumiatiとHumphreysの物品使用行為モデル
(文献78より引用)

った知覚情報に見合った運動出力を即座に形成するシステムであるが，それを実現する上肢運動の基本的な種類として，到達運動と把握・操作運動がある．

1）到達運動制御

到達運動は対象の位置（方向と距離）に対して手を到達させる肩や肘関節の運動であるが，これを実現するためには，視覚座標から運動座標への複数の座標変換を必要とする[82]．これを可能にしているのが，背側-背側皮質視覚路である．

サルの一次視覚野（V1）や二次視覚野（V2）には網膜部位再現があり，網膜座標上の対象の位置を反映している[83〜85]．一方，サルの三次視覚野（V3A）には，位置識別ニューロンなるものが存在し，網膜座標から眼球運動座標への変換を行う神経活動が記録されている[86]．また六次視覚野（V6）に至るとリアル位置識別ニューロンなるものが存在し，眼球運動座標から頭部中心座標への変換を行う神経活動が記録される[87]．そして頭頂間溝の上後方に位置する頭頂葉到達運動領域（parietal reach region：PRR）[88]と称される領域（V6A）に至ると，肩や肘などの体性感覚に応答するニューロン[89]や到達運動に関連した活動を示すニューロン[90]，到達運動の方向選択性を持ったニューロン活動[91]などが記録される．そしてV6Aの前方に位置する上頭頂小葉に至ると体性感覚に反応するニューロン数が増加し，到達運動に伴って活動するニューロンも多く認められる[92〜96]．すなわちPRRは，頭部中心座標から腕（肩・肘・手）中心座標への変換を行っていると考えられている．

これらPRRが情報を投射する先が前頭葉の背側運動前野である[97, 98]．背側運動前野では到

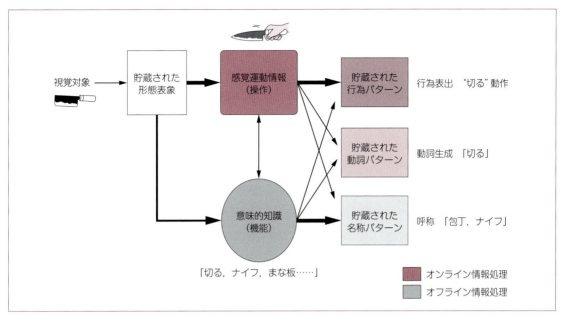

図7c ■ 小早川らによる物品使用行為モデル
(文献79より引用)

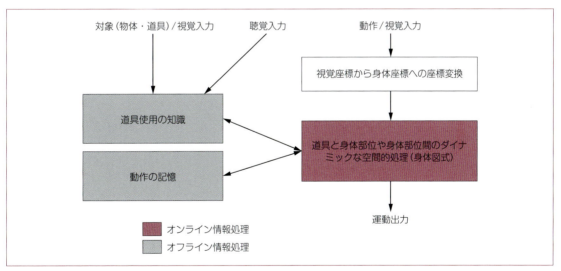

図7d ■ Buxbaumらによる行為モデル
(文献80, 81より引用)

達運動の方向選択性を持ったニューロン活動が認められることが数多く報告されており，腕中心座標に変換された対象の位置情報を運動座標に変換し，到達運動方向を決定していると考えられている[99〜101]．そして，背側運動前野は作成した到達運動計画を一次運動野に投射し，一次運動野はその情報に基づいて，実際の運動指令を出力していると考えられている．このように背側-背側皮質視覚路は，到達運動のオンライン情報処理の機能を果たす[102〜104]．

ヒトにおいても，サルと同様であり，PRRは上頭頂小葉と下頭頂小葉を上下に二分する

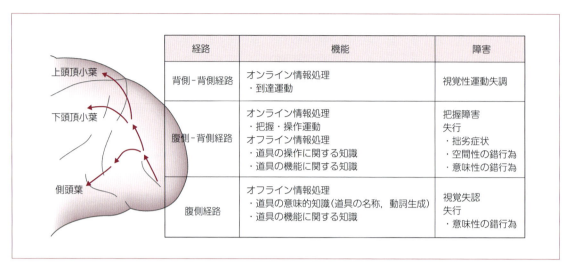

図8 ■ 3つの視覚皮質路の機能と障害

頭頂間溝の前方領域に相当し，背側運動前野も到達運動の計画と実行における最重要領域とされている[105〜107]．またサルにおいては頭頂間溝を境に Brodmann area 5野が上頭頂小葉，Brodmann area 7野が下頭頂小葉となるが，ヒトにおいては Brodmann area 5，7野は上頭頂小葉であり，サルには存在しない角回・縁上回 (Brodmann area 39・40野) が下頭頂小葉に相当する．経頭蓋磁気刺激法 (transcranial magnetic stimulation : TMS) を用いた研究によって，ヒトにおいては下頭頂小葉よりも上頭頂小葉が，到達運動において重要な役割を果たしていることが示されており，とりわけ到達運動のプログラミングとフィードバックを受けての誤差修正に重要とされている[108]．

このため，背側-背側皮質視覚路の損傷，とりわけ PRR に相当する頭頂間溝領域と上頭頂小葉の損傷では，失行ではなく，対象に対して的確に手を移動させることが困難になる視覚性運動失調が生じる (図8)．視覚性運動失調には，Bálint[42] が報告した Bálint 症候群における中心視野での到達運動障害 (optische ataxie) と Garcin[43] が報告した周辺視野での到達運動障害 (ataxie optique) の2型が存在する．Buxbaum らは，背側-背側皮質視覚路上の PRR が損傷することにより，視覚と体性感覚の統合による頭部中心座標から腕中心座標への変換，そして運動座標への変換の障害が視覚性運動失調の病態とした[110, 111]．通常，単に対象を見ながら到達運動を行うより，片手で対象に触れて，対象を見ながら，もう一方の手で到達運動を行う方が運動がスムーズになる．これは片手で対象に触れていることにより，体性感覚による参照が可能となることに由来する．しかしながら，楔前部・頭頂後頭溝の病変によって視覚性運動失調を生じた患者では，単に対象を見ながら到達運動を行う条件 (視覚のみ利用) と片手で対象に触れて，対象を見ずに到達運動を行う条件 (体性感覚のみ利用) と比較して，片手で対象に触れて，対象を見ながら到達運動を行うという，視覚と体性感覚のマッチングを要する条件において，有意な運動方向のエラーを生じたことが報告されている[112]．

2) 把握・操作運動制御

把握・操作運動においても把握対象の3次元特徴 (高さ，幅，奥行き) に合わせた手の把握

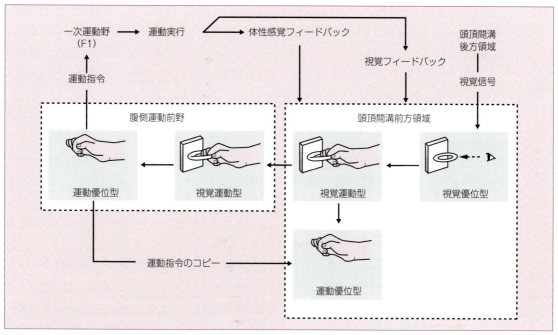

図9 ■ 頭頂間溝領域-腹側運動前野による把握・操作運動制御
（文献120より引用）

形態を生成するというリアルタイムでの視覚から運動への情報変換が必要となる．これを可能にしているのが，腹側-背側皮質視覚路である．

　サルの頭頂間溝後方領域は，両眼視差を利用して，対象物の3次元特徴を抽出する機能を持っている．この頭頂間溝後方領域では，両眼視条件において，特定の傾き・形・長さという対象の3次元特徴に選択的な反応を示すニューロン活動が記録される[113〜115]．この頭頂間溝後方領域で処理された対象の3次元特徴に関する視覚情報は，同じく頭頂間溝の前方領域に伝達される．そして，頭頂間溝前方領域は視覚情報を把握・操作に効果的な手指の運動情報に変換する機能を持っている．すなわち明るい場所で操作する時と，操作する対象を見る場合に反応する視覚優位型ニューロン，明るい場所で操作する時にも，暗い場所で操作する時にも，単に操作する対象を見る場合でも反応する視覚・運動型ニューロン，そして明るい場所で操作する時にも，暗い場所で操作する時にも反応するが，操作する対象を見ただけでは活動しない運動優位型ニューロンなどの存在が確認されている[116〜118]．さらにこの頭頂間溝前方領域が情報を投射する先が前頭葉の腹側運動前野であり，腹側運動前野にもAIP野と同様の選択的な活動を示すニューロンの存在が記録されている[119]．ちなみに頭頂間溝領域では，視覚優位型ニューロンが多く，腹側運動前野では，運動優位型ニューロンが多いとされている[120]．これらのことから，頭頂間溝後方領域で処理された把握・操作対象の3次元特徴に関する情報は，頭頂間溝前方領域における視覚優位型ニューロン⇒視覚・運動型ニューロンを介して腹側運動前野に伝達され，次いで腹側運動前野にて視覚・運動型ニューロン⇒運動優位型ニューロンへと伝達されることにより，腹側運動前野にて，対象に合わせた手の把握・操作運動パターンが，レパートリーの中から選択され，最終的に一次運動野によって実行されると考えられている（図9）[120]．

そして，腹側運動前野は，一次運動野に出力に関する情報を提供すると同時に，頭頂間溝領域へもその出力情報のコピー(遠心性コピー，随伴発射，予測される感覚情報)を送信し，頭頂間溝領域では，その遠心性コピーとリアルタイムに入力される視覚・体性感覚などの感覚フィードバックとの誤差を抽出し，誤差があった場合には，運動を修正する作業を行っていると考えられている(図9)．

また腹側運動前野は，単に対象の視覚属性そのものを反映するわけでも，実行される運動そのものを反映するわけでもないことが明らかにされている．サルに，手を握ると対象を摑める通常のペンチと，手を握るとペンチの先端が開き，手を開くとペンチの先端が閉じる逆ペンチを使用させて，その際の腹側運動前野や一次運動野のニューロン活動を計測すると，腹側運動前野に存在するニューロンの多くは，手の開閉ではなく，ペンチの先端の開閉に対応した活動を示すことが判明している[121]．すなわち，運動そのものを反映するわけではなく，より抽象的な運動の目標を反映するニューロンが腹側運動前野には多く存在することが示されている．このような目標関連ニューロンは一次運動野にも存在するが，一次運動野は目標関連ニューロンよりも運動関連ニューロンが多く存在することも判明している．このことは，頭頂葉で処理された対象に関する視覚情報に対して，腹側運動前野では，それを手で操作するか道具で操作するかにかかわらず，それを摑むのか，つまむのか，回転するのか，引っ張るのか，押すのかといった抽象的な運動目標に変換し，その表現された目標を実現する手の運動パターンを一次運動野が出力すると考えられる．またヒトにおいて，道具を使用して対象を把握する場合と手を使用して対象を把握する場合の脳活動を機能的核磁気共鳴画像法(functional magnetic resonance imaging：fMRI)で調べた研究においても，手か道具かにかかわらず，頭頂間溝前方領域と腹側運動前野が同様の活動を示すことが明らかにされている[122]．

このように腹側−背側皮質視覚路の把握・操作機能は，ヒトにおいても同様であり，多くのニューロイメージング研究において，ヒトが把握・操作運動を行う際には，頭頂間溝前方領域と腹側運動前野が活動することが明らかにされている[123〜128]．なかでも頭頂間溝前方領域の活動は堅牢であり，ほぼすべての把握・操作運動のニューロイメージング研究において，その活動が認められている[129]．TMSを用いて，特定の脳領域の活動を一時的に低下させて，把握・操作運動の変化を記録した研究において，頭頂間溝前方領域の機能低下を生じた際に，物体の回転という視覚フィードバックに基づいて，把握運動を修正することに問題が生じたことが示されている[130]．このことから頭頂間溝前方領域は，遠心性コピーと視覚フィードバックの差分に基づいたオンライン制御に重要な役割を果たしているとされている．

また把握・操作運動における頭頂間溝前方領域のオンライン制御は，左半球に側性化していることも明らかになっている．頭頂間溝前方領域と下頭頂小葉前方領域(縁上回，Brodmann area 40野)に対して，それぞれTMSによる機能低下を生じさせ，グリップリフトタスク(対象を把握して持ち上げる課題)を実施した結果，下頭頂小葉前方領域の機能低下では，グリップリフトタスクにおける運動力学的な変化は認められなかった．一方で，左頭頂間溝前方領域の機能低下では，右頭頂間溝前方領域へのTMSと比較して，左右手ともに，有意なグリップフォースの増大(対象に対して不適切に過剰な把握)とプレローディングフェイズの延長(把握から持ち上げまでの時間の遅延)が認められている[131]．このことは，物体に対する運動制御が，使用される手が右手か左手かにかかわらず，左半球優位に担われていることを示し，左半球損

傷で有意に失行症状が出現することと整合性がある．

このように腹側-背側皮質視覚路の損傷では，視覚性運動失調という到達運動の障害のみならず，リアルタイムに対象に対して適切な把握・操作運動を生成することができないという拙劣症状が出現することになる(図8)(ここで述べている拙劣症状とは，古典的失行分類における肢節運動失行が意味する手指の拙劣症状ではなく，手指を含めた上肢全体の拙劣症状を指す)．

3) 到達・把握運動制御

上述の到達運動のオンライン情報処理(背側-背側皮質視覚路)と把握・操作運動のオンライン情報処理(腹側-背側皮質視覚路)は，別個に独立して機能しているのではなく，互いに相補的に機能していることも判明している．

到達運動に重要なPRRや背側運動前野には，頭頂間溝前方領域や腹側運動前野と同様に，把握・操作運動における視覚優位型ニューロン，視覚運動型ニューロン，運動優位型ニューロンなどの把握・操作運動関連ニューロンが記録されている[132〜134]．

小さな対象物に対してつまみ運動を行うのは自然な条件といえるが，大きな対象物に対してつまみ運動を行うのは不自然な条件といえる．また大きな対象物に対して手全体での把握を行うのは自然な条件といえるが，小さな対象物に対して手全体で把握するのは不自然な条件といえる．このような複数の条件でのつまみ・把握運動時の脳活動を計測したfMRI研究では，頭頂間溝領域が，自然か不自然かにかかわらず，手全体での把握運動時よりもつまみ運動時に強く活動したのに対して，背側運動前野は，把握形態ではなく，自然な条件よりも不自然な条件において，強く活動したことが示されている[135]．このことは，頭頂間溝領域と腹側運動前野は，つまみ・把握運動に際して，物体特徴の抽出と把握タイプの選択に関わるのに対して，背側運動前野は，物体の視覚情報から自動的に選択される把握運動に対し，瞬時に計画を変更・修正することに重要な役割を持つことを示している．

さらに到達運動のための神経機構と把握運動のための神経機構を明確にする目的で行われたfMRI研究では，上頭頂後頭皮質(superior parieto-occipital cortex(ヒトSPOC，サルV6A))と上頭頂小葉は，到達運動に特化した領域と同定され，頭頂間溝前方領域と腹側運動前野が把握運動に特化した領域と同定された一方で，背側運動前野と補足運動野，一次感覚運動野は，到達運動と把握運動の両方に影響し，到達と把握の2つの成分の調整に重要な役割を果たしていることが示されている[136]．

また運動力学的にも，腹側運動前野と背側運動前野が協同して，つまみ運動に必要な筋出力調整や空間的制御を行っていることが示されている．すなわち腹側運動前野と背側運動前野のそれぞれに対して，TMSを実施して一時的な機能低下を生じさせ，グリップリフトタスクを実施した研究では，左腹側運動前野の機能低下によって，有意な短母指外転筋-第1背側骨間筋活動の遅延と母指-示指間距離の増加(不必要に大きな開口)，および対象への指の接触点のばらつきが生じ，左背側運動前野の機能低下によって，有意な腕橈骨筋活動の遅延とプレローディングフェイズの延長が認められている[137]．

また行動学的にも，到達運動と把握運動は独立していない．乳幼児に到達把握運動を行わせると，運動開始から物体への接触(到達運動)，いったん離れて(リリース)から把握運動という形で，到達運動と把握運動は時空間的に独立して行われる．しかしながら成長とともに，プ

レシェーピング（pre-shaping）といって，到達運動の最中で，手が対象物に届く前に，その大きさや形，傾き，使用方法に応じて手の形を準備する，主に手関節で認められる運動がみられるようになる．それにより，到達運動と把握運動は統合され，出生後4ヵ月の時点で，連続的な到達把握運動となる[138]．プレシェーピングは，効果的な手の把握運動のための到達運動とも，効果的な腕の到達運動のための把握運動ともいえる中間的ではあるが，重要な運動である．このプレシェーピングがどちらの神経機構で生成されるかについて調べたfMRI研究によると，SPOCと頭頂間溝後方領域と背側運動前野において，手の向きの変更に伴う活動増加が認められ，プレシェーピングは把握運動に重要な運動であるにもかかわらず，生成しているのは到達運動を生成する背側-背側皮質視覚路であったことが判明している[139]．

このように到達運動と把握運動のオンライン情報処理は，背側-背側皮質視覚路と腹側-背側皮質視覚路が，協同して担っている．このことから，それぞれの損傷によって生じる症状は，非常に似通っており，リアルタイムにおける対象の空間的位置情報（位置・方向・距離）や対象の属性情報（形・大きさ・重さ）に即した運動出力の障害である視覚性運動失調，把握障害，拙劣症状あるいは空間的な誤り（空間性の錯行為）が出現することになる（**図8**）．厳密には，頭頂間溝後方領域と上頭頂小葉の損傷によって，視覚性運動失調が生じ，頭頂間溝前方領域の損傷によって，把握運動の障害が生じ，下頭頂小葉前方部（縁上回，Brodmann area 40野）の損傷で，空間的な誤り（空間性の錯行為）（Heilmanらの観念運動失行）が生じると考えられる．

4）道具の身体化

もう一点，オンライン情報処理に関して重要なことがある．それは，このオンライン情報処理が，道具の身体化を担っていることである．ヒトは道具を使用する際に，その先端で対象を感じることができ，習熟すると自分の手と同等に操作することができ，まるで道具が自分の手であるかのように錯覚することさえある．Irikiらは，サルの頭頂間溝領域の視覚と体性感覚に反応するバイモダールニューロンが，使用する意図を持って道具を把持した際に，道具に沿ってその視覚受容野が拡大することを報告した[140, 141]．このことは手の身体図式が，道具にまで拡張されたことを示している．またIrikiらは，そのような手の身体図式の道具への拡張は，物理的な位置の制約を受けず，モニターに映ったカーソルの位置にまで拡張することを明らかにしている[141, 142]．この道具の身体化は，視覚と体性感覚の統合や次に述べるオフライン情報処理における意味的知識といった概念を超えたアフォーダンス（感覚入力と運動出力あるいは身体と道具とのカップリング）に相当する現象であり，失行を理解する上での重要な概念である．また道具使用における体性感覚情報の重要性を示しており，Heilmanらの失行モデルでは十分に表現できていない．このことは，パントマイム障害の項（170頁）において詳述する．

b. オフライン情報処理

ヒトは前項で示したようなリアルタイムの知覚情報がない状況であっても，その文脈に必要な道具や物品の名前や形態，機能や操作方法を適切に想起し，運動イメージとして取り出すことも，パントマイムとして運動出力することも可能である．これはリアルタイムの知覚がない状況であっても運動出力が可能なことから，Heilmanらの失行モデルでも示された行為に関する意味記憶に基づく情報処理，すなわちオフライン情報処理によるものとされている．そし

て，このオフライン情報処理を担うのが，腹側皮質視覚路（腹側-背側皮質視覚路を含む）とされている．

1）道具の意味的知識

　ヒトが日常生活物品や道具を観察する際には，左中側頭回，左下側頭回，左紡錘状回内側部などの左側頭葉皮質と左下頭頂小葉前方部（縁上回，Brodmann area 40 野），および左腹側運動前野，左下前頭回（Broca 野）といった左腹側-背側皮質視覚路と左腹側皮質視覚路の活動が認められる[143〜149]．

　また道具名の呼称時（名称想起）にも，左中側頭回や左腹側運動前野，左下前頭回といった左腹側皮質視覚路の活動が認められる[143, 145, 150, 151]．Damasio らは，人名，動物名，道具名の呼称時の脳活動を調べ，左下側頭葉後部領域が道具名の呼称時に特異的な活動を示すことを報告した[151]．さらに voxel based lesion symptom mapping（VLSM）の結果，左側頭葉後部領域の損傷が，道具名の選択的な障害（これは言語表出の障害ではなく，名称想起の障害）を引き起こすことを明らかにしている[151]．

　また道具に関連した動詞の生成時には，左中側頭回，左紡錘状回，左側頭葉前部領域などの左側頭葉と左下頭頂小葉後方部（角回，Brodmann area 39 野），そして左下前頭回（Broca 野）といった左腹側-背側皮質視覚路と左腹側皮質視覚路の活動が認められる[152, 153]．Grèzes ら[154]は，運動実行，運動イメージ，運動観察，動詞生成に関するニューロイメージング研究のメタアナリシスを実施した結果，左上頭頂小葉では動詞生成による活動が認められず，左側頭葉では運動実行と運動イメージによる活動が認められず，すべてが認められるのは，左下頭頂小葉（縁上回・角回，Brodmann area 40・39 野）の領域だけであったことを報告している．Binder ら[155]は 120 のニューロイメージング研究のメタアナリシスを行い，言語の意味ネットワークを作成し，その結果，左下頭頂小葉（角回と縁上回の一部），左下前頭回，左側頭葉皮質（中側頭回と下側頭回の一部），左後部帯状回，左背内側前頭前野，左腹内側前頭前野，左腹側頭葉皮質（紡錘状回と海馬傍回）が意味ネットワークを構成する 7 領域であるとしている．Lewis[156]は，ヒトの道具関連活動時（右手道具使用パントマイム，左手道具使用パントマイム，道具使用の運動イメージ，道具名の呼称，道具名の読字）のニューロイメージング研究をメタ分析し，道具使用運動スキルのネットワークと道具の概念/意味ネットワークを同定している．その結果，道具使用運動スキルネットワークは，左上頭頂小葉-左後部中側頭回-左腹側運動前野のネットワークであり，道具の概念/意味ネットワークは，左後部中側頭回-左紡錘状回-左下前頭回（Broca 野）であるとしている．

　このように道具の名称や動詞といった道具の意味的知識は，左腹側-背側皮質視覚路を含む左腹側皮質視覚路に貯蔵されていると考えられている．このことは，左半球損傷で優位に失行症状が出現することと整合性がある．

2）背側皮質視覚路と腹側皮質視覚路の機能的差異

　左腹側皮質視覚路が道具の意味的知識を担うことから，道具の視覚失認の病巣（図8）となることは明白であるが，実際の道具使用にとって，どれほど重要であり，失行症状とどのような関係にあるのであろうか．

GoodaleとMilnerらは，両側の側頭葉腹外側部を損傷して視覚失認を呈した患者DFの観察に基づいて，背側皮質視覚路と腹側皮質視覚路の機能の違いを明らかにした．DFは，小さな板材の大きさを母指と示指で見積もる課題（大きさの知覚課題）は困難であったが，同じ板材を母指と示指でつまむ運動課題（運動課題）は正確に行えた[157]．また手元の円盤スリットの傾きを標的の円盤スリットに合わせる課題（傾きの知覚課題）は困難であったが，標的の円盤スリットに手あるいはカードを差し入れる課題（運動課題）は正確に行えた[158]．すなわちDFは，対象の視知覚は困難（視覚失認）であったが，その対象に対する運動は正確に行えたのである．

　またGoodaleら[159,160]は，腹側皮質視覚路を損傷した患者DFと背側皮質視覚路を損傷して視覚性運動失調を呈した患者RVの比較研究を実施し，その結果，DFは先に示したとおりに対象の大きさの知覚は困難であったが，対象の大きさに合わせてつまみ運動を行うことは正確に行えたのに対して，RVは対象の大きさの知覚は正確に行えたが，対象の大きさに合わせてつまみ運動を行うことは困難であった．

　また健常者を対象にして，Ebbinghaus錯視やPonzo錯視を用いて，大きさや長さの知覚と同じ対象へのつまみ運動を比較した結果，錯視の影響を受けて知覚は不正確になるが，同じ対象へのつまみ運動は知覚とは関係なく正確に行えることが明らかにされている[160,161]．

　これらのことから，背側皮質視覚路は知覚に影響を受けず，運動の成立に重要な役割を果たしており，逆に腹側皮質視覚路は，知覚精度に関わるが，運動には貢献しないと考えられた．それにより背側皮質視覚路は対象の空間的位置関係の認識を担うWhereの経路として機能するだけでなく，対象に対してどのように運動を行うかに関するHowの経路であり，一方，腹側皮質視覚路はHowにはかかわらず，対象が何であるかを認識するためのWhatの経路と考えられた．このように腹側皮質視覚路は運動には関わらない経路と考えられたが，その後の研究によって，腹側皮質視覚路も運動に重要な経路であることが示されている．

3）オフライン情報処理の運動への貢献

　先ほどの患者DFと健常者を対象に，さまざまな条件下での把握運動を計測した研究では，物体の視覚フィードバックはあるが，触覚のフィードバックがない条件と対象の位置に関する視覚フィードバックと触覚フィードバックが解離する条件において，DFは健常者とは異なる把握運動制御を見せた[162]．すなわち両条件において健常者の約4倍の母指-示指間開口距離を示したのである．このことから，DFは視知覚に問題があるだけで，運動制御には問題がないと考えられていたが，実際には触覚（体性感覚）フィードバックによる代償により到達把握運動を行っていたと考えられ，到達把握運動には，腹側皮質視覚路の健全性も必要であることが示されている．

　また背側皮質視覚路は両眼視差を利用することで，奥行き知覚を成立させ，把握運動を可能にしているが，一方でヒトは単眼であっても，奥行き知覚を成立させ，把握運動は可能である．この際の脳活動を調査したfMRI研究では，背側-背側皮質視覚路のV6Aや背側運動前野では，単眼視条件と両眼視条件での把握運動において，有意な活動差は認められなかったが，腹側-背側皮質視覚路の頭頂間溝前方領域と腹側運動前野，そして腹側皮質視覚路の側頭葉腹外側部では，単眼視条件においてのみ，奥行き知覚の必要性に応じて，活性化の増大が認められている[163]．すなわち両眼視条件では，背側-背側皮質視覚路のみで，対象の三次元特徴に適切な到

達把握運動を生成できるのに対して，単眼視条件での到達把握運動では，腹側-背側皮質視覚路が奥行き知覚情報を取得するために，腹側皮質視覚路との接続を強化することで，効果的な視覚-運動変換プロセスを生成すると考えられ，単眼視条件での到達把握運動では，腹側皮質視覚路の機能が必要であることが示されている．

また前述の錯視を利用した研究[160]では，リアルタイムに対象を把握するオンライン制御では，知覚の影響を受けず，実際の大きさに対応した運動が行われるのに対して，時間をおいた記憶に基づいたオフライン制御をする際は，知覚に対応した運動が行われることが判明しており，記憶に基づく到達把握運動には，腹側皮質視覚路の機能が重要とされている．

実際，我々を取り巻く日常生活物品や道具は，それぞれの機能や操作方法に対応した把握運動や操作運動を行う必要があり，これらは過去の使用経験という記憶に基づく運動制御であり，それには腹側皮質視覚路におけるオフライン情報処理が重要と考えられる．これに関して，Castielloらは興味深い知見を報告している[129, 164]．上頭頂小葉損傷により視覚性運動失調を呈した患者VKは，研究用物体である抽象的な対象に対する到達把握運動において，健常者と比較して，母指-示指間の開口開始が遅延し，対象に対して不必要に大きな最大把握開口距離を示し，到達把握運動完了までに健常者の約2倍の時間を要した．しかしながら，研究用物体ではなく，到達把握する対象を日頃使い慣れているリップスティックや櫛にした場合には，そのようなエラーは著明に減少したことを報告している．すなわちオフライン情報処理を担う腹側皮質視覚路が，オンライン情報処理を担う背側皮質視覚路を調整したり，代償することを示している．

このようにオフライン情報処理を担う腹側-背側皮質視覚路のとりわけ左下頭頂小葉の損傷では，身体と道具との動作による結びつきが障害されることとなり，空間的な誤り（空間性の錯行為）（Heilmanらの観念運動失行）や意味的な誤り（意味性の錯行為）（Heilmanらの概念失行）が出現するものと考えられる（**図8**）．

4）誤った道具使用の抑制機能

このオンライン情報処理（背側皮質視覚路）に対するオフライン情報処理（腹側皮質視覚路）の機能については，誤った道具使用の抑制機能という重要な機能がある．Mizelleら[165〜167]は，その働きについてfMRIや脳波を使用した研究を通じて実証している．健常者を対象に，視覚刺激として，道具とその対象の正しい組み合わせ画像（例：ハンマーと釘），道具とその対象の誤った組み合わせ画像（ハンマーとコーヒーカップ）を観察した際の脳活動を計測した脳波研究では，正しい組み合わせ画像より，誤った組み合わせ画像に，側頭葉，島皮質，帯状回といった腹側皮質視覚路上の領域の活性化が強かったことを示した[165]．このことから，腹側皮質視覚路が，道具と対象の正しい組み合わせ/誤った組み合わせの識別に関与していることが示唆された．

続く研究では，視覚刺激として，文脈的に正しい道具の使用場面（例：コーヒーをスプーンでかき混ぜる），文脈的に誤った道具の使用場面（コーヒーをハンマーでかき混ぜる）を観察した際の脳活動をfMRIと脳波で同時計測した[166]．fMRIの結果，正しい道具使用時より，誤った道具使用時に，両側島皮質，上側頭回，前部・後部帯状回といった腹側皮質視覚路上の領域が強く活動したことが示された．また脳波計測の結果，正しい道具使用を観察した時よりも，

誤った道具使用を観察した時に，非常に早い時間帯で腹側皮質視覚路が活動し，次いで背側皮質視覚路が活動することが明らかにされた．すなわち腹側皮質視覚路は，時間的に非常に鋭敏に，誤った道具使用の検出を行っていることが示されたのである．

　正しい道具把持画像（例：ハンマーの柄を持って釘を叩く），誤った道具把持画像（例：ハンマーの先端を持って，柄で釘を叩く），道具画像（例：ハンマー），手画像（例：ハンマーで釘を叩くパントマイム）を観察した際の脳活動を計測したfMRI研究においても，正しい道具把持画像では背側皮質視覚路の活動増加が認められたのに対して，誤った道具把持画像では腹側皮質視覚路の活動増加が認められた[167]．

　これら一連の研究成果から，文脈（対象）と道具が一致している（正しい）場合には，背側皮質視覚路においてそのまま道具使用が実行されるが，文脈（対象）と道具が不一致である（誤った）場合には，腹側皮質視覚路がそのエラーを検出し，背側皮質視覚路へエラー信号を投射することで，誤った道具使用が阻止されると考えられた．そのため腹側皮質視覚路の損傷では，文脈（対象）と道具の不一致（誤り）を検出できない，もしくは検出できても，エラー信号を背側皮質視覚路へ投射できないために，誤った道具使用，すなわち意味的な誤り（意味性の錯行為）（Heilmanらの概念失行）が出現すると考えられる（図8）．

5）道具の「機能」に関する知識と「操作」に関する知識

　Royらは，道具使用においては，「行為の概念系」と「行為の産生系」の2つのシステムが必要であることを提唱した[168, 169]．Heilmanらの失行モデルに従えば，行為の概念系は，意味記憶に相当し，行為の産生系は入力-出力プラキシコンに相当する．そして，行為の概念系とは行為に関する意味的知識であるとして，その中には，① 道具の機能に関する知識，② 道具の操作に関する知識，③ 道具の構造から推論される機能に関する知識，④ 個々の動作を系列化するための知識，⑤ 道具を作成する能力が含まれるとされた．

　またHeilmanらは，左下頭頂小葉には，ジェスチャーエングラムが存在し，それにより模倣，道具使用，口頭指示いずれの入力からでも行為を実行可能であることを説明した[9, 170, 171]．このジェスチャーエングラムとは，過去の経験によって学習された行為の記憶であり，前述の道具の操作に関する知識と同等であるが，ジェスチャーエングラムは道具使用のみならず行為全般に適用可能な概念である．次にこの道具の操作に関する知識と道具の機能に関する知識の神経機構について整理する．

　道具の機能に関する知識とは，マッチとライターのように，操作方法は異なるが，そのものが持つ機能は同様（火をつける）であるという知識のことを指す．一方，操作に関する知識とは，ピアノとパソコンのように，そのものが持つ機能は異なるが，操作方法は同様（タイピングする）であるという知識のことを指す（図10）[172]．Boronatら[172]は，機能に関する知識課題時と操作に関する知識課題時の脳活動をfMRIで計測している．その結果，両課題において，左背側・腹側運動前野と下頭頂小葉，下前頭回と中側頭回といった左腹側-背側皮質視覚路と左腹側皮質視覚路が活動したことを報告した．しかしながら，両課題において活動領域の減算処理を行った結果，操作に関する知識課題において，左下頭頂小葉前方部（縁上回，Brodmann area 40野）の有意な活動増加が認められたことを報告している．

　その他の研究においては，道具の機能に関する知識課題において，左頭頂-側頭-後頭接合部

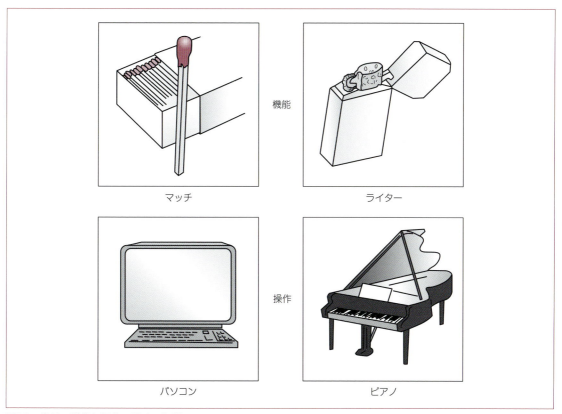

図10 ■ 道具の機能と操作に関する知識
マッチとライターは，操作方法は異なるが，機能は同じ．パソコンとピアノは，機能は異なるが，操作方法は同じ．
（文献172より引用）

(Brodmann area 39/19野)と左前背側運動前野・左前補足運動野，左下前頭回(Brodmann area 47野)，左下側頭回といった領域が活動することが報告されており，この研究では，左下前頭回の活動が増加するほど，機能に関する知識課題の正反応時間が短縮したことから，左下前頭回は，物体の機能的/実践的なプロパティに関する行動の決定を促進する役割を持つとしている[173]．

またCanessaら[174]も，操作に関する知識課題と機能に関する知識課題における脳活動領域をfMRIを用いて検索しており，操作に関する知識課題で活動が強かったのは，左背側運動前野，左頭頂間溝，左下頭頂小葉といった領域であり，機能に関する知識課題で活動が強かったのは，左帯状皮質，左下側頭皮質であったことを報告している．またこの研究では，左下頭頂小葉前方部（縁上回，Brodmann area 40野）は操作に関する知識で強く活動し，左下頭頂小葉後方部（角回，Brodmann area 39野）は機能に関する知識で強く活動したことを明らかにしている．

その他，同じ操作方法であるが(rotate or squeeze)，異なる場所で使用する道具(kitchin or garage)や，同じ場所で使用するが，異なる操作方法である道具を対にして提示して，同じ操作方法か，同じ場所で使用するかなどを回答する課題において，道具の概念的情報が，側頭極（側頭葉の最前部）に保存されていることが示されている[175]．

まとめると道具の操作に関する知識は，左頭頂間溝，左下頭頂小葉前方部分（縁上回，Brodmann area 40野）から左背側・腹側運動前野に至る左腹側-背側皮質視覚路に貯蔵されていると考えられ，道具の機能に関する知識は，左下頭頂小葉後方部分（角回，Brodmann area 39野），左中側頭回・下側頭回から左下前頭回に至る左腹側皮質視覚路に貯蔵されていると考えられる．

これらのことから左背側-背側経路は到達把握運動のためのオンライン情報処理を担い，左腹側-背側皮質視覚路は，到達把握運動のためのオンライン情報処理のみならず，道具の操作に関する知識も道具の機能に関する知識も担い，左腹側皮質視覚路はオフライン情報処理として道具の名称や形態（視覚イメージ）などの意味的知識に加えて，道具の機能に関する知識を担うとされる．そのため左背側-背側皮質視覚路の上頭頂小葉の損傷は視覚性運動失調を引き起こし，左腹側-背側皮質視覚路の下頭頂小葉の損傷は拙劣症状，空間性の錯行為，意味性の錯行為など幅広い失行症状の原因となり，左腹側皮質視覚路の側頭葉の損傷は，意味性の錯行為の原因となる（**図8**）．

6）失行における道具の「操作」に関する知識の障害

Buxbaumらは，失行患者には，道具の操作に関する知識に障害が認められることを報告した[176, 177]．さらに失行患者では，日常生活物品とそれを把持する手の形状とのマッチング課題において障害が認められたことも報告し，同時に無意味物品に対する手の把持形態のマッチングは可能であったことを報告した[178]．これらのことから，Buxbaumらは，失行患者では，経験により学習された道具の操作に関する知識（操作に関する記憶＝ジェスチャーエングラム）が障害されているとした．そしてBuxbaumらは，two action systemを提唱している[179]．すなわち，背側-背側皮質視覚路は，対象の形や大きさなどの属性情報やアフォーダンスに基づくgrasp systemであり，腹側-背側皮質視覚路は，下頭頂小葉に道具の操作に関する知識（ジェスチャーエングラム）が貯蔵されており，道具使用に特化していることからuse systemであるとしている．この道具の操作に関する知識（ジェスチャーエングラム）について，上記したように，これは左腹側-背側皮質視覚路の主に左下頭頂小葉に形成・保存されていると考えられている．腹側-背側皮質視覚路は，オフラインの把握・操作運動を形成するシステムであることは先に述べた．すなわち，ここでは対象の3次元特徴に関する情報の抽出，それに見合う把握・操作運動の準備・計画・出力をオンラインで形成する．さらに運動前野は下頭頂小葉に，その出力に関する情報を遠心性コピー（予測される感覚情報）として投射し，下頭頂小葉では，その遠心性コピーと実際の視覚・体性感覚フィードバックとを比較照合し，オンラインで運動情報の修正・更新を行っている．そうした教師あり学習（フィードバック誤差学習）に基づいて，下頭頂小葉に形成されるのが，運動の内部モデルである．またこの営みは，手の左右にかかわらず左半球優位に行われていることは前述した．ヒトは小児期からこの営みを日々繰り返しており，それは日常生活物品や道具に対して行われていることから，左下頭頂小葉に道具使用の内部モデル，すなわち道具の操作に関する知識（ジェスチャーエングラム）が形成されるものと考えられる．そして，Buxbaumらは，この腹側-背側皮質視覚路の損傷で，道具の操作に関する知識（ジェスチャーエングラム）が障害されることで，失行が生じるとした[179]（**図8**）．

c. 空間的情報処理

一方で，Goldenberg は，Liepmann のいう観念企図や Heilman らのいう道具の操作に関する知識（ジェスチャーエングラム）なるものが，左下頭頂小葉に存在するという考えを否定している[180]．そして，左下頭頂小葉の損傷によって最も影響を受ける行為は，道具使用のパントマイムではなく，無意味動作の模倣であり，さらに大きな脳損傷になれば，道具と対象の実際の使用にも影響が出るとしている．その理由として，左下頭頂小葉は，無意味動作の模倣においては，複数の対象間の，または対象の複数の部分間の空間的関係性を処理する能力を担い，道具と対象の使用においては，手と道具とその対象間の空間的関係性を処理する能力を担うとしている．すなわち左下頭頂小葉には，無意味動作の模倣や道具使用における身体部位間，身体と道具と対象間，複数の道具と対象間の空間的関係性を処理する能力があり，それが障害されるために失行症状が出現するとしている．

Bach ら[181]は，道具使用や物品使用における空間的情報処理（道具と対象の空間的関係）と機能的情報処理（道具と対象の機能的関係）に関わる神経ネットワークを fMRI 研究で調査している．その結果，左縁上回・頭頂間溝から左運動前野へと至る左背側皮質視覚路は，機能的情報処理ではなく，空間的情報処理において活動が高く，とりわけ左頭頂葉は，道具使用における空間的情報処理において強い活動を示したことを報告している．このことは，左下頭頂小葉は，身体内・身体と道具・道具内における空間的関係性の処理を行うという Goldenberg の説を支持する．すなわち Goldenberg の考えでは，左下頭頂小葉の損傷で失行が出現するのは，道具の操作に関する知識（ジェスチャーエングラム）の障害ではなく，空間的情報処理の障害で生じるとしている．

d. 技術的推論能力

1) 機械的問題解決能力

Goldenberg ら[182]は，左下頭頂小葉には空間的情報処理能力に加えて，道具の構造からその機能を推論する能力（機械的問題解決能力）があると考えた．Goldenberg らは，**図11**[182]のような日常に存在しない道具（新奇な道具）と対象を開発し，脳損傷例を対象に，対象を操作するのに適した新奇道具の選択課題と新奇道具の使用課題の2つの機械的問題解決課題を実施した．その結果，左半球損傷例には，道具使用のパントマイム障害と日常生活物品の使用障害に加えて，新奇道具の選択課題に障害があることを見出した．また道具使用のパントマイム障害と新奇道具の選択障害は，有意な相関を示し，新奇道具の選択障害と道具使用のパントマイム障害がある場合に，有意に日常生活物品の使用障害があることを明らかにした．またこの際，左半球損傷でも前頭葉損傷の患者には，新奇道具の選択障害はなかった．

さらに Goldenberg ら[183]は，38人の左脳損傷患者を対象に，機能に関する知識課題（道具とその対象の選択課題，同じ目的で使用する道具を選択する目的課題），機械的問題解決課題（新奇道具の選択課題，新奇道具の使用課題），日常生活道具課題（選択課題，使用課題）を実施し，病巣との関連を検討する VLSM を実施した．その結果，機能に関する知識障害が認められたのは左前頭葉損傷と左中側頭回であり，一方，新奇道具の選択障害と日常生活道具の選択障害が左下頭頂小葉損傷で有意に認められた．

また前述した Bach ら[181]の fMRI 研究でも，左下頭頂小葉は道具と対象の空間的情報処理

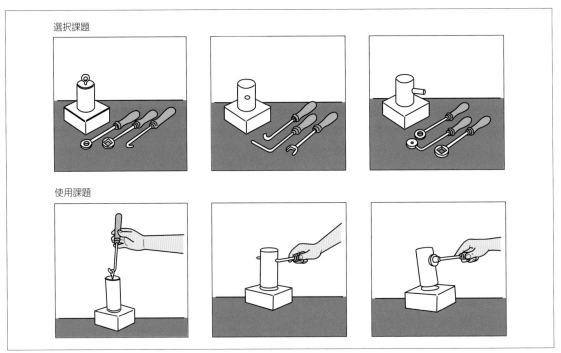

図11 ● 失行例における機械的問題解決能力の障害
図のような日常に存在しない道具を開発し，脳病変例を対象に，機械的問題解決課題（対象の形態情報から，その機能を推論する課題）を実施．結果，左半球病変例において，成績の低下が認められた．
（文献182より引用）

に強く活動したのに対して，道具と対象の機能的情報処理に強く活動したのは，左中前頭回であったことを報告している．これらは，左下頭頂小葉には，道具の機能に関する知識という意味的知識（記憶）が保存されているわけではないことを意味している．これを受けて，Goldenbergらは，左下頭頂小葉は，日常生活道具のプロトタイプの使用方法についての知識よりも道具使用における一般原則を提供し，把握形態の選択や決められた運動の選択ではなく，道具とその他の道具，対象あるいは材質との機械的相互作用の理解に貢献するとしている．

2）技術的推論能力

　Osiurakら[184]も，Goldenbergら[182]の考えと同様に，単なる道具観察が対応したジェスチャーエングラムを作動させるという明確な証拠がないこと，もし道具使用が，道具構造の説明システムとジェスチャーエングラムの間の直接的なルートによって行われているのであれば，道具の機能についての知識の役割は何であるのか，またジェスチャーエングラムに道具の操作方法についての知識が貯蔵されているという明確な証拠がないことなどから，ジェスチャーエングラムの存在を否定している．そして，Goldenbergら[182]が明らかにした機械的問題解決能力（新奇な道具の構造から，その機能を推論する能力）を発展させて，左下頭頂小葉には，道具の構造から，その使用法を推論する能力（技術的推論能力）があるとして，失行との関係について検討している．

　Osiurakら[184]は，技術的推論能力とは新奇な道具の構造からその使用法を推論する能力で

あるが，それだけでなく，むしろ馴染みのある道具を別の目的で使用する能力として評価するのが正しいとして，ナイフでネジを回せるか否か，フォークの操作部（柄の部分）でヨーグルトを食べられるか否か，コルク回しで針金を切れるか否かなど，日常生活道具を別の目的で使用することが可能か否かを判断する課題を，脳損傷患者に実施した．その結果，技術的推論能力の低下は，左半球損傷患者の失行症状と強い相関を示した．

さらにOsiurakら[185, 186]は，失行発現に関わる3つの障害仮説（意味記憶障害仮説，遂行計画障害仮説，技術的推論能力障害仮説）を検証する目的で，左半球損傷患者に対して，道具使用のパントマイム課題，道具と対象の組み合わせ課題，道具の操作に関する知識課題，道具の機能に関する知識課題，ロンドン塔課題（ワーキングメモリ課題），系列的機械的問題解決課題（新奇な道具を系列的に使用する必要のある課題）を実施した．すなわち，失行が意味記憶（ジェスチャーエングラム）障害に由来するならば，失行症状と道具の操作に関する知識障害あるいは道具の機能に関する知識障害は相関を示し，失行が遂行計画障害に由来するならば，失行症状とワーキングメモリ障害は相関を示し，失行が技術的推論能力障害に由来するならば，失行症状と系列的機械的問題解決障害と相関するとした．その結果，道具使用パントマイムの成績と系列的機械的問題解決課題および機能に関する知識課題の成績には有意な相関関係があった．一方で，道具使用パントマイムの成績と道具の操作に関する知識課題およびワーキングメモリ課題の成績には，有意な相関関係は認められなかった．すなわち失行症状（道具使用のパントマイム障害）を引き起こすのは，技術的推論能力の障害と道具の機能に関する知識の障害であり，道具の操作に関する知識（ジェスチャーエングラム）は関連しないと結論づけた．これを受けて，Osiurakらは，道具使用を可能にしているのは，道具の操作に関する知識（ジェスチャーエングラム）ではなく，道具の機能に関する知識と技術的推論能力によって，道具の使い方を，その場面に応じて再構成することとした．

さらにOsiurakら[187]は，道具使用においては，機械的制約，空間的制約，時間的制約，労力的制約が発生し，それぞれを解決する必要があり，それを可能にする能力と対応する神経機構が存在することを，道具使用における四制約理論（four constraints theory：4CT）（図12）としてまとめている．

3）道具使用における四制約とその解決に必要な能力（図12）[187]

a）機械的制約とその解決に必要な技術的推論能力

機械的制約とは，ある用途を達成しようとする際に，その用途を達成する道具がなかった場合のことである．この場合でも，例えば，コインでネジを回すなどのように，ヒトは別の道具がその用途を達成できるか推論することができる．この機械的制約を解決する能力が，技術的推論能力である．この技術的推論能力は，機械的知識と物体を基盤とした知識によって成り立っている．例として，ここにパンの塊とスプーンとナイフがあるとする．このパンを断片に切り分ける場合を考える．機械的知識とは，対象と道具が持つ摩耗性，幅，硬さといった抽象的な知識のことであり，幅はあるが，摩耗性と硬さは少ないという属性を持ったパンが対象である．この場合，反対の属性を持つものを選択するのが良い．つまり幅はないが，摩耗性は高く，硬い属性を持つものを選択するのが良い．すなわちナイフである．物体を基盤とした知識とは，物体が固有に持つ属性のことであり，パンは幅はあるが，摩耗性と硬さは少ない．スプーンは

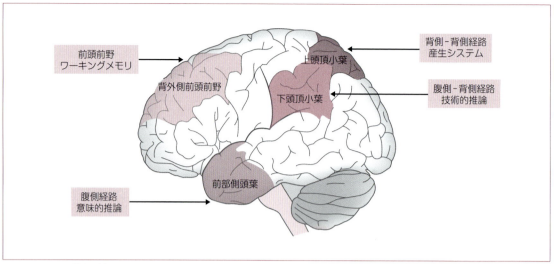

図12 ● 4CTの神経基盤
背側-背側経路（上頭頂小葉）：産生システム
腹側-背側経路（下頭頂小葉）：技術的推論
腹側経路（前部側頭葉）：意味的推論
前頭前野（背外側前頭前野）：ワーキングメモリ
（文献187より引用）

幅と硬さはあるが，摩耗性が低い．ナイフは幅はないが，摩耗性は高く，硬い．よってパンと反対の属性を持っているのは，ナイフである．

Osiurakらは，この機械的制約を解決する技術的推論能力の神経基盤は，左腹側-背側皮質視覚路の下頭頂小葉であるとしている．そして，左半球脳卒中，AD，皮質基底核変性症によって，左下頭頂小葉が損傷することで，道具の使用失行が出現するとしている（**図12**）．

b）空間的制約とその解決に必要な意味的推論能力（道具の機能に関する知識）

空間的制約とは，ある用途を達成しようとする際に，その場所に，それを果たしうる道具がない場面のことである．その場合でもヒトは，その用途を達成する道具を推論し，その道具の名称や形態イメージ，機能を想起することができる．この空間的制約の解決は，意味的推論能力，すなわち道具の機能に関する知識によってサポートされている．例として，ここにパンの塊があるが，食べやすい大きさにはなっておらず，道具もない．この際，食べやすい大きさにするための道具が想起されなければならず，数多くある道具のカテゴリーの中で，調理道具を意味記憶の中から引き出すことが必要となる．そして調理道具（例：フォーク，スプーン，ナイフ）の中からパンの塊を断片にする機能，すなわち切る機能を持つものを選択する必要がある．その際，意味的推論能力と技術的推論能力が共同して，道具の選択を行う．

Osiurakらは，この空間的制約を解決する意味的推論能力の神経基盤は，左腹側皮質視覚路の側頭葉前部領域であるとしている．そして，左半球脳卒中や意味性認知症によって，左腹側皮質視覚路が損傷することで，道具の意味的障害（意味性の錯行為）や失認が出現するとしている（**図12**）．

c）時間的制約とその解決に必要なワーキングメモリ

　例えば，リビングでクッションに座って，テレビを見ているとする．その際，パンを食べたいと考えたとする．技術的推論と意味的推論によって，必要な道具の選択や行為は形成されるが，時間的制約を無視して，一つ一つ実行すれば（すなわち，キッチンからパンを取ってくる．キッチンからジャムを取ってくる．キッチンからスプーンを取ってくる．スプーンでジャムを塗る．キッチンからナイフを取ってくる．ナイフでパンを切り分ける），多大な時間を要し，テレビも見逃してしまう．この時間的制約の解決には，ワーキングメモリがサポートする．ワーキングメモリは，各行為をまとめ上げ，系列化し，実行する．すなわち，キッチンから一度にパン，ジャム，スプーン，ナイフを取ってきて，テレビを見ながら，作業することを可能にする．こうすることで，時間的制約を解決し，パンを食べることとテレビを見ることの両方を可能にする．

　Osiurakらは，背外側前頭前野がワーキングメモリ機能を持っており，この時間的制約の解決を行っているとしている．そして，左右半球脳卒中，閉鎖性頭部外傷，多様な認知症によって，背外側前頭前野が損傷することで，後述するaction dysorganization syndrome（ADS）が出現するとしている（図12）．これについては，道具の系列化の項で詳述する．

d）労力的制約とその解決に必要なシミュレーション能力

　労力的制約とは，ある用途を達成するためには，物理的・時間的制約下にあり，コストがかかることである．そのため，シミュレーションに基づいて最良の選択肢を意思決定する必要がある．先ほどのテレビを見ながら，パンを食べる例に当てはめると，その行為をシミュレーションすることで労力評価を行うと，一度にキッチンからパンとジャムとスプーンとナイフをリビングに持ってくるには，多大なエネルギー消費とリスクが伴うことがわかる．そこで，その問題解決に対して，技術的推論と意味的推論を行い，トレイにそれら物品を入れて持っていけば，コストとリスクの削減が行えると意思決定される．このように最初の解決策の生成の後，この解決策が最良か否かをシミュレーションは評価することができ，技術的推論と意味的推論に基づいて別の解決策へ導くことを可能にする．

　この根拠として，Osiurakら[187]は，同じ距離にある対象でも，手を使用して接触した後よりも，棒を使用して接触した後に，その対象が主観的に近く感じる現象（道具使用が知覚を変化させる）を挙げ，これと同様の現象は，実際に道具を使用せずとも，道具の把持をイメージしたり，道具使用をイメージするだけでも生じること[188]を挙げ，予測やイメージといったシミュレーションは，最小限のコストとリスクで次の行為を決定し計画するのに有用であり，労力的制約に対するサポートを実現すると述べている．

　そしてOsiurakらは，左背側-背側皮質視覚路の上頭頂小葉が，実際に動作を遂行する産生システムであり，労力的制約を解決するシミュレーション能力を持つとしている．このことは，Irikiら[140～142]が報告した背側経路上の頭頂間溝領域は，道具の身体化の神経基盤であるという知見とも整合性がある．Osiurakらは，上頭頂小葉の損傷によってシミュレーションに基づく意思決定障害が生じるとしたが，具体的には，まだ神経学的患者における道具使用の文脈での検討が実施されていないため，その障害内容は不明であるとしている（図12）．

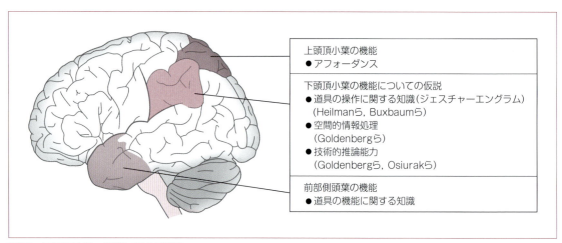

図13 ▪ 下頭頂小葉の機能に関する諸説
(文献189より引用)

　このように左下頭頂小葉の機能については，b　オフライン情報処理(道具の操作に関する知識，ジェスチャーエングラム)(Heilmanら，Buxbaumら)，c　身体内・身体と道具・道具内における空間的関係性の処理(Goldenbergら)，d　技術的推論能力(Goldenbergら，Osiurakら)など複数の理論が提唱されており，一定の見解は得られていない(**図13**)[189]．しかしながら，それぞれ，ヒトの柔軟な道具使用のメカニズムとその障害である失行症状を，うまく説明しており，少なくとも評価においては，それぞれの能力を調べておく必要がある．

　また道具使用は，まず視覚で対象を捉えるのが通常であるため，今まで述べてきた左下頭頂小葉の道具の操作に関する知識，空間的関係情報処理，技術的推論能力などはいずれも視覚入力から続いて生じる情報処理と考えがちであるが，決してこれらを喚起・駆動するのは視覚入力に限ったことではない．実際，道具を把持していない状況では動作(パントマイム)が行えないにもかかわらず，道具を把持した途端に道具使用が可能となるケースの報告[190,191]も，逆にパントマイムは可能であるにもかかわらず，実際に道具を把持すると使用できなくなるケースの報告[192,193]もある．すなわち体性感覚入力からの道具使用情報処理の喚起・駆動の原理も存在する．これについては，パントマイム障害の項(170頁)において詳述する．

e. シミュレーション能力(運動イメージ)

　前項において，シミュレーション能力は，労力的制約を解決する能力であることを述べたが，このシミュレーションを意識的に想起したものが，運動イメージとなる．Jeannerodら[194]とDecety[195]は，運動イメージとは運動を実際に発現する前に随意的かつ内的に運動をシミュレートする過程のことであり，運動の準備をしながらも実際の運動を行わない内的過程と定義づけている．そして，数多くのニューロイメージング研究によって，実際の運動と運動イメージとの間では，同様の神経ネットワークの活動が認められ，機能的同等性があるとされている[196]．事実，正確ではなく大まかであっても，運動イメージとして想起することができない行為を，実際に行うのは困難である．この運動イメージが，失行患者では障害されていることがいくつかの研究で示されている．

通常，ある行為を遂行する運動イメージとその行為の実際の遂行では，時間的な一致性が認められる．Sirigu ら[197]はこの心的時間測定法を使用した研究を，母指と小指の対立運動の運動イメージと実運動で行い，左頭頂葉損傷を有する患者では，運動実行と運動イメージの時間的一致性が障害されていることを報告した．さらに Sirigu ら[198]は，視覚ターゲットへのポインティングにおける実運動と運動イメージの時間的一致性を調査し，非失行患者では保たれているが，失行患者では，実運動に対する運動イメージの時間的一致性が障害されていることを報告した．その後，Ochipa ら[199]も，観念運動失行の患者において，道具使用のパントマイムに空間的な誤りがみられるだけでなく，その運動イメージにおいても，手の関節運動や空間的位置についてのエラーが認められることを報告した．また同時に物体の視覚イメージについては，問題が認められなかったことも報告している．画面に提示された手の画像が右手か左手かを判断するメンタルローテーション課題は，運動イメージ能力を客観的に測定する有用な方法であるが，この手のメンタルローテーション課題を失行患者に適用した研究では，失行患者では，物体のメンタルローテーションには問題が認められなかった一方で，手のメンタルローテーションは障害されていたことを報告している[200]．Buxbaum ら[201]も，物体を把握・つまみ運動する際の運動イメージ課題を使用した研究において，左頭頂葉損傷で観念運動失行を呈した患者では，その運動イメージの精度の低下が認められ，同時に運動イメージ障害と道具使用のパントマイム障害には，有意な相関が認められたことを報告している．この運動イメージは，Heilman らや Buxbaum らのいうジェスチャーエングラムあるいは操作に関する知識を意識的に想起したものと考えられ，道具使用だけでなく，道具使用パントマイム，自動詞ジェスチャーのいずれにおいても統一的に理解することが可能であり，失行理解のコアであると考えている研究者もいる[202]．

f. 系列化能力：道具使用動作を系列化する能力

複数物品の使用障害を古典的観念失行とするか古典的観念運動失行とするか議論があるが，どちらにせよ複数物品の系列動作の障害が存在する．原ら[203]による誤反応と関連病巣の研究では，系列化のエラーは物品数が多くなるほど多く認められ，共通する病巣は，前頭葉と頭頂葉および側頭葉の連絡線維上にあったことを報告している．

1) ADS

古典的失行における複数物品の系列化の障害である観念失行とは異なる症候として，ADSがある[204]．ADSとは日常生活上で物品使用や順序を多く含む動作における行為障害のことである．ADSにみられる行為のエラーには，使用対象の誤り，順序過程の誤り，省略，質的誤り，空間的誤りがある[204〜206]．使用対象の誤りとは，調理場面でお玉杓子の代わりに杓文字を使用したり，食器洗剤で手を洗ったりすることである．以下，歯磨きを例にとって説明する．順序過程の誤りとは，歯を磨いた後に粉をつけるなどである．省略とはコップに水を入れたが，うがいをせずに，水を捨てるなどである．質的誤りとは，粉をつける量やコップに水を入れる量が不適切などである．空間的誤りとは対象を誤った場所に置くなどである．それでは，ADSと古典的観念失行は，何が違うのであろうか．まずADSと古典的観念失行は，病巣が異なる．古典的観念失行は，基本的に左頭頂葉の損傷によって生じるのに対して，ADSは一側あるい

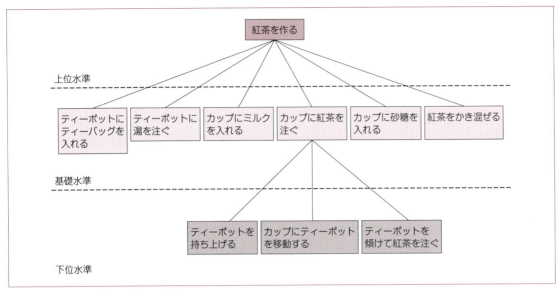

図14 ■ 紅茶を作る行為のスキーマ階層
目的行為は脳内でスキーマ階層を形成していると考えられ，図のように上位水準で形成された項目から，それを構成する基礎水準，下位水準の各項目が正しい順序で配列され，実行されることで達成されると考えられる．
（文献205より引用）

は両側の中前頭回の損傷で生じる．また症状にも違いがある．ADSは日常生活場面など無意識的に行われる慣れた行為に障害を認める．一方，古典的観念失行は検査場面や意図した場面で行為障害を認めるが，日常生活場面で軽減する場合が多い．また決定的な違いとして，古典的観念失行は櫛で歯を磨いたり，歯ブラシで髪をといたりなど，道具の意味性の錯行為が出現するが，ADSには，道具の錯行為は出現しない．次にADSと古典的観念失行の発現機序について述べる．

　Humphreysら[205]は，目的行為は脳内でスキーマ階層を形成していると考え，図14のように上位水準で形成された目的行為から，それを構成する基礎水準，下位水準の各項目が正しい順序で配列され，実行されることで達成されると考えた．すなわち，紅茶を作って飲みたいと考えれば，それを達成するための各行為が基礎水準で正しく配列され，基礎水準に配列された行為であるカップに紅茶を注ぐにも，それを達成するための各行為があり，それらが下位水準で正しく配列されて，その順番通りに行為が実行されれば，紅茶を作るという行為は完成する（図14）．この配列を実施しているのが，競合計画システム（contention scheduling system：CSS）であり，CSSは，上位水準の目的行為に対応する行為を，基礎水準で選択・配列し，さらに基礎水準の行為に対応する行為を，下位水準で選択・配列する（図15）[206]．Shalliceら[207]は，CSSが正しく選択・配列を行うには，さらに管理注意システム（supervisory attention system：SAS）なるものが適切に機能する必要があると考えた（図15）．すなわちSASは，CSSが各水準において，行為を正しく選択・配列しているか否かを監視・抑制するシステムである．このCSSやSASの機能は，①目標の設定，②行為の計画，③計画の実行，④効果的な行動，⑤結果の検証と修正を行う遂行機能と同義と考えられる．この遂行機能は，ワー

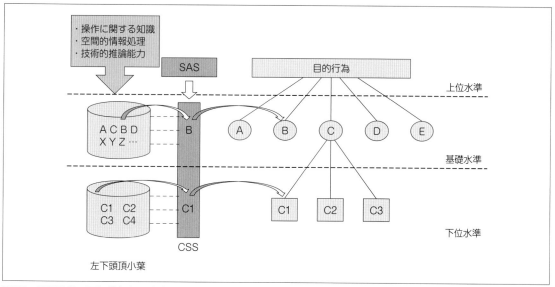

図15 ■ 系列動作の認知神経心理学的モデル
上位水準のスキーマに対応するスキーマが基礎水準の CSS で選択され表象される．さらに基礎水準のスキーマに対応するスキーマが下位水準の CSS で選択され表象される．各水準のすべてのスキーマの正誤を SAS が監視・抑制する．
CSS：競合計画システム (contention scheduling system)，SAS：管理注意システム (supervisory attention system)
SAS，CSS：背外側前頭前野に相当
（文献 206 より引用）

キングメモリを基盤とした機能であり，CSS や SAS は，背外側前頭前野にその神経基盤があると考えられる．実際，過去の ADS 報告例[204, 205]のほぼすべてにおいて，左右どちらか一方，あるいは両側の上・中前頭回の損傷が認められている．すなわち，ADS では，前頭葉損傷により，基礎水準や下位水準において，CSS が誤った行為を選択したり，順番を誤ったり，余計な行為を選択したり，選択し忘れて省略したり，繰り返し選択してしまったり，また SAS がそれら誤りに気がついて修正できなかったりすることによって生じると考えられる．

2) 古典的観念失行

一方，CSS で選択・配列される行為そのものを形成しているのが，左下頭頂小葉と考えられ，これが前項で述べた道具の操作に関する知識（ジェスチャーエングラム）や空間的情報処理，技術的推論能力に相当すると考えられる（**図15**）．そのため，ADS では系列動作の障害は生じるが，意味性の錯行為は生じず，一方で左下頭頂小葉の損傷（古典的観念失行）では，系列動作の障害に加え，意味性の錯行為が生じる．これに関して，Goldenberg ら[208]は，ADS 患者に，新奇な道具からその機能を推測する課題を実施し，その結果，ADS では，この能力に問題が認められないことを報告し，ADS と古典的観念失行が異なる症候であることを示している．また Osiurak ら[185]も，脳損傷患者に対して，失行症状評価として，道具使用パントマイム課題，単一道具使用課題，道具の実使用課題を実施すると同時に，3 つの系列的機械的問題解決課題と遂行機能評価（ロンドン塔課題）を実施した．その結果，左半球損傷失行患者では，系列的機械的問題解決課題における所要時間と関連のない道具を把持するエラー数は，失行症状（実際の道具使用，単一道具使用，道具使用パントマイム）と有意に相関していた．しかしな

がら，遂行機能（ロンドン塔課題）との相関は認められなかった．このことから，古典的観念失行は技術的推論能力の障害に起因することを支持し，一方，遂行機能との関連がなかったことから，ADSと古典的観念失行とは独立した疾患であることを支持している．

　系列動作における時間的配列を前頭葉が行うという証拠に対して，頭頂葉における同役割について調べた研究は少なく，十分な検討がなされていない．Weissら[209]は，健常者を対象に，グラスに水を注いで飲む，マッチで蠟燭に火をつける，手紙に切手を貼るなどの系列動作の動画を観察させ，その中に含まれている系列的なエラーを検出する際の脳活動を調査した．その結果，行為の系列化に関わる脳領域は，左半球の下・中前頭回，角回，楔前部，中側頭回，紡錘状回，中後頭回と広範な領域であったことを報告している．またWeissら[210]は，左半球損傷患者20名と右半球損傷患者20名に対して，道具使用のパントマイム動作の動画を提示し，その中に含まれている順序に関するエラーと空間に関するエラーを検出する課題を実施している．その結果，順序に関するエラーの検出が困難であった患者に共通して認められた病巣は，左角回であったことを報告している．このことから，左角回も前頭葉と同様に行為の時間的配列に関わっていると考えられる．また複数物品の系列化の障害が認められる患者では，先行注視（現在の行為には関連しないが，後々の行為には関連する注視行動）が減少しているという報告[211]もあり，そのような系列化に必要な注視機能に，左角回が関わっていることも考えられる．

g. 行為の抑制機能（行為の抑制障害）

　前項までは，道具使用において必要な動作が欠落するメカニズムについて見てきたが，ここでは，過剰な道具使用動作（道具の強迫的使用，使用行動）の発現メカニズムについて見る．またこの道具の強迫的使用や使用行動は，いずれも前頭葉内側面損傷に起因するものであるため，同様に前頭葉内側面損傷に起因する把握反射，本能性把握反応，拮抗失行，模倣行動，意図の抗争，収集行動といった行為の抑制障害についても，まとめて触れておく．

　まず前頭葉内側面の障害によって，さまざまな陽性症状が出現する理由について説明する．ヒトの大脳における行為に関係するシステムは，2つに大別することができる．すなわち，行為の実行システム（外発性運動制御システム）と抑制システム（内発性運動制御システム）である（図16）[212,213]．実行システムは，前項までに述べてきた働きのことであり，道具使用について述べると，道具を認知し，道具の空間的位置情報や属性情報，意味的情報に合わせた身体運動を計画し，時系列に沿って，到達・把握・使用の計画・実行・修正を行うシステムであり，これは前頭-頭頂・側頭ループ，小脳によって担われている．この実行システムの障害は，さまざまな陰性症状発現の原因となる．また，この実行システムには，自動的喚起という機能が備わっている．すなわち，道具使用においては，その道具を使うか使わないかの主体の意図にかかわらず，その道具を見たり触れたりするだけで，自動的に活性化し，行為を発現する能力を持っている．その証拠に道具を観察した際には，それを実際に使用するか否かにかかわらず，その道具の運動計画を立案する運動前野までも活性化することがいくつかのニューロイメージング研究で示されている[143,145,214]．また道具を観察した際には，それに関連した運動反応が自動的に促進されることもわかっている[215]．さらに，そのような道具観察による自動的な運動促進が，失行を有する左頭頂葉損傷患者では，障害されていることも明らかにされてい

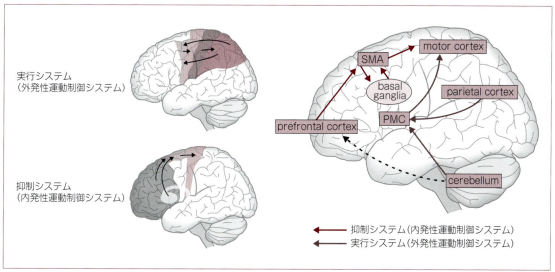

図16 ■ 運動の実行システムと抑制システム
抑制システムは，自らの意図に基づいた運動（内発性運動制御）を優位に担う．実行システムは，感覚刺激（主に視覚）に誘導された運動（外発性運動制御）を優位に担う．
prefrontal cortex：前頭前野，SMA：補足運動野，basal ganglia：大脳基底核，parietal cortex：頭頂葉，PMC：運動前野，cerebellum：小脳，motor cortex：運動野
（文献212, 213より引用）

る[216]．このことは，道具の知覚から操作に至るまでの実行システムの働きが，繰り返しの強化学習によって，その結合が強化されていることを表しており，道具使用をいつでも適切に実行できるように脳が準備していることを表している．このように実行システムは，主に感覚入力に誘導された運動を担うことから，外発性運動制御システムとも呼ばれる（図16）[212, 213]．

一方で，行為は適切な場面でのみ実行される必要があり，文脈や状況に見合わない不適切な場面での行為は抑制する必要がある．これを担っているのが，抑制システムである．抑制システムは同時に，感覚入力にかかわらず，自らの意図に基づいた運動を担うことから，内発性運動制御システムとも呼ばれる（図16）[212, 213]．そして，この抑制システムの神経基盤は補足運動野などの前頭葉内側面にある．そのため前頭葉内側面の損傷では，さまざまな行為抑制障害が出現することになる．すなわち，把握反射，本能性把握反応，道具の強迫的使用，拮抗失行，使用行動，模倣行動などである．

1）把握反射

健常な乳幼児では，手の把握反射は生後3ヵ月までは出現し，足の把握反射は生後10ヵ月までは出現し，その後消失する反射である．手の把握反射は，手掌面を近位から遠位に向かってこする刺激を加えると，第1指内転・屈曲，第2〜5指屈曲して，対象を握ってしまう現象である．足の把握反射も，足底面を踵から足指に向かってこする刺激を加えると，足指が対象を握るかのように屈曲する現象である．またこの把握反射は，握らないようにという指示理解があって，本人に握る意思がなかったとしても生じる．この把握反射は，前頭葉内側面の中でも一番後方部分の補足運動野の損傷によって生じ，通常，一側半球の損傷によって，対側肢のみに出現する．前頭葉内側面は後方から前方に向かって，単純な運動からより複雑な行為の抑

制機構を持っていると考えられ，この把握反射は最も単純な反射の抑制障害であることから，前頭葉内側面最後方部の補足運動野の破綻によって生じる[217]．

2）本能性把握反応

　本能性把握反応とは，把握反射と異なり，手掌面に限らず，対象が手のどこかに触れた際に，その対象を把握してしまう現象である．また手への体性感覚刺激に限らず，眼前に提示された対象物に対して把握してしまうという視覚刺激による把握反応が生じることもある．また把握反射と同様に，本人に握る意思がなかったとしても生じる．把握反射が刺激−反応の対応が常同的であるのに対して，本能性把握反応では，さまざまな現象がある．すなわち接触刺激が手のどこにあったとしても，対象を把握するために，対象を手掌面の真ん中に位置させようとする運動が認められる．また対象を把握して，その把握が緩んだ際に，対象が動くと，その運動方向に関係なく，再度強く握り締める運動が生じる．さらに手から対象がすり抜けると，その対象を追いかける運動が生じる場合もある．この到達把握運動は，前述したように，上頭頂小葉・頭頂間溝領域から背側・腹側運動前野の背側皮質視覚路（背側−背側皮質視覚路，腹側−背側皮質視覚路，オンライン情報処理）が担う．これに対して，文脈や意思に基づく抑制をかけているのが，前補足運動野や補足運動野に加えて，前部帯状回であるとされている[217]．前部帯状回は，報酬予測や意思決定，共感や情動といった認知機能を有する領域である．この前部帯状回の中には，前補足運動野や補足運動野と隣接し，前補足運動野・補足運動野・一次運動野と接続を持ち，運動関連ニューロンの存在が報告されている帯状皮質運動野が存在する．この帯状皮質運動野は，報酬に基づいた動作選択という報酬による運動の強化学習に関わる機能を持っている．前補足運動野や補足運動野が内的な意思に基づく抑制機能を持つのに対して，帯状皮質運動野が情動（欲求）に基づく抑制機能を持っていることが示唆され，その機能が障害されることで，本能性把握反応が出現すると考えられる．

3）道具の強迫的使用と拮抗失行

　他人の手徴候には，左手を見ずに右手で触ると自己の手と気がつかない現象と，一側の手が他人の手のように非協調的に振る舞う現象がある．後者には，道具を見たり触れたりすると，右手が意思に反して勝手にその道具を使用してしまう道具の強迫的使用[218]と，右手または両手の意図的な行為に対して，左手が右手と反対の運動あるいは無関係の運動を行う拮抗失行が含まれる．道具の強迫的使用は，前述の本能性把握と異なり，単に把握するだけではなく，意思とは関係なく，使用してしまうのが特徴である．

　各半球内においては，前頭葉内側面からなる抑制システムと運動前野−頭頂葉からなる実行システムとは，均衡関係が作られている．すなわち補足運動野などの抑制システムは，実行システムである運動前野−一次運動野に対して，抑制性の投射を持ち，文脈に沿わない不適切な道具使用が出現しないように抑制し，必要な時にその抑制を弱めたり解除することで，道具使用をコントロールしている（**図17**）[219]．一方，両半球間においては，左半球の他動詞運動優位と右半球の自動詞運動優位の均衡関係が作られている．他動詞運動とは，物品や道具など対象物が存在する運動のことであり，前述してきたように，これは左半球に優位に側性化している．また自動詞運動とは，手を振る，腕を挙げるといった対象物のない運動のことであり，バ

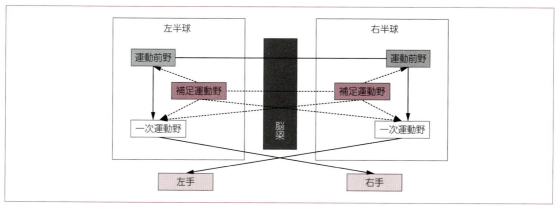

図17 ■ 健常脳の半球間・半球内機構
左半球は他動詞的運動優位．右半球は自動詞的運動優位．
点線：抑制性入力，実線：興奮性入力
(文献219より引用)

イバイやおいでおいでなどは典型的な自動詞運動である．この自動詞運動は，右半球が優位に担うと考えられている．このように，半球内・半球間には均衡関係が存在しているが，一側の前頭葉内側面は，同側半球内の運動前野−一次運動野で担われる外発性運動を抑制するだけではなく，脳梁を介して，対側半球の外発性運動を抑制する働きも持つ．また脳梁を介して，両半球の補足運動野同士も相互抑制の関係にあり，運動前野同士は相互興奮の関係にある．そのため，左補足運動野と脳梁に損傷が生じた場合，両半球の補足運動野の抑制がなくなることから，左半球の運動前野−一次運動野が抑制から解放されて，右手の道具の強迫的使用を呈する[219]．すなわち意思に反して，右手が勝手に道具を把持して使用してしまい，左手が意思を反映して，その右手の運動を抑止しようとする現象が生じる．このように道具の強迫的使用では，脳梁損傷に伴う両手間抗争が認められるのが特徴である．

また通常は左半球−右手で他動詞動作を行うことが多いため，左半球の補足運動野による抑制機能が，右半球より優位な関係を持っている．そのため脳梁のみが離断された場合，右半球の補足運動野だけでは同側の外発性運動を担う運動前野−一次運動野を十分に抑制することができず，左手に刺激誘導性の反応的行為を許してしまう[219]．これが拮抗失行である．

4) 使用行動

使用行動 (utilization behavior) は，Lhermitte[220]によって報告された，使用を禁止されているにもかかわらず，道具を見たり触れたりすると，その道具を使用してしまう現象である．一見，道具の強迫的使用と同じに思われるが，使用行動では両手間抗争は認められず，また一側半球の損傷によって，両手に現れる．また教示によって，抑制が可能であることもある．Lhermitte は，眼窩前頭皮質の損傷に起因するとしたが，現在は，他の抑制障害と同様に前頭葉内側面の損傷が重視され，補足運動野，前補足運動野，前部帯状回，内側前頭前野などの損傷によって生じる．基本的には，把握反射や本能性把握反応を生じる病巣よりも前方の損傷で生じることから，この前頭葉内側面の抑制機構には階層性があり，より自由度が高く，複雑な運動になるほど，前頭葉内側面の前方が抑制する能力を持っていると考えられる．また次に紹

介する模倣行動の病巣とほぼ同じであることから，道具使用の実行システムと模倣に関するシステムは，共通する神経基盤を持つことが示唆され，実際，道具使用と模倣が，共通して左前頭-頭頂ネットワークで担われることや，失行では道具使用障害と模倣障害が出現することと整合性がある．

5）模倣行動

　模倣行動とは，他の人の行動を真似てしまう行動であり，真似るよう指示しなくても，また真似をしないように指示しても生じてしまう現象である[221]．また使用行動と同様に，一側半球の損傷によって，両手のみならず全身に生じる．使用行動と同様にLhermitteらは，眼窩前頭前野が病巣であるとしたが，現在は前頭葉内側面損傷に起因すると考えられており，使用行動と同様の病巣である．しかしながら，臨床的には，使用行動と模倣行動が同時に認められる場合も，使用行動が認められるが模倣行動は認められない場合も，そして模倣行動は認められるが使用行動は認められない場合も観察され，厳密には異なる神経機構である可能性もある．またベッドを見ると，状況に関係なく，そこに寝てしまう現象やトイレを見ると尿意がないにもかかわらずトイレに入り用を足してしまうなど，環境刺激に誘発されて行為を行ってしまう現象として環境依存症候群が報告されている[222]．いずれにしても，前頭葉内側面の損傷に起因する行為の抑制障害である．

6）意図の抗争

　Nishikawaら[223]は，ある症例が，階段の昇降や廊下を歩行中に突然立ち止まってしまい，10分も20分も身動きができずにじっとしてしまい，「階段を昇っている途中で，降りようという気持ちが湧いてきて立ち止まってしまう」と述べたことや他の症例において，知人の着ている服を「その服似合ってるね」と言おうとして，「その服良くないね」と言ってしまい，毎回，慌てて弁解しなくてはならなかったことを報告している．Nishikawaらは，この現象を意図の抗争と呼んだ．道具の強迫的使用，拮抗失行，使用行動などがすでに現れてしまった異常行為であるのに対して，意図の抗争は，これから行動を起こそうとする，あるいは起こしつつある段階の障害であり，そもそも行為を開始することすらできない症状のことである．Nishikawaらは，その発現機序について，脳梁損傷によって両手間抗争を発現しても，時間が経過すると，各半球内の機能が再編成され，両側（特に右半球）の補足運動野の機能は向上し，それぞれ単独で同側の刺激誘導性の反応的行為を制御し始める．しかしながら代わりに両半球それぞれの2つの意図が意識され始める．これが意図の抗争であるとしている．実際，意図の抗争を生じた例では，その前に両手間抗争が一過性に現れている．

7）収集行動

　Andersonら[224]は，対象の金銭的，実用的な価値とは関係なく，無差別にあるいは特定の対象を，探索し，収集して，特定の場所に蓄える行動を収集行動として報告した．収集行動では，収集自体を熱心に行うが，いったん収集して特定の場所に置くと，興味を失ったかのように，ただ放置していることが多い．患者の中には，自分の行動が無駄なだけで意味がないと認識している場合もあるが，一方で収集物を処分しようとしたり，処分するよう指示をすると，

拒否して，収集を抑制しようとする言動は認められない．自験例では，病院トイレに設置してあるタオルペーパーを自室の机の上に大量に収集し放置していた患者がいる．タオルペーパーの山は，患者がトイレに行くたびに増えていった．筆者が患者に，これ捨てましょうか？　と聞くと，駄目だと答え，なぜですか？　と聞くと，使うんやと何に必要なのかはっきりしない回答がみられた．しかしながら，患者が病室にいない間に，タオルペーパーが廃棄されていても，その患者は，それに気がつく様子もなく，当然怒る様子もなく，しかしながら再度タオルペーパーの収集が始まるという現象がみられた．Andersonら[224]の報告した収集行動の認められた患者すべてにおいて，把握反射も本能性把握反応も道具の強迫的使用，拮抗失行，使用行動，模倣行動も合併していない．そして，収集行動の認められた患者では，右内側前頭前野と右前部帯状回に損傷が認められ，これらの領域は，前述したような行為の実行システムの抑制ではなく，大脳辺縁系や中脳が担う収集の欲求への抑制を担っており，それが損傷したことによって出現すると考察している．

h. 失行における運動学的・運動力学的異常

1）失行における運動力学的特徴

　失行の運動力学的側面の研究は，サイズウェイトイリュージョンを用いた検討がなされている．サイズウェイトイリュージョンとは，実際には同じ重量であるが，大きな物体を把握して持ち上げる際には，小さな物体を把握して持ち上げる時よりも，より重いだろうと予測して強く把握してしまう現象である．Liら[225]は，左後部頭頂皮質損傷により失語と失行を呈した患者と健常者5名に，サイズウェイトイリュージョン課題を実施している．その結果，健常者では，大きな物体の1回目の持ち上げでは強い把握，小さな物体の1回目の持ち上げでは弱い把握という予測的把握力調整が生じたのに対し，患者では両手ともに，予測的把握力調整が認められなかった．このことから失行では，物体の大きさから予測される重量の知覚に問題があることが示唆された．そこでLiら[226]は，20名の左半球損傷患者（10名：失行なし，10名：失行あり）と10名の右半球損傷患者，20名の健常者を対象に，重量はすべて同じであるが，大きさが異なる3つの立方体を使用したサイズウェイトイリュージョン課題を実施した．その結果，左半球損傷患者5名（失行なし3名，失行あり2名）において，予測的把握力調整が正常に行われていなかった．また予測的把握力調整が行われていなかった患者の病巣は，左後部頭頂皮質から左側頭葉にかけての損傷であった．最終的に，予測的把握力調整は左後部頭頂皮質損傷と関連づけられたが，道具の使用障害や手指模倣障害などの失行症状との関連性は見出せなかった．

　続いて，Eidenmüllerら[227]は，16名の左半球損傷患者，10名の右半球損傷患者，12名の健常者を対象に，12種類の日常生活物品のグリップリフト課題（対象を把握し，持ち上げる課題）を実施している．この際の日常生活物品は，一番軽いもので26gのタバコから一番重いもので1,060gの牛乳パックであった．その結果，日常生活物品に対する予測的把握力調整が，左半球損傷患者では損なわれていることが判明している．すなわち重さが異なるマグカップ（270g）と本（805g）の把握力が逆転するなどの現象が認められている．またそのような日常生活物品の予測的把握力調整の障害を引き起こす主病巣は，左下前頭回および左中心前回の損傷であった．さらに失行症状との関連性としては，日常生活物品の予測的把握力調整の障害と

道具使用パントマイムの障害とは有意な相関は認められなかったが，無意味な手指動作の模倣障害とは強い相関関係があった．このことについて，Eidenmüllerらは，道具使用パントマイム障害と道具の実使用障害とは解離することがあり，手の模倣には身体部位間の空間的関係の符号化（Goldenbergらのいう身体部位情報処理）が必要であり，日常生活物品における予測的把握力調整においても同様の空間的関係の符号化を要するためとしている．

このように左頭頂葉は抽象的な物品に対する予測的把握力調整に関わっているが，失行では，抽象的な物品に対する把握運動に必ずしも問題が認められるわけではない．一方で，失行では日常生活物品に対する把握運動に問題が認められることがわかっている．このことは，抽象的な物品に対する把握運動と日常生活物品に対する把握運動は異なることを示唆している．

2）失行における運動学的特徴

失行の運動学的側面は，到達把握運動といった定性的な運動ではなく，特定の使用行為において，空間性の錯行為などの明らかな問題が認められる．Hermsdörferら[228]は，健常者と失行症状のある左半球損傷患者と失行症状のない左半球損傷患者と右半球損傷患者を対象に，道具の実使用，道具使用デモンストレーション，道具使用パントマイムの運動学的分析を実施している．その結果，健常者や失行のない左半球損傷患者および右半球損傷患者では，道具の実使用よりも，パントマイムとデモンストレーションにおいて，運動軌道の拡大を示したのに対して，失行を有する左半球損傷患者では，逆にパントマイムとデモンストレーションにおいて，運動軌道が狭小化していた．すなわち失行患者では，道具の使用動作が，パントマイム，デモンストレーション，実使用の順に障害されていることが示されている．しかしながら，失行では，日常生活物品の使用動作のみならず，日常生活物品に対する到達把握運動にも特異的な運動学的異常が認められることも報告されている．Sunderlandら[229]は，健常者と失行患者を対象に，日常生活物品（例：歯ブラシ）と抽象的物品（例：棒）に対する順手および逆手での到達把握運動の運動学的分析を行っている．順手および逆手の切り替えは，日常生活物品においては，すぐに使えるように把持するよう指示することで行い，抽象的な物品においては，条件を変えることで行わせた．その結果，健常者では，日常生活物品よりも抽象的物品での把持エラーが多かったのに対して，失行患者では，抽象的物品でのエラーは少なく，日常生活物品でのエラーが多かった．また，逆手での把持時には，前腕を回内することになるが，健常者では逆手把持時の前腕回内角度の時間的推移は，抽象的物品も日常生活物品も同様であるのに対して，失行患者では抽象的物品に対しては健常者と同様であったが，日常生活物品への把持においては，遅延が認められた．

このように，失行では使用動作のみならず到達把握運動においても問題が認められる場合があり，さらにそれは抽象的物品ではなく，日常生活物品において顕著に認められる．このことは，抽象的物品に対する到達把握運動と日常生活物品に対する到達把握運動が異なることを意味し，失行においては，日常生活物品に特異的な障害を示すことを意味している．

❷ 道具使用パントマイム障害（パントマイム失行）

ここでのパントマイムとは，道具使用パントマイムのことであり，他動詞ジェスチャーを意味する．ここでは，道具の視覚入力あるいは言語指示からの道具使用パントマイムについて述

べる．パントマイム失行とは，古典的失行分類では，観念運動失行に相当する．

　前項において，道具使用には，背側-背側皮質視覚路と腹側-背側皮質視覚路のa　オンライン情報処理，腹側-背側皮質視覚路と腹側皮質視覚路のb　オフライン情報処理，下頭頂小葉のc　空間的情報処理とd　技術的推論能力，背側皮質視覚路（背側-背側皮質視覚路，腹側-背側皮質視覚路）のe　シミュレーション能力，背外側前頭前野と角回のf　系列化能力，そして前頭葉内側面のg　抑制能力がそれぞれ必要であることを述べた．そのため当然，道具使用のパントマイムにおいても，とりわけa〜fまでの情報処理能力が必要となる．しかしながら，道具使用のパントマイムでは，実際の道具がない（道具を手に取らない）状態で実施することから，a〜fまでの情報処理が実際の道具使用よりもさらに過負荷となる．すなわちオンライン情報処理とは，リアルタイムの知覚に基づいた腕や手の運動を生成し，道具の身体化を生成することであるが，パントマイムではリアルタイムの道具の空間的情報（位置・方向・距離）や属性情報（形態・大きさ・重さ・材質）に関する視覚情報も体性感覚情報も得られない状態で実施する必要があり，過負荷が求められる．また実際の道具使用では，オンライン情報処理により負担が軽くなっているオフライン情報処理や空間的情報処理，技術的推論能力も，パントマイムではオンライン情報がそもそも存在しないため同じく過負荷が求められる．さらにパントマイムとは，実際に道具がそこにない状態，手に取らない状態で実施することから，それはシミュレーション（運動イメージ）そのもの，あるいはシミュレーションの外在化ともいえる活動である．そして実際の道具使用では，視覚・体性感覚フィードバック情報に基づく修正なども行えるが，それが存在しないため，実際の道具使用より正確なシミュレーション能力や系列化能力が求められる．Goldenbergら[230]は，左頭頂葉損傷患者において多次元的尺度構成法を用いて，道具使用パントマイム障害に関与する要因を検討している．その結果，パントマイムは，イメージ，身体運動情報処理，抽象概念情報処理などのすべてと同等に関連することが判明し，パントマイムは対象の概念情報に基づき道具のイメージを生成し，さらにその道具のイメージに対応する身体動作を喚起するという，非常に創造的な課題であるとしている．このようにパントマイムは，実際の道具使用より困難な動作であり，実際，パントマイム障害があっても，道具の実使用障害はないか軽度なことが多い．そのため失行検出に最も感度の高い動作がパントマイムとされ，失行において最も重要な動作とする研究者も多い．この点は重要であり，基本的に理学療法士は，ADLに重要な実際の道具使用は観察評価することはあっても，率先してパントマイムをみることはない．しかしながら，道具使用はおおむね可能であるが，感覚障害や運動麻痺などに起因しない空間性のエラーが軽度観察されるという場合にパントマイムの評価を実施すると，著明なエラーが観察され，実は失行であったという場合が多々存在する．実際，このような経緯で，理学療法士が患者の失行症状を見逃しているケースが多々存在すると考えられる．

a. 道具使用パントマイム障害のメカニズム

　先に述べたように，Buxbaumらは，道具使用にはオンラインとオフラインの両情報処理が必要であるとし，前者は道具と身体部位や身体部位間のダイナミックな空間的処理を担い，後者は物品と行為の関連性や行為自体の記憶を担うとした[80, 81]．Buxbaumらは，さらにオンライン情報処理には，内的座標系と外的座標系の2つの座標系があるとし，内的座標系は身体

部位間の空間的関係性を処理し，外的座標系は身体部位と道具との空間的関係性を処理するとした[231, 232]．またオフライン情報処理には道具の操作に関する知識と機能に関する知識の2つがあるとした．そして，これらオンラインとオフラインの情報処理は，パントマイムにおいても重要であるとした．Buxbaumらは，オフライン情報処理における操作に関する知識が，左下頭頂小葉に保存されており，これが障害されることで，失行が出現することを示した．Jaxら[233]は，このオンライン情報処理における内的座標系と外的座標系のパントマイムにおける関与を調査している．脳損傷患者を対象に，内的座標系課題として，無意味動作の模倣課題を自身の手の視覚フィードバックがある条件とない条件で実施し，外的座標系課題として，道具の把持動作の模倣課題を自身の手の視覚フィードバックがある条件とない条件で実施している．その結果，内的座標系の障害も外的座標系の障害も同様に道具使用のパントマイム障害と強く関連していたことを報告し，VLSMにより，内的/外的座標系障害と道具使用パントマイム障害が左下頭頂小葉損傷に起因することを示した．さらにJaxら[234]は調査を続け，再度，内的座標系課題と外的座標系課題，さらに道具の操作に関する知識課題（空間的エラー検出課題）と道具の機能に関する知識課題（意味的エラー検出課題）を実施し，道具使用のパントマイム障害との関連を検討している．その結果，パントマイム障害を最も予想する因子は，内的座標系障害と道具の操作に関する知識障害であったことを報告し，パントマイムには，自身の手の視覚フィードバックと道具の操作に関する知識が必要であるとしている．Buxbaumらの考えでは，言語指示もしくは道具の視覚提示からのパントマイムでは，まず左側頭葉にて道具の概念的知識（機能に関する知識を含む）が処理され，次いでその道具の操作に関する知識が左下頭頂小葉にて取り出され，その操作方法に従って，左下頭頂小葉を含む頭頂葉にて，内的座標系処理（身体部位間の空間的情報処理）が行われ，その情報に基づき，運動前野が身体運動計画を作成し，一次運動野からパントマイムが表出される．そして，頭頂葉の内的座標系処理は，視覚フィードバックによって，正しく行われているか否かがリアルタイムで評価され更新される．そのためパントマイム障害のある患者でも，自身の手の視覚フィードバックがある場合には，パントマイムが改善する場合もある．

　一方で，自身の手の体性感覚フィードバックもパントマイムには重要であることが示されている．Wadaら[190]の報告では，言語指示からのパントマイム障害がある9名の患者に対して，視覚提示からのパントマイムを実施しても全く改善が認められなかったが，道具の実使用では全例が改善した．そこで，道具とは異なるが，単なる棒を把持させて動作をさせると，9例中4例が改善したことを報告した．同様の試験をGoldenbergらは実施し，やはり道具の視覚情報を提示しても改善が認められない患者であっても，棒を把持するとパントマイムが改善するケースが存在することを報告した[235]．このことは，道具使用においては，道具を把持することで得られる体性感覚フィードバックも重要であり，道具使用における視覚フィードバックからの動作喚起と体性感覚フィードバックからの動作喚起の両方を考慮する必要性があることを意味する．また先述した結果を受けて，Goldenbergらは，道具使用には，道具から直接得られるアフォーダンスが重要であるとし，すなわち道具使用は，視覚に限らず体性感覚からも得られる感覚入力と運動出力とのカップリング（アフォーダンス）が行われることで成立するとした．逆に言うと，実際の道具のないパントマイムは，このアフォーダンスが得られないため，より困難な動作となり，本来アフォーダンスは無意識的に行われるものであるが，むしろこの

アフォーダンスを努力的に生成しなくてはならない課題といえる．

　また道具使用に関連する動作には，道具と対象の実使用とパントマイムだけでなく，デモンストレーションといって，道具は把持するが，その対象は存在しない状態での動作がある．例えば，ハンマーで釘を叩くのは道具と対象の実使用となり，ハンマーも釘もない状態でハンマーを持ち叩くジェスチャーはパントマイムとなり，釘がない状態でハンマーを持ち叩く動作をするのはデモンストレーションとなる．そして，失行患者では，これらの動作に解離があることもわかっている．Randerath ら[236]が行った研究では，25 名の左半球損傷患者にハンマー類とスプーン類のパントマイム課題，デモンストレーション課題，実使用課題を実施している．その結果，ハンマー類でもスプーン類でもパントマイムは障害されていたが，実使用では問題が認められなかった．一方，デモンストレーションでは，ハンマー類では改善したが，スプーン類では障害されていた．このようにパントマイムに障害があっても，デモンストレーションで改善する場合や改善しない場合があり，それが道具の種類によって異なることが示されている．ハンマー類では，対象がなくても，その対象は釘であることが多く明確であり，また動作も叩く動作のみと明確であるのに対し，スプーン類では，その対象は皿やボウル，カップ（あるいはまたスープやコーヒーのような液体からご飯やケーキのような固体）とさまざまあり，さらに動作もすくい上げる動作やかき混ぜる動作などさまざまあることが影響しているものと考えられる．

　一方で，Baumard ら[237]は，過去 30 年間の 36 の失行研究を調査し，パントマイムとデモンストレーションと実使用のうち，最も障害されているのはパントマイムであり，最も障害が少ないのが実使用であったことを挙げている．またパントマイム障害と最も関連するのは，Buxbaum らが明らかにした操作に関する知識障害ではなく，機械的問題解決能力（技術的推論能力）であるとしている．このように道具使用パントマイム障害には，道具使用障害と同様に，内的座標系障害，道具の操作に関する知識障害，技術的推論能力障害などが指摘されており，また体性感覚フィードバックがないことや道具の種類による影響を受けることが指摘されている．

b．道具使用パントマイムの脳活動

　健常者を対象にパントマイム時の脳活動を計測した研究では，Choi ら[238]は，左右どちらの手であっても左上頭頂小葉，左運動前野が活動することを報告している．Imazu ら[239]は，左下頭頂小葉の有意な活動を報告している．Frey[240]の報告では，手の左右にかかわらず左上頭頂小葉，左頭頂間溝領域，左下頭頂小葉の左頭頂葉と左後側頭葉，左背側・腹側運動前野，左中前頭回が有意に活動することを報告しており，このことは前述したようにパントマイムが道具使用に必要な情報処理能力 a〜f を要することを示している．Króliczak ら[241]も，同様に手の左右にかかわらず左頭頂葉と左後側頭葉，左運動前野，左中前頭回に加えて，左下前頭回の有意な活動を報告している．Hermsdörfer ら[242]は，道具の実使用とパントマイムをそれぞれ実施した際の脳活動を比較している．その結果，両条件ともに，道具の視覚提示の段階では左上頭頂小葉から下頭頂小葉までの頭頂葉と左後側頭葉の活動がみられ，準備段階では頭頂葉と運動前野の前頭–頭頂ネットワークが活動し，実行段階では一次感覚運動野の活動が認められ，共通した領域が活動していた．細かな関心領域の解析を実施すると，左頭頂間溝領域が実使用

よりもパントマイムにおいて強く活動していた．このことから左頭頂葉損傷の失行患者では，正しい運動プログラムを喚起するための感覚・認知的な手がかりが，パントマイムでは存在しないことが問題なのかもしれないとしている．

c. 道具使用パントマイム障害の病巣

　Goldenbergら[243]は，道具使用のパントマイム障害のある患者のVLSMを実施し，その結果，パントマイム障害は左下前頭回，左島皮質，左中心前回，左中心前回下の白質の損傷に起因することを報告し，パントマイムは，左頭頂葉ではなく，左前頭葉の健全性に依存するとした（図18a）．それに対して，Niessenら[244]は，過去のパントマイム研究のメタアナリシスを実施し，健常者におけるパントマイム時の脳活動を報告した研究の40％が左頭頂葉の活動を報告し，次いで左運動前野（26％），左前頭葉（21％），左側頭葉（8％），左後頭葉（2.5％），左島皮質（2.5％）の順であったことを報告している．またパントマイム障害と関連づけられた病変部位は，左下頭頂小葉（50％），左後側頭葉（22％），左下前頭回（14％），左島皮質（7％），左紡錘状回（7％）であったことを報告している．このことから，左下頭頂小葉は，道具使用パントマイムのコアプロセスであり，実際の道具の非存在下での運動スキーマの活性化に決定的な貢献をしていると述べている．さらにHoerenら[245]はパントマイム障害のVLSMを行い，パントマイム障害は，保存されたジェスチャーエングラムへのアクセスと道具関連動作の検索のための腹側-背側経路と腹側経路が関連していたことを報告している（図18b）．Buxbaumら[246]も同様にパントマイム障害のVLSMを実施し，その結果，パントマイム障害と最も関連する領域は，左中・下側頭回であったことを報告し，左中・下側頭回は，道具の使用に関する腕と手の姿勢のような慣習的動作システムをサポートしていると考察している（図18c）．このように病巣については，複数の領域に関する報告があり一定していない．それに対し，Vryら[247]は，拡散テンソル画像（diffusion tensor imaging：DTI）を用いて，パントマイムに特異的な経路の検索を行っている．その結果，パントマイム特異的経路は左腹側皮質視覚路であったことを明らかにしている．左腹側皮質視覚路は左側頭葉を通過しており，その投射先は，左下前頭回である．そのため左中・下側頭回（側頭葉）の損傷でも，左下前頭回（前頭葉）の損傷でもパントマイム障害は現れることになる．しかしながら，左背側-背側皮質視覚路は意味的処理を介さない視覚-運動変換の直接的な経路であり，無意味動作の模倣に特異的な経路である．パントマイムには，身体部位の空間的情報処理も必要になるため，左背側-背側皮質視覚路も要するが，パントマイム障害を引き起こす決定的な病巣とはならない．すなわちパントマイム障害を引き起こす主病巣は，左腹側経路上の領域（左中・下側頭回，左下前頭回）であり，左頭頂葉の損傷でもパントマイム障害を生じる可能性もあるが，その場合は無意味動作の模倣障害も合併すると考えられる．

d. 身体の道具化現象（BPO）とその病巣

　パントマイムの代表的な誤反応の一つに身体の道具化現象（body part as object：BPOあるいはbody part as tool：BPT）がある．すなわち手・手指で物品形態を形成してしまう現象であり，例えばハサミ使用のパントマイムにおいて，母指と4指の対立運動ではなく，母指と示指でVサインを作り，内外転させるなどである．Goodglassら[248]は，このBPOは，道具

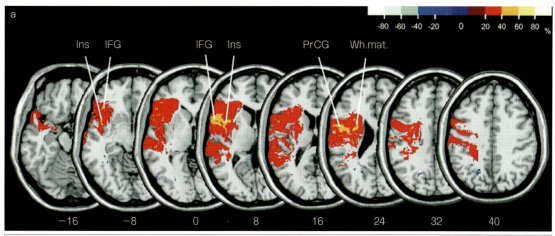

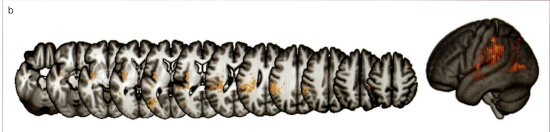

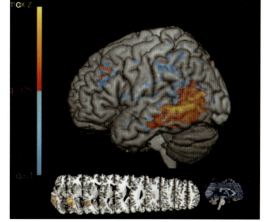

図18 ■ パントマイム障害の VLSM
a：左下前頭回（IFG），左島皮質（Ins），左中心前回（PrCG），左中心前回下の白質（Wh. mat.）（文献243より引用）
b：左縁上回，左中側頭回などの腹側-背側経路と腹側経路（文献245より引用）
c：左中・下側頭回（文献246より引用）

の形態イメージ（側頭葉）が，道具を使うときの手指形態イメージ（頭頂葉）に比べて相対的に活性化されることによって生じると考えた．しかしながら，Duffyら[249]は，左半球損傷患者と右半球損傷患者と健常者でパントマイムにおけるBPO出現に差があるかを検討し，その結果，群間におけるBPO出現には差がなかったことを報告し，BPOは左半球損傷や失行には関係ないとした．Lausbergら[250]も，BPOは誤反応とは見なされず，一般的な病理学的特徴として分類することはできないとしている．一方で，Manuelら[54]は，81人の脳卒中患者と69人の脳腫瘍患者において，パントマイム障害があった病巣とBPOが出現した病巣のVLSMを実施している．その結果，脳卒中患者でパントマイム障害が認められるのは，左側頭葉から左下前頭回にかけての左腹側皮質視覚路であり，脳腫瘍患者でパントマイム障害が認められるのは，

左上・下頭頂小葉，左角回，左縁上回，左下前頭回，左中心後回とそれら白質という左背側皮質視覚路であったことを報告している．そして脳卒中患者と脳腫瘍患者では，BPOが認められた病巣は共通しており，それは左中・下前頭回と上縦束を含む白質であったことを報告している（図19）．左下前頭回は，腹側皮質視覚路から道具の視覚イメージや名称，関連する動詞といった意味的知識が提供され，さらに背側皮質視覚路から手や手指の運動情報が提供されており，両者を統合する領域であることから，この部位の損傷によって，その統合が困難になり，BPOが出現していると考えられる．ただし，BPOは，1回目の言語指示では健常者でも認められるので，手で道具の真似をせず，道具を手で持ったつもりで真似をするよう繰り返し説明してもBPOが出現する場合のみ問題としなくてはならない．

3 自動詞ジェスチャー障害

自動詞ジェスチャーとは，「バイバイ」「おいでおいで」に代表されるような道具や物品を使用しない身振りのことであるが，ここでは，言語指示からの自動詞ジェスチャー表出について述べる．自動詞ジェスチャーの障害は，古典的失行分類では観念運動失行に相当する．

a. 自動詞ジェスチャーのメカニズムと神経機構

基本的には，自動詞ジェスチャーでは，道具がないため道具の意味的知識を処理する側頭葉の関与が少ないだけで，他動詞ジェスチャーである道具使用パントマイムのメカニズムおよび神経機構と同様である．実際，Freyら[240]やKróliczakら[241]の健常者を対象に道具使用パントマイムと自動詞ジェスチャーに関する脳活動を調査した研究では，両者に共通して，左頭頂葉と左後側頭葉，左背側・腹側運動前野，左中・下前頭回の活動が認められている．

b. 自動詞ジェスチャー障害の病巣

Pazzagliaら[251]は，道具使用パントマイムおよび自動詞ジェスチャーに問題のある失行患者と失行のない患者のVLSMを実施し，その結果，左下頭頂小葉と左下前頭回が，道具使用パントマイム障害と自動詞ジェスチャー障害に共通した病巣であることを報告している．さらにPazzagliaらは，これらの患者に対して，道具使用パントマイムと自動詞ジェスチャーの意味的・空間的誤りを検出する課題を実施して，道具使用パントマイムと自動詞ジェスチャーの理解障害との関連，および病巣について調べている．その結果，道具使用パントマイム障害と自動詞ジェスチャー障害がある失行患者では，その理解障害がある者とない者が存在することが判明している．そして，失行患者でその理解障害もあった患者の病巣は，左背側運動前野，左下前頭回，左島皮質の損傷であったことも明らかにしている．すなわち左下頭頂小葉損傷は，道具使用パントマイム障害と自動詞ジェスチャー障害には関連したが，その理解障害には関連しなかったことになる．さらに，左下前頭回の損傷が大きいほど，道具使用パントマイムおよび自動詞ジェスチャーの理解障害が重度であったことも明らかにし，道具使用パントマイムおよび自動詞ジェスチャーの表出と理解に共通して，運動前野を含む左下前頭回が最重要領域であるとしている（図20）[251]．このことは，次項で述べる模倣障害とも関連しており，左下前頭回はオンライン情報処理を担う背側皮質視覚路およびオフライン情報処理を担う腹側皮質視覚路からの情報を統合するだけでなく，運動表出と入力理解の両方を担うミラー（ニューロン）

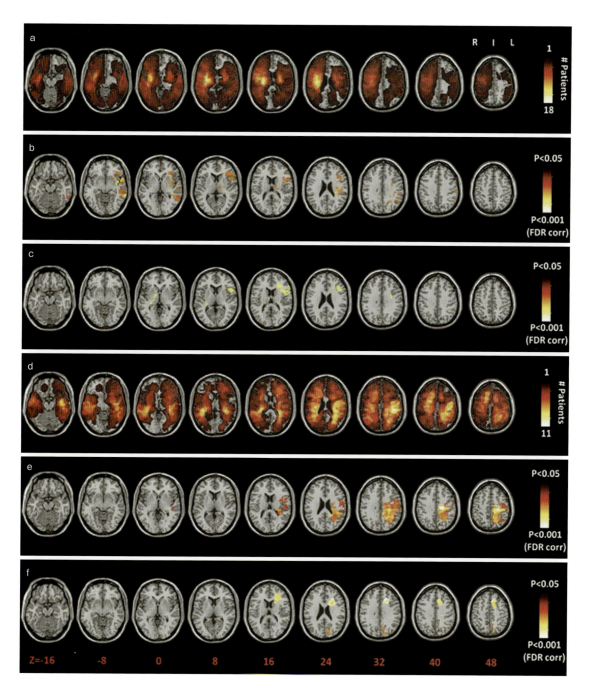

図19 ▪ パントマイム障害とBPOのVLSM

a：81人の脳卒中患者の損傷部位
b：パントマイムにエラーがあった患者の損傷部位＝左下前頭回−左側頭葉を中心としたネットワーク
c：パントマイムにBPOがあった患者の損傷部位＝左中・下前頭回と上縦束を含む白質
d：69人の脳腫瘍患者の損傷部位
e：パントマイムにエラーがあった患者の損傷部位＝左下前頭回，上・下頭頂回，角回，中心後回，縁上回とそれら白質
f：パントマイムにBPOがあった患者の損傷部位＝左中・下前頭回と上縦束を含む白質
（文献54より引用）

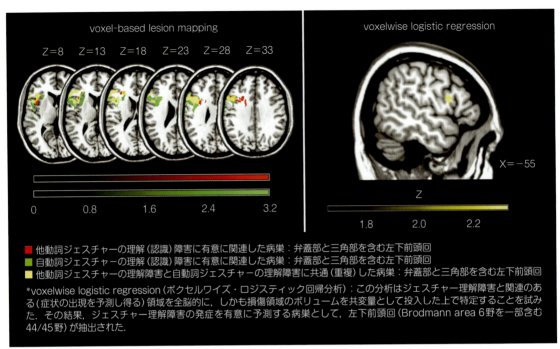

図20 ● 道具使用パントマイムと自動詞ジェスチャーの表出障害および理解障害のVLSM
パントマイムとジェスチャーの表出障害と理解障害に共通した病巣は，運動前野を含む左下前頭回（Brodmann area 44/45 野）であった．
（文献251より引用）

システムの中心領域であることから，単に道具使用パントマイムや自動詞ジェスチャーの生成に関わるだけでなく，その理解にも関わる重要な領域である．

ミラーシステムは，自分が運動を行う時に活動するだけでなく，その運動を他者が行っているのを見るだけでも同様に活動するという運動と視覚のカップリングシステムであるが，実際には視覚だけでなく，その運動に伴う音という聴覚にも同様に活動する運動と視覚と聴覚のカップリングシステムであることがわかっている．サルの下前頭回のミラーニューロンは，ピーナッツの殻を割る運動で活動するだけでなく，それを実験者が行っているのを見ている時にも，そしてその音だけを聞いている時にも同様に活動することが判明している[252,253]．これと同様のことが失行患者でも示されている．Pazzagliaら[254]は，口腔顔面失行患者と四肢失行患者に対して，他動詞動作音（例：口腔顔面音としてストローで吸う音，四肢音としてハサミで紙を切る音）と自動詞動作音（例：口腔顔面音として欠伸をする音，四肢音として指を鳴らす音），そして非人間的音（例：他動詞音として薪が燃える音，自動詞音として猫が鳴く音）を聞かせて，その理解を調査した．その結果，口腔顔面失行患者では，四肢音・非人間音と比較して，口腔顔面音の理解が低下しており，四肢失行患者では，口腔顔面音・非人間音と比較して，四肢音の理解が低下しており，口腔顔面失行と四肢失行の両方を罹患した患者では，非人間音と比較して，口腔顔面音と四肢音の両方の理解が低下していた．また四肢失行と四肢音の理解障害に共通した病巣は，左運動前野と左頭頂葉の前頭-頭頂ネットワークであり，口腔顔面失行と口腔顔面音の理解障害に共通した病巣は，左下前頭回と左島皮質であったことを報告している．これらの報告は，次に述べる模倣障害とも関連するが，道具の実使用，道具使用パントマイム，

自動詞ジェスチャーを実行する神経ネットワークとそれらを理解・模倣する神経ネットワークは一部共有しており，その領域を損傷すれば，言語指示および視覚提示からの道具使用，道具使用のパントマイム，言語指示からの自動詞ジェスチャー，そしてそれらの模倣（道具使用模倣，道具使用パントマイム模倣，自動詞ジェスチャー模倣）も障害されることを意味する．

④ 模倣障害（模倣失行）

失行における模倣の障害とは，道具使用パントマイム提示からのパントマイム模倣，自動詞ジェスチャー提示からのジェスチャー模倣，そして無意味動作の模倣の障害のことである．模倣障害は，古典的失行分類では，観念運動失行に相当する．

a. 模倣のメカニズムと神経機構

模倣の基本的な神経メカニズムとしてミラー（ニューロン）システムが存在する．ミラーシステムは，自己運動の生成と他者運動の視覚的理解を共通して表現するニューロン集団間の連携のことであり，数多くのニューロイメージング研究によって，上側頭溝領域，下頭頂小葉，下前頭回，腹側・背側運動前野にその存在が確認されている[255-260]．自己運動生成時には，オンライン情報処理の項で説明したように下頭頂小葉を含む頭頂葉から腹側・背側運動前野に情報が伝達されて実行される．他者運動の観察時には，後頭葉に入力された視覚情報は，上側頭溝領域に伝達されて，そこで生物学的運動（バイオロジカルモーション）に関する情報処理がなされ，その後，下頭頂小葉-下前頭回，腹側・背側運動前野において，他者運動の理解・解釈が行われると考えられている．そして，模倣時には，上側頭溝領域⇒下頭頂小葉⇒下前頭回，腹側・背側運動前野⇒一次運動野の順に活動が認められる．しかしながら，このミラーシステムは左半球優位ではあるが，両半球にその存在が確認されている．また失行においては，模倣障害といっても，パントマイム模倣とジェスチャー模倣，そして無意味動作の模倣がそれぞれ解離して出現する．

Heilmanらの失行モデル[9]では，入力プラキシコンから出力プラキシコンの間の障害によって，パントマイム模倣障害およびジェスチャー模倣障害が生じる．Ochipaらは，このパントマイム模倣障害を伝導失行と呼んだ[10]．一方，無意味動作の模倣においては，プラキシコンを通過せず，直接，視覚分析から神経支配パターンに伝達される経路を想定した．この直接経路によって生じる無意味動作の模倣障害は，視覚性模倣失行として報告されている[261,262]．Goldenberg[180]らは，基本的に，この無意味動作の模倣障害が左頭頂葉損傷によって引き起こされる障害であるとした．Goldenbergら[262]は，無意味動作の模倣障害を呈した患者が，マネキンを使用して無意味動作を模倣する際にも障害が認められたことから，無意味動作の模倣を行う直接経路では，身体の構造に関する情報処理（身体部位情報処理）が行われていると考えた．また無意味動作の模倣障害を呈した患者の病巣は，左角回であったことから，左下頭頂小葉がこの身体部位情報処理を行うとした．

このように模倣障害には，パントマイム模倣やジェスチャー模倣のような有意味動作の模倣障害と無意味動作の模倣障害が存在する．この有意味動作の模倣と無意味動作の模倣にそれぞれ関わる神経機構の探索が，いくつかのニューロイメージング研究においてなされている．Peigneuxら[263]は，有意味動作の模倣においては，左角回と左中前頭回，右縁上回と右下頭

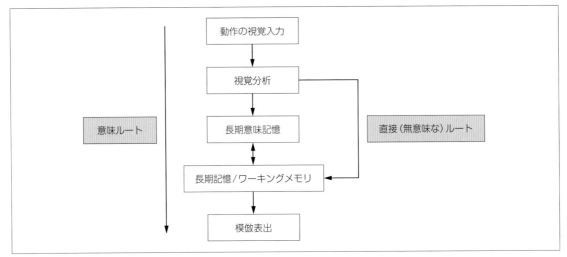

図21 ● 模倣のための直接ルートと意味ルート
意味ルートは，有意味動作の模倣しか処理できない．直接ルートは，有意味動作の模倣も無意味動作の模倣も処理可能である．
（文献265より引用）

頂小葉が活動し，無意味動作の模倣においては，両側の上・下頭頂小葉が活動することを報告した．一方，Rumiatiら[264]は，有意味動作の模倣においては，左下側頭回，左角回，左海馬傍回が活動し，無意味動作の模倣においては，右頭頂-後頭接合部，右後頭-側頭接合部，左上側頭回，両側上頭頂小葉が活動したことを報告している．

b．模倣障害の病巣

Tessariら[265]は，有意味動作の模倣に関わる経路を意味ルートとし，無意味動作の模倣に関わる経路を直接ルートと呼び，意味ルートでは，ワーキングメモリを使用して，他者行為と長期記憶との比較照合が行われ，他者行為の意味理解が行われるとした（**図21**）．そして，32名の脳損傷患者を対象にしたVLSMを実施した．その結果，まず右半球損傷患者と比較して，左半球損傷患者において有意に模倣障害が認められた．さらに左半球損傷で，有意味・無意味にかかわらず模倣障害が認められた病巣は，左角回と左上側頭回であった．また左半球損傷で無意味動作模倣よりも有意味動作模倣で障害が認められたのは，左中側頭回，左海馬，左上側頭回，左角回であり，有意味動作模倣よりも無意味動作模倣で障害が認められたのは，左上側頭回と左角回であった．また右半球損傷で有意味動作模倣よりも無意味動作模倣で障害が認められたのは，右淡蒼球と右被殻の右大脳基底核であったことも報告している．最終的に，有意味動作の模倣障害は左角回と左海馬の損傷と関連づけられ，無意味動作の模倣障害は左上側頭回の損傷と関連づけられたことを報告している（**図22a**）[265]．これらのことから，有意味・無意味にかかわらず，他者運動の視覚分析は，左上側頭回が担い，身体部位情報処理と他者運動理解を左角回が実施し，有意味動作の模倣時には，他者運動の意味理解を海馬が行うと考えられる．

Hoerenら[245]も，無意味な手と指の運動の模倣障害を示した患者のVLSMを実施し，その結果，無意味動作の模倣障害は，視覚-運動変換とオンラインの運動制御のための左背側-背側皮質視覚路の上頭頂小葉の損傷が最も関連していたことを報告している（**図22b**）[245]．またこ

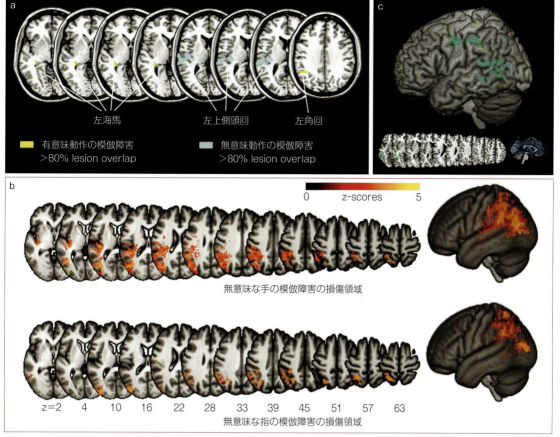

図22 ● 有意味模倣障害と無意味模倣障害の VLSM
a：有意味模倣障害；左角回, 左海馬, 無意味模倣障害；左上側頭回（文献265より引用）
b：無意味な手と指の模倣障害；左上頭頂小葉の背側-背側経路（文献245より引用）
c：パントマイム模倣障害；左後部側頭葉, 左縁上回, 無意味模倣障害；左下頭頂小葉, 左後部側頭葉（文献246より引用）

の結果から，左背側-背側皮質視覚路の障害は，視覚性運動失調のみならず無意味動作の模倣障害という失行の原因ともなると考察している．

Buxbaumら[246]も，失行患者71名のVLSMを実施し，その結果，道具使用のパントマイム障害は，左後部側頭葉の障害と関連づけられ，道具使用パントマイム（有意味動作）の模倣障害は，左後部側頭葉，左縁上回の損傷と関連づけられ，無意味動作の模倣障害は左下頭頂小葉，左後部側頭葉の損傷と関連づけられたことを報告している（図22c）[246]．そして，道具使用のパントマイム障害と道具使用パントマイム（有意味動作）の模倣障害の両者において，左中・下側頭回の有意な病変の重なりがあったことを示し，道具使用パントマイム（有意味動作）の模倣障害と無意味動作の模倣障害の両者において，左下頭頂小葉の有意な病変の重なりがあったことを示した．その結果を受けて，Buxbaumらは，左中・下側頭回は，道具使用に関する腕と手の姿勢のような慣習的動作システムをサポートし，左下頭頂葉は，範囲・方向・タイミングなどの慣習的動作システムにおける運動学的要素を担うとしている．

これらのことから，有意味動作の模倣では，他者行為の意味的理解や長期記憶からの引き出しにおいて，左腹側皮質視覚路（側頭葉）が主に関与し，それに基づくジェスチャーエングラ

ムからの引き出しや身体部位情報処理によって自己運動に変換する過程において，左背側皮質視覚路(頭頂葉)が主に関与すると考えられる．一方，無意味動作の模倣においては，生物学的運動の視覚情報処理において左上側頭回が主に関与し，それに基づいて身体部位情報処理を行い自己運動に変換する過程において，左背側皮質視覚路(頭頂葉)が主に関与すると考えられる．そのため模倣障害の主たる病巣は，有意味動作と無意味動作の両方の模倣に関わる左下頭頂小葉から左上側頭回の領域となる．

⑤ 失行における自動性-意図性の解離

自動性-意図性の解離とは，例えば検査場面で言語指示もしくは模倣でバイバイを要求した場合には誤反応があるにもかかわらず，検査が終了して帰る時には自然にバイバイができるというように，自然的状況下(自動性)では可能であるにもかかわらず，意識的(意図性)には困難な現象をいう．これは古くは Jackson の考えに基づくものであり，階層性における高次運動と低次運動の間で起こる解離であると考えられている[266, 267]．このような現象は，失語を有する患者でもよく認められる．すなわち言語的理解は著明に障害されているにもかかわらず，文脈や状況から何を言われているのか理解し，コミュニケーションがとれる現象である．失行も同様であり，文脈や状況に即した行為表出と文脈や状況とは離断された検査場面での行為表出では，患者における脳の活動状況が異なるものと考えられる．すなわち自然的状況下での行為表出では，前頭-頭頂，前頭-側頭ネットワークのトップダウン・ボトムアップでの情報処理のみならず皮質下の辺縁系による情動・感情・動機・欲求などの情報処理が文脈や状況と整合的に活動するのに対して，検査場面においては，それらが分断され，本人の動機や欲求とは関係なく，ある特定の情報処理のみを実行しなくてはならない．このことが自動性-意図性の解離となって現れているのであり，決して自動的な回路，意図的な回路と神経機構が解剖学的に異なるわけではないと考えられる．

⑥ 着衣障害 (着衣失行)

着衣障害は，失行の定義と同様に，運動障害，感覚障害，注意障害，半側空間無視，失語，視覚失認，身体部位失認，身体失認，病態失認，Gerstmann 症候群，遂行機能障害などに起因させることができず，また古典的失行である観念・観念運動・肢節運動失行にも起因しない障害である．Brain[268] によって報告された障害であり，基本的に右半球の下頭頂小葉を主な病巣とする．着衣動作は両側性の動作であるが，一側病変によって，両側に生じる．そのメカニズムについては，まだ十分にわかっていないが，自分から見えなくなる身体部位のイメージ操作の障害[269]やメンタルローテーション(心的回転)の障害[269, 270]などが報告されている．Fitzgerald ら[271] は，ケーススタディを通じて着衣失行のメカニズムを検討している．着衣は身体図式との互換性が重要であること，両手での動作であること，複雑な空間的関係性の処理が必要なことから，それぞれのどの障害と着衣失行が関係しているのか調査している．その結果，着衣失行を持つ患者には，観念運動失行や観念失行のような慣習動作のスキルや言語能力，視覚認知，身体図式の障害は認められなかった．一方で，着衣失行は，遂行機能障害と視空間機能障害に関連があったことを示し，最終的に着衣失行は視空間機能障害に基づくとしている．山本ら[272]も着衣障害の臨床徴候を検討し，着衣障害は「視覚認知の障害」，「操作の障害」，「手

順の障害」という各症候を持っており，それぞれ単独でも起因し得るが，組み合わせによっても生じることから，着衣障害症候群として捉えることを提唱している．

7 口腔顔面失行

　口腔顔面失行は，言語指示・模倣によって顔面，口，舌などの口腔顔面を意識的に正しく動かすことの障害である．主に，口で火を吹き消す動作や液体をストローで吸う動作などの他動詞動作から頬を膨らます，ウインク，あくび，舌出し，咳払いなどの自動詞動作が障害される．自動性-意図性の解離が認められ，自然的状況下ではそれらの動きが正しく行われることが多い．Pazzaglia ら[254]の VLSM では，口腔顔面失行と口腔顔面音の理解障害に共通した病巣は，左下前頭回と左島皮質であったことを報告している．Kwon ら[273]は，口腔顔面失行の主病巣を検討しており，その結果，左腹側運動前野が最も重要としている．これらの報告から，口腔顔面失行は，左頭頂葉よりも左下前頭回から左腹側運動前野が主病巣と考えられる．左下前頭回は Broca 野であるため，Broca 失語では口腔顔面失行が伴いやすい．

7 失行に対する理学療法の概念

　一口に失行といっても，その症状は多岐にわたるため，現時点で何か一定の介入で改善を期待することは困難である．評価の項でも述べたように，失行の治療においては，患者がどのような ADL で，どのような誤反応が出ているのかを明確にする必要がある．その上で，どの入力-出力経路がネガティブなのかを把握するに留まらず，どの入力-出力経路であれば，保たれているのかを把握することが重要である．ポジティブな入力-出力経路が把握できれば，それを ADL において活用できるように援助することが先決である．その意味では，次に紹介するストラテジートレーニングやエラーレスラーニング（直接訓練）のようなポジティブな入力-出力経路を活用して，困難な ADL を代償する戦略を学習する方法や徐々に介助量を低減しながらの ADL 訓練が最も現実的なトレーニングと考える．

　しかしながら，最初から機能代償のみを考えるのではなく，次に紹介するジェスチャートレーニングや探索訓練のように，失行のメカニズムに根差した機能再建を目指したトレーニングも視野に入れて検討すべきと考える．また失行のメカニズムを考慮した介入では，患者によって失行症状やそのメカニズムが異なるため，型通りの方法ではなく，個々の患者に合う形に修正あるいは微調整して介入することが重要である．

　さらに近年の神経科学技術の進歩は目覚ましく，今後は，機能代償・機能再建を目指したトレーニングに，ニューロモデュレーション技術を組み合わせた介入が必然となってくるものと考える．

8 失行に対する介入効果の検証

　失行に対する治療効果に関する研究報告は非常に少ない．その理由として，Maher ら[274]は

次の3点を挙げている．① 失行患者は自分の問題に気づいておらず，失行症状に関する発言もみられない，② 多くの研究者は，失行は自然回復するものであって，治療する必要性がないと考えている，③ 失行は検査場面などの指示状況下では症状が出現するが，自然な状況下では出現しないという自動性-意図性の解離が存在する．

しかし現在では，失行はADLを阻害する重要な因子となっている．Goldenbergらは，失行のない左半球損傷者と健常者とを比較して，失行のある左半球損傷者では，ADLにおいて，より多くの困難を持つことを示した[275]．Hanna-Pladdyらは，失行の重症度と身体機能における依存度は有意な相関関係にあることを示した[67]．Walkerらは，脳卒中後に上衣の更衣障害を持っていた患者は，半側空間無視か失行を持っていたことを示した[276]．これらの結果を受けて，Cappaら[277]は，脳損傷後のニューロリハビリテーションの一部として，失行に対する治療を計画すべきであるとしている．

Cappaら[277]のシステマティックレビューでは，その当時，まだ2件しか実施されていなかった失行に対する無作為化比較臨床試験(randomized controlled trial：RCT)を取り上げている．Smaniaら[278]のジェスチャートレーニングとDonkervoortら[279]のストラテジートレーニング(代償戦略訓練)である．その他，Goldenbergら[68]の直接訓練と探索訓練による介入前後比較研究を中心に複数のケーススタディを紹介している．そしてCappaらは，ストラテジートレーニングが，失行の治療の有効性に関するグレードAのエビデンスがあるとしている．また，失行の治療は，構造化されたプログラムとエラーレス学習を用いて実施し，また学習の転移(訓練効果が他の訓練をしていない活動にも及ぶこと)を達成することは困難であるため，患者のルーチンなADLに焦点を当てるべきであるとしている．そして，失行の回復がリハビリテーションの目的であってはならないとしている．

Buxbaumら[280]も失行治療について言及し，ストラテジートレーニング[279]とジェスチャートレーニング[278,281]，および直接訓練と探索訓練[68]について紹介している．

2009年の脳卒中治療ガイドライン[282]においては，失行に対し，動作の順序を言語化する，記述して提示する，図柄にするなどの障害の代償方法を習得する訓練(ストラテジートレーニング)[279]，障害そのものに焦点を当てた訓練(ジェスチャートレーニング)[278]や，机上訓練よりも現実に即した実際の訓練の有効性を報告している研究[277]があるが，エビデンスの高い研究報告は少ない．一方，失われた動作の手順を学習することにより，他の動作にも改善がみられた(般化)とする研究[283]と否定的な研究[277]があり，さらなる検証を要するとしている．

Bowenら[284]によるシステマティックレビューでもストラテジートレーニング[279]とジェスチャートレーニング[278]が取り上げられ，それにEdmansら[285]の知覚障害に対して機能的アプローチを実施した研究が加えられている．

Wuら[286]のシステマティックレビューにおいても，観念運動失行の治療としてジェスチャートレーニング[278,281]，ストラテジートレーニング[279]は取り上げられているが，この時点では，介入研究の数は失行の治療が有効か否かについて検討するには不十分であるとし，失行の治療パラダイムの開発は始まったばかりであるとしている．

Sathianら[287]は，片麻痺と運動失調，そして失行に関するメカニズムと病巣およびリハビリテーションに関するレビューを実施し，左半球脳卒中後の観念運動失行は，時間の経過に従って，永続的な軽度の改善がみられるとしており，ストラテジートレーニングの研究結果[288]

を受けて，重度の失行の患者でも，回復する可能性が高いとしている．

　Cantagallo ら[289]は，過去に発表された失行のリハビリテーション手法について概観すると，大きく2つのカテゴリーに分けられるとした．一つは，失われたシステムを修復しようとする訓練であり，Smania らによるジェスチャートレーニング[278, 281]と Goldenberg らによる（直接訓練と）探索訓練[68, 275]がそれに相当するとした．もう一つの方法論は，損傷を免れたシステムを利用して，代償的な戦略を学習することによって，失われたシステムを代償しようとする訓練であり，van Heugten ら[290, 291]や Donkervoort ら[279]，および Geusgens ら[283, 292]が報告したストラテジートレーニングがそれに相当するとした．また後者と同様の方法は，失語症患者のコミュケーション能力の回復のために，ジェスチャーを用いた訓練が行われている[293, 294]．

　Dovern らのレビュー[24]においても，Smania ら[278, 281]のジェスチャートレーニング，Donkervoort ら[279]によるストラテジートレーニングが取り上げられ，さらに Goldenberg ら[68, 275]による直接訓練と探索訓練の臨床介入研究，van Heugten ら[295]のストラテジートレーニングの臨床介入研究について取り上げている．Dovern らは，ジェスチャートレーニングを推奨しており，その理由として，介入終了2ヵ月後のフォローアップ測定においても改善が維持されていたことを挙げている．また治療の有効性を示す報告が少ないことから失行を無効化症候群（治療効果がない症候）と述べて，今後のより多くの RCT による検証が不可欠としている．

　Teasell ら[296]の Evidence-Based Review of Stroke Rehabilitation における Cognitive Disorders and Apraxia でも Van Heugten ら[290]，Donkervoort ら[279]，Geusgens ら[283]のオランダの研究グループのストラテジートレーニングとイタリアの Smania ら[278, 281]のジェスチャートレーニングがレビューされている．その結果，ストラテジートレーニングは脳卒中後の失行の治療として効果があるとする強いエビデンスがあるとし，永続的な ADL の改善を含むかもしれないとしている．またジェスチャートレーニングについても，観念運動失行の改善に強いエビデンスがあるとし，その改善は ADL にも及ぶかもしれないとしている．

　Gillespie ら[297]によるシステマティックレビューにおいても，ストラテジートレーニング[279]，ジェスチャートレーニング[278]が取り上げられているが，いずれも機能レベルの改善は示しているが，ADL への改善効果がないこと，QOL や患者や介護者の主観や気分についての評価がなされていないと指摘している．また最大でも治療完了5ヵ月後までのフォローアップデータはあるが，6ヵ月以上がないことを指摘している．また2012年に Royal College of Physicians によって作成された脳卒中ガイドライン[298]においても追加の研究報告が挙がっていないことを指摘している．

　Lindsten-McQueen ら[299]のシステマティックレビューでは，FAME スコアによる採点方式を採用し，それぞれの介入を評価している．Feasibility（実現可能性）は，介入の再現性に基づく採点であり，Appropriateness（妥当性）は，倫理的な問題に基づく採点であり，Meaningfulness（有意味性）は，介入が機能しているかどうかに基づく採点であり，Effectiveness（有効性）は，p 値と効果量の大きさが考慮される統計学的検討に基づく採点である．そして，Murphy ら[300]の方法に基づき，4項目それぞれについて A～E（A が最高得点）までの範囲で採点している．Smania ら[278, 281]によるジェスチャートレーニングの RCT と Donkervoort ら[279]と Geusgens ら[283]によるストラテジートレーニングの RCT が，エビデン

スレベル1として挙げられ，Goldenbergら[68]による直接訓練（エラーレス学習）の介入前後比較研究，van Heugtenら[290, 291]とGeusgensら[292]によるストラテジートレーニングの介入前後比較研究が，エビデンスレベル3として取り上げられている．その結果，Smaniaら[278]のジェスチャートレーニングによるRCTは，F（実現可能性）＝B，A（妥当性）＝A，M（有意味性）＝C，E（有効性）＝Bと評価され，Smaniaら[281]のジェスチャートレーニングによるRCTは，F＝C，A＝A，M＝C，E＝Bと評価されている．Donkervoortら[279]のストラテジートレーニングによるRCTは，F＝C，A＝A，M＝C，E＝Bと評価され，Geusgensら[283]のストラテジートレーニングによるRCTは，F＝C，A＝A，M＝B，E＝Bと評価されている．すなわちジェスチャートレーニングもストラテジートレーニングも，4つの項目すべてにおいてAからCまでの範囲で評価され，両者ともに妥当性が高いという結果が出ている．一方，Goldenbergら[68]による直接訓練（エラーレス学習）については，F＝A，A＝A，M＝B，E＝Bと評価され，van Heugtenら[290, 291]とGeusgensら[292]によるストラテジートレーニングの介入前後比較研究は，いずれもF＝C，A＝A，M＝A，E＝Aと評価されている．4つのRCTと4つの介入前後比較研究の中で，唯一，実現可能性がAであったのは，Goldenbergら[68]による直接訓練（エラーレス学習）であり，この直接訓練は厳密に計画立てられたADL訓練と呼べるものであり，特殊な知識・技能を必要としない点が再現可能性を高めているものと考える．Lindsten-McQueenら[299]は，現時点でのベストプラクティスはストラテジートレーニングとジェスチャートレーニングであるが，今後より大きな無作為化比較試験による検証とADLの改善に関する評価を用いた検証が必要であるとしている．

❶ ストラテジートレーニング

ストラテジートレーニングは，機能代償（再編成）を狙ったものであり，ADL上での失行症状を代償する戦略を教えるものである．ストラテジートレーニングは，机上検査ではなく，実際のADLを評価し，問題のある動作を抽出することから始まる．その上で，問題のあるADLに対して，次の3過程のフレームワークを行う．

① 適切な実行計画および正確な使用物品の選択
② 選択された計画の適切な実行
③ 間違いの修正

この過程を経る上で，セラピストは適切な指示・援助・フィードバックを行っていく．内部補償の戦略として，動作の順序を患者に言語化してもらう自己教示法と，外部補償の戦略として，動作の順序を記述して提示したり，絵にして提示するなどがある．

Van Heugtenら[290]は，33名の失行を有する脳卒中患者に対して，代償戦略を教示する訓練（ストラテジートレーニング）を12週間実施した結果を報告している．その結果，治療前と比較して，ADLの大きな改善（効果量：0.92～1.06）と失行（効果量：0.34）と運動機能（効果量：0.19）の小さな改善があったことを報告した．Cappaら[277]は，この結果を受けて，失行そのものは持続しているにもかかわらず，ADL上では大きな改善を示したことから，代償的な戦略を教育するプログラム（ストラテジートレーニング）を高く評価している．

Donkervoortら[279]は，失行を有する左半球脳卒中患者113名を対象に，通常の作業療法に加えてストラテジートレーニングを実施する実験群56名と通常の作業療法のみを実施する対

照群57名に分けたRCTを実施している．これは現時点で，過去の失行に対する介入研究の中で最大のサンプルサイズとなった研究である．両群ともに8週間の介入の結果，運動機能や失行症状については両群間で有意差は認められなかったが，対照群と比較して実験群において，Barthel ADL indexの有意な改善が認められた．しかしながら，5ヵ月後のフォローアップ測定においては，両群間に有意な差は認められなかったことが報告されている．

　Geusgensら[283]は，Donkervoortら[279]の研究結果を再分析して，訓練を行わなかったADLにも改善が波及している可能性を検討した．さらに，Geusgensら[292]は，失行を有する29名の左半球脳卒中患者を対象に，8週間のストラテジートレーニングによる介入を実施し，その結果，介入終了時点と5ヵ月後のフォローアップ測定において，訓練を実施しなかったADLにも転移効果が認められたことを報告している．

❷ ジェスチャートレーニング

　ジェスチャートレーニングは，機能再建を目指したものであり，RCTでは観念運動失行と観念失行を有する患者に対して実施されている．ジェスチャートレーニングは，他動詞ジェスチャー（道具使用パントマイム）トレーニングと自動詞ジェスチャートレーニングからなり，それぞれ3段階の過程を経る．さらに自動詞ジェスチャートレーニングには，有意味（象徴的）と無意味の2つの自動詞ジェスチャートレーニングが設定されている．

　他動詞ジェスチャートレーニングは，
　① 道具の実使用を行う（例：スプーンの実使用）（道具の実使用），
　② 同じ他動詞ジェスチャー中の写真（例：スプーンの使用）を見て，そのパントマイムを行う（道具使用パントマイム模倣），
　③ 道具の写真（例：スプーン）を見て，パントマイムを行う（道具使用パントマイム）

の3段階で構成されており，各段階は20項目からなり，17項目クリアしたら，次の段階に進む．

　有意味（象徴的）な自動詞ジェスチャートレーニングは，
　① ある文脈の写真（例：ヒトがサンドイッチを食べている）とそれに関連する象徴的なジェスチャーの写真（例：食べるジェスチャー）を見て，そのジェスチャーを再現する，
　② 同じ文脈の写真（例：ヒトがサンドイッチを食べている）だけを見て，それに関連したジェスチャー（例：食べるジェスチャー）を表現する，
　③ 同じ文脈ではあるが，②とは異なる（新しい）写真（例：ヒトが缶詰をフォークで食べる）を見て，それに関連したジェスチャー（例：食べるジェスチャー）を表現する

の3段階で構成されており，他動詞ジェスチャートレーニングと同様に，各段階は20項目からなり，17項目クリアしたら，次の段階に進む．

　無意味（非象徴的）な自動詞ジェスチャートレーニングは，12種類の無意味な自動詞ジェスチャー（近位部6種類，遠位部6種類，静的6種類，動的6種類）の模倣を実施する．患者が正しくジェスチャーを模倣できなかった場合には，セラピストによって言語による訂正や正しいジェスチャーの視覚提示，他動的に正しいジェスチャーを作成したりなどの介助が行われる．

　Smaniaら[278]は，失行（観念運動失行と観念失行）と失語を有する13名の左半球脳卒中患者を対象に，ジェスチャートレーニングを実施する実験群6名と標準的な失語症トレーニン

グを実施する対照群7名に割り付けたRCTを実施した．両群ともに，週3日，1回50分の介入が10週間行われた．その結果，実験群においてのみ，観念運動失行症状と観念失行症状の有意な改善が認められた．対照群には，そのような改善は認められなかった．しかしながら，ADLに関する評価を行っていなかったため，ADLの効果については不明であった．

　続いて，Smaniaら[281]は，41名の失行患者を対象に，ジェスチャートレーニングを実施する実験群21名と失語症トレーニングを実施する対照群20名に割り付けたRCTを実施した．経過において，8名が脱落し，実験群18名，対照群15名が治療を完了した．その結果，対照群と比較して，実験群において，観念運動失行症状，観念失行症状に加えて，ジェスチャー理解，ADLの有意な改善が認められた．さらに改善は，2ヵ月後のフォローアップ測定まで維持されていた．しかしながら，フォローアップ測定を完了できたのは，実験群9名，対照群8名であった．

　著者ら[301]は，両側前頭葉皮質と左側頭葉後部皮質に梗塞巣が認められ，意味性の錯行為を認めた症例に対して，ジェスチャートレーニングを修正した訓練を実施した結果，SPTAの上肢・物品を使う動作（物品あり）が修正誤反応率100％から25％と改善し，意味性の錯行為は完全消失したことを報告した．これは図4で示した入力‒出力経路の評価に基づいて，保たれている経路を活用して，問題のある経路に働きかけるようにジェスチャートレーニングを修正して実施した結果と考察した．このように失行のメカニズムを考慮した機能再建を目指した訓練においては，型通りの介入ではなく，個々の患者に合わせて，修正・微調整した介入が必要と考える．

③ エラーレスラーニング（Goldenbergらによる直接訓練）

a. 直接訓練

　患者がADLを実行中に，セラピストがエラーを最小限になるように介助しながら実施するというエラーレスラーニングを採用した介入である．指定されたADLを実行中，患者が上手くできていれば，セラピストのサポートを徐々に低減していく．そして，難しい行為に対しては，繰り返し訓練するが，その行為は常に必ず完了するようにする．

b. 探索訓練

　左半球損傷失行患者では，新奇な道具の機能を推測する（機械的問題解決能力または技術的推論能力）のが困難であるという事実から開発された訓練．この訓練では，機械的問題解決能力が改善すれば，日常生活道具の使用も改善する可能性があると仮説を立てて，行われた．すなわち，新奇な道具の形状と構造を分析することによって，道具の機能が認識できるように教示する訓練である（図11）[182]．

c. 直接訓練と探索訓練の効果検証

　Goldenbergら[68]は，失行を有する左半球脳卒中患者15名に対して，直接訓練と探索訓練による介入前後比較研究を実施している．その結果，訓練を受けたADLで大幅なパフォーマンスの改善が認められている．しかしながら訓練していないADLへの転移は観察されなかった．また6ヵ月後のフォローアップ測定の中で，3名には治療効果の持続が観察されたが，それは

自宅で ADL 訓練を続けていた患者であった．

　Goldenberg ら[275]は，失行を有する 6 名の左半球脳卒中患者を対象に，直接訓練と探索訓練を実施し，それぞれの介入効果を比較した．その結果，探索訓練は ADL の改善につながらなかったことを報告している．しかしながら，直接訓練には ADL のプラス効果が認められたとしている．また 3 ヵ月後のフォローアップ測定でも，その効果は持続していた．しかしながら，それは訓練された ADL に限定されており，訓練を受けていない ADL には転移が確認されなかった．この結果から，Goldenberg らは，ルーチンな ADL 訓練の継続が重要であり，そのためには，治療法は，患者の特定のニーズとその家族に合わせて調整する必要があるとしている．

④ ケーススタディで公表されている訓練

　Wilson ら[302]は，脳に広範な障害を負い，失行を呈した未成年の症例について報告しており，ステップバイステップに教育していくプログラムが，失行改善に有効としている．

　Maher ら[303]は，55 歳のジェスチャー認識が保たれている観念運動失行を呈した患者に，道具，物品，視覚モデルなどたくさんの手がかりを与えながら，エラーの訂正とフィードバックを与えていくトレーニングを 1 日 1 時間，2 週間にわたり実施した結果，ジェスチャー生成の質的改善を示したことを報告している．この方法について，Buxbaum ら[280]は multiple cues 法（複数手がかり法）と呼んでいる．

　Ochipa ら[304]は，特定のエラータイプに対する治療プログラムを開発し，2 名の失行を有する脳卒中患者で検討している．さまざまなエラーに対して，フィードバックを与え，修正していくトレーニングを実施している．その結果，訓練したジェスチャーについては著明な改善を示したが，訓練を行っていないジェスチャーにおけるエラーは改善をもたらさなかったことを報告している．この方法について，Buxbaum ら[280]は error reduction（エラー減少）法と呼んでいる．

　Jantra ら[305]は，右半球損傷によって歩行失行を呈した症例に対して，視覚的な手がかりを与えながらの歩行訓練を 3 週間持続した結果，歩行が自立したことを報告している．

　Pilgrim ら[306]は，左利きで左手に観念運動失行を呈した症例に対して，3 つの異なる入力（例：言語指示によって動作の手がかりを与える）に基づいた 10 個の物品の使用訓練を 1 日 15 分間 3 週間にわたり実施した結果，そのパフォーマンスの有意な改善が認められたが，ADL へのキャリーオーバーは少なかったことを報告している．この方法について Buxbaum ら[280]は，conductive education（伝導性教育）法と呼んでいる．

　Bulter ら[307]は，観念失行と観念運動失行を有する症例に対して，視覚と言語指示を加えた，触覚刺激と固有受容覚刺激を行う介入を実施した結果，いくつかの改善と限定された感覚入力の有効性を示した．

⑤ 新しい治療法

　近年，TMS や経頭蓋直流電流刺激（transcranial direct current stimulation：tDCS）などのニューロモデュレーション技術の臨床応用が進んでいる．こうした介入は失行においても試み始められている．Bolognini ら[308]は，観念運動失行を有する左半球脳卒中患者 6 名に対して，

tDCSを使用した臨床介入研究を実施している．tDCSは，左後部頭頂皮質と右一次運動野への刺激とシャム刺激により構成されていた．その結果，左後部頭頂皮質に対する刺激によって，自動詞ジェスチャー模倣の計画および精度を改善したことを報告している．

おわりに

　本稿をみても明らかなように失行の症状は多岐にわたり，そのメカニズムも複雑である．そのような理解の困難さも，失行に対する理学療法介入に関する報告が少ない原因となっているものと考える．しかしながら，失行症状の複雑さは，ヒトの行為や日常生活動作の複雑さを反映したものであり，理学療法士は人の行為や日常生活動作の専門家として，失行を罹患した患者の生活復帰に貢献していくことが求められている．その取り組みに，本稿が少しでもお役に立てることを願う．

文献

1) Liepmann H：Apraxia. Ergebnisse der Gesamten Medizin 1：27, 1920
2) Heilman KM：Apraxia. Continuum (Minneap Minn) 16：86-98, 2010
3) Clark MA, et al：Spatial planning deficits in limb apraxia. Brain 117：1093-1106, 1994
4) Morlaas J：Contribution à l'étude de l'Apraxie. Paris, A. Legrand, 1928
5) Sinnoret JL, et al：失行症，渡辺俊三訳，医学書院，東京，141-162, 1984
6) De Renzi E, et al：Ideational apraxia. Brain 111：1173-1185, 1988
7) Poeck K：Ideational apraxia. J Neurol 230：1-5, 1983
8) Graves RE：The legacy of the Wernicke-Lichtheim model. J Hist Neurosci 6：3-20, 1997
9) Heilman KM, et al：Apraxia. Clinical Neuropsychology, 4th ed, Heilman KM, et al eds, Oxford University Press, USA, 2003
10) Ochipa C, et al：Conduction apraxia. J Neurol Neurosurg Psychiatry 57：1241-1244, 1994
11) Heilman KM, et al：Two forms of ideomotor apraxia. Neurology 32：342-346, 1982
12) Heilman KM：Ideational apraxia—a re-definition. Brain 96：861-864, 1973
13) De Renzi E, et al：Modality—specific and supramodal mechanisms of apraxia. Brain 105：301-312, 1982
14) Assal G, et al：A syndrome of visuo-verbal and visuo-gestural disconnexion. Optic aphasia and optic apraxia (author's transl). Rev Neurol (Paris) 136：365-376, 1980
15) Rothi LJ, et al：Pantomime agnosia. J Neurol Neurosurg Psychiatry 49：451-454, 1986
16) Riddoch MJ, et al：Routes to action：Evidence from apraxia. Cogn Neuropsychol 6：437-454, 1989
17) Pilgrim E, et al：Impairment of Action to Visual Objects in a Case of Ideomotor Apraxia. Cogn Neuropsychol 8：459-473, 1991
18) Yamadori A：Palpatory apraxia. Eur Neurol 21：277-283, 1982
19) Binkofski F, et al：Tactile apraxia：unimodal apractic disorder of tactile object exploration associated with parietal lobe lesions. Brain 124：132-144, 2001
20) Valenza N, et al：Dissociated active and passive tactile shape recognition：a case study of pure tactile apraxia. Brain 124：2287-2298, 2001
21) 望月　聡：「観念性失行」/「観念運動性失行」の解体に向けて―症状を適切に把握するために―．高次脳機能研 30：263-270, 2010
22) 山鳥　重：観念失行―使用失行―のメカニズム．神経進歩 38：540-545, 1994
23) Brain Function Test 委員会：SPTA 標準高次動作性検査 改訂版―失効症を中心として―．日本高次脳機能障害学会 (旧 日本失語症学会) 編，新興医学出版社，東京，1999
24) Dovern A, et al：Diagnosis and treatment of upper limb apraxia. J Neurol 259：1269-1283, 2012
25) Dobigny-Roman N, et al：Ideomotor apraxia test：a new test of imitation of gestures for elderly people. Eur J Neurol 5：571-578, 1998
26) Vanbellingen T, et al：A new bedside test of gestures in stroke：the apraxia screen of TULIA (AST). J Neurol Neurosurg Psychiatry 82：389-392, 2011
27) Weiss PH, et al：Das Kölner Apraxie Screening. Hogrefe Verlag, Göttingen (in press)
28) De Renzi E, et al：Imitating gestures. A quantitative approach to ideomotor apraxia. Arch Neurol 37：6-10, 1980
29) Vanbellingen T, et al：Comprehensive assessment of gesture production：a new test of upper limb apraxia (TULIA). Eur J Neurol 17：59-66, 2010
30) De Renzi E, et al：Ideational apraxia：a quantitative study. Neuropsychologia 6：41-52, 1968
31) Dovern A, et al：Apraxia impairs intentional retrieval

of incidentally acquired motor knowledge. J Neurosci 31：8102-8108, 2011
32) Alexander MP, et al：Neuropsychological and neuroanatomical dimensions of ideomotor apraxia. Brain 115：87-107, 1992
33) Bartolo A, et al：Cognitive approach to the assessment of limb apraxia. Clin Neuropsych 22：27-45, 2008
34) Rothi LJG, et al：A cognitive neuropsychological model of limb praxis. Cogn Neuropsychol 8：443-458, 1991
35) Rothi LJG, et al：A cognitive neuropsychological model of limb praxis and apraxia. Apraxia：The Neuropsychology of Action, Rothi LJG, et al eds, Psychology Press, Hove, 29-49, 1997
36) Cubelli R, et al：Cognition in action：testing a model of limb apraxia. Brain Cogn 44：144-165, 2000
37) Power E, et al：Florida Apraxia Battery-Extended and revised Sydney（FABERS）：design, description, and a healthy control sample. J Clin Exp Neuropsychol 32：1-18, 2010
38) Tessari A, et al：STIMA：a short screening test for ideo-motor apraxia, selective for action meaning and bodily district. Neurol Sci 36：977-984, 2015
39) Brain Function Test 委員会：CAT/CAS 標準注意検査法・標準意欲評価法，日本高次脳機能障害学会（旧 日本失語症学会）編，新興医学出版社，東京，2006
40) BIT 行動性無視検査 日本版―Behavioural inattention test―．BIT 日本版作製委員会（代表 石合純夫），1999
41) Brain Function Test 委員会：VPTA 標準高次視知覚検査改訂版 Visual Perception Test for Agnosia．日本高次脳機能障害学会（旧日本失語症学会）編，新興医学出版社，東京，2003
42) Bálint R：Seelenlähmung des 'Schauens', optische Ataxie, räumliche Störung der Aufmerksamkeit. Monatsschr Psychiatr Neurol 25：51-81, 1909
43) Garcin R, et al：Ataxie optique localisee aux deux hemichamps visuels homonymes gauches (etude Clinique avec presentation d'un film). Rev Neurol 116：707-714, 1967
44) 日本版 BADS 遂行機能障害症候群の行動評価（Behavioural Assessment of the Dysexecutive Syndrome），鹿島晴雄監訳，三村 將ほか訳，新興医学出版社，東京，2003
45) Dubois B, et al：The FAB：a Frontal Assessment Battery at bedside. Neurology 55：1621-1626, 2000
46) 中川賀嗣：失行における日常的行為と検査成績．神心理 30：185-194, 2014
47) Seyffarth H, et al：The grasp reflex and the instinctive grasp reaction. Brain 71：109-183, 1948
48) Shallice T, et al：The origins of utilization behaviour. Brain 112：1587-1598, 1989
49) Zwinkels A, et al：Assessment of apraxia：interrater reliability of a new apraxia test, association between apraxia and other cognitive deficits and prevalence of apraxia in a rehabilitation setting. Clin Rehabil 18：819-827, 2004
50) Haaland KY：Left hemisphere dominance for movement. Clin Neuropsychol 20：609-622, 2006
51) 小林俊輔：失語と失行の独立性と半球優位性．Clin Neurosci 31：841-845, 2013
52) Pérez-Mármol JM, et al：Functional rehabilitation of upper limb apraxia in poststroke patients：study protocol for a randomized controlled trial. Trials 16：508, 2015
53) Papagno C, et al：Ideomotor apraxia without aphasia and aphasia without apraxia：the anatomical support for a double dissociation. J Neurol Neurosurg Psychiatry 56：286-289, 1993
54) Manuel AL, et al：Inter- and intrahemispheric dissociations in ideomotor apraxia：a large-scale lesion-symptom mapping study in subacute brain-damaged patients. Cereb Cortex 23：2781-2789, 2013
55) Armstrong MJ, et al：Criteria for the diagnosis of corticobasal degeneration. Neurology 80：496-503, 2013
56) Chahine LM, et al：Corticobasal syndrome：Five new things. Neurol Clin Pract 4：304-312, 2014
57) Holl AK, et al：Impaired ideomotor limb apraxia in cortical and subcortical dementia：a comparison of Alzheimer's and Huntington's disease. Neurodegener Dis 8：208-215, 2011
58) Staff NP, et al：Multiple sclerosis with predominant, severe cognitive impairment. Arch Neurol 66：1139-1143, 2009
59) Kamm CP, et al：Limb apraxia in multiple sclerosis：prevalence and impact on manual dexterity and activities of daily living. Arch Phys Med Rehabil 93：1081-1085, 2012
60) Rapaić D, et al：Limb apraxia in multiple sclerosis. Vojnosanit Pregl 71：821-827, 2014
61) McDonald S, et al：Error types in ideomotor apraxia：a qualitative analysis. Brain Cogn 25：250-270, 1994
62) Feyereisen P, et al：Gestures and speech in referential communication by aphasic subjects：channel use and efficiency. Aphasiology 2：21-32, 1988
63) Borod JC, et al：The relationship between limb apraxia and the spontaneous use of communicative gesture in aphasia. Brain Cogn 10：121-131, 1989
64) Poole JL：Effect of apraxia on the ability to learn one-handed shoe tying. OTJR：Occupation, Participation and Health 18：99-104, 1998
65) Wu AJ, et al：Inpatient rehabilitation outcomes of patients with apraxia after stroke. Top Stroke Rehabil 21：211-219, 2014
66) Foundas AL, et al：Ecological implications of limb apraxia：evidence from mealtime behavior. J Int Neuropsychol Soc 1：62-66, 1995
67) Hanna-Pladdy B, et al：Ecological implications of ideomotor apraxia. Neurology 60：487-490, 2003
68) Goldenberg G, et al：Therapy of activities of daily living in patients with apraxia. Neuropsychol Rehabil 8：123-141, 1998

69) Bjorneby ER, et al：Acquiring and maintaining self-care skills after stroke. The predictive value of apraxia. Scand J Rehabil Med 17：75-80, 1985
70) Giaquinto S, et al：On the prognosis of outcome after stroke. Acta Neurol Scand 100：202-208, 1999
71) Sundet K, et al：Neuropsychological predictors in stroke rehabilitation. J Clin Exp Neuropsychol 10：363-379, 1988
72) Saeki S, et al：Factors influencing return to work after stroke in Japan. Stroke 24：1182-1185, 1993
73) Saeki S, et al：Return to work after stroke. A follow-up study. Stroke 26：399-401, 1995
74) Saeki S, et al：The association between stroke location and return to work after first stroke. J Stroke Cerebrovasc Dis 13：160-163, 2004
75) Wang YC, et al：Important factors influencing the return to work after stroke. Work 47：553-559, 2014
76) Rizzolatti G, et al：Mirrors in the Brain：How Our Minds Share Actions, Emotions, and Experience, Oxford University Press, 2008
77) Mishkin M, et al：Contribution of striate inputs to the visuospatial functions of parieto-preoccipital cortex in monkeys. Behav Brain Res 6：57-77, 1982
78) Rumiati RI, et al：Recognition by action：dissociating visual and semantic routes to action in normal observers. J Exp Psychol Hum Percept Perform 24：631-647, 1998
79) 小早川睦貴ほか：呼称，行為表出，動詞生成課題における情報処理の違いと共通点について：誤反応パターンの分析から．神心理 21：215-221, 2005
80) Buxbaum LJ, et al：The role of the dynamic body schema in praxis：evidence from primary progressive apraxia. Brain Cogn 44：166-191, 2000
81) Buxbaum LJ：Ideomotor apraxia：a call to action. Neurocase 7：445-458, 2001
82) 蔵田 潔：運動制御の情報処理機構．運動制御と運動学習，宮本省三ほか選，協同医書出版，東京，1997
83) Galletti C, et al：The cortical visual area V6：brain location and visual topography. Eur J Neurosci 11：3922-3936, 1999
84) Galletti C, et al：Brain location and visual topography of cortical area V6A in the macaque monkey. Eur J Neurosci 11：575-582, 1999
85) Fattori P, et al：The cortical visual area V6 in macaque and human brains. J Physiol Paris 103：88-97, 2009
86) Galletti C, et al：Gaze-dependent visual neurons in area V3A of monkey prestriate cortex. J Neurosci 9：1112-1125, 1989
87) Galletti C, et al：Eye position influence on the parieto-occipital area PO (V6) of the macaque monkey. Eur J Neurosci 7：2486-2501, 1995
88) Snyder LH：Coding of intention in the posterior parietal cortex. Nature 386：167-170, 1997
89) Breveglieri R, et al：Somatosensory cells in the parieto-occipital area V6A of the macaque. Neuroreport 13：2113-2116, 2002
90) Fattori P, et al：'Arm-reaching' neurons in the parietal area V6A of the macaque monkey. Eur J Neurosci 13：2309-2313, 2001
91) Fattori P, et al：Spatial tuning of reaching activity in the medial parieto-occipital cortex (area V6A) of macaque monkey. Eur J Neurosci 22：956-972, 2005
92) Breveglieri R, et al：Somatosensory cells in area PEc of macaque posterior parietal cortex. J Neurosci 26：3679-3684, 2006
93) Mountcastle VB, et al：Posterior parietal association cortex of the monkey：command functions for operations within extrapersonal space. J Neurophysiol 38：871-908, 1975
94) Andersen RA, et al：The influence of the angle of gaze upon the excitability of the light-sensitive neurons of the posterior parietal cortex. J Neurosci 3：532-548, 1983
95) MacKay WA：Properties of reach-related neuronal activity in cortical area 7A. J Neurophysiol 67：1335-1345, 1992
96) Ferraina S, et al：Visual control of hand-reaching movement：activity in parietal area 7m. Eur J Neurosci 9：1090-1095, 1997
97) Battaglia-Mayer A, et al：Optic ataxia as a result of the breakdown of the global tuning fields of parietal neurones. Brain 125：225-37, 2002
98) Battaglia-Mayer A, et al：Multiple levels of representation of reaching in the parieto-frontal network. Cereb Cortex 13：1009-1022, 2003
99) Georgopoulos AP, et al：Spatial trajectories and reaction Times of aimed movements：effects of practice, uncertainty, andchange in target location. J Neurophysiol 46：725-743, 1981
100) Georgopoulos AP, et al：On the relations between the direction of two-dimensional arm movements and cell discharge in primate motor cortex. J Neurosci 2：1527-1537, 1982
101) Kurata K, et al：Premotor cortex of rhesus monkeys：set-related activity during two conditional motor tasks. Exp Brain Res 69：327-343, 1988
102) Paulignan Y, et al：Selective perturbation of visual input during prehension movements. 1. The effects of changing object position. Exp Brain Res 83：502-512, 1991
103) Paulignan Y, et al：Selective perturbation of visual input during prehension movements. 2. The effects of changing object size. Exp Brain Res 87：407-420, 1991
104) Tanné J, et al：Direct visual pathways for reaching movements in the macaque monkey. Neuroreport 7：267-272, 1995
105) Filimon F, et al：Multiple parietal reach regions in humans：cortical representations for visual and proprioceptive feedback during on-line reaching. J Neurosci 29：2961-2971, 2009
106) Levy I, et al：Specificity of human cortical areas for reaches and saccades. J Neurosci 27：4687-4696, 2007

107) Beurze SM, et al：Spatial and effector processing in the human parietofrontal network for reaches and saccades. J Neurophysiol 101：3053-3062, 2009
108) Striemer CL, et al：Programs for action in superior parietal cortex：a triple-pulse TMS investigation. Neuropsychologia 49：2391-2399, 2011
109) Rondot P, et al：Visuomotor ataxia. Brain 100：355-376, 1977
110) Buxbaum LJ, et al：Subtypes of optic ataxia：Reframing the disconnection account. Neurocase 3：159-166, 1997
111) Buxbaum LJ, et al：Spatio-motor representations inreaching：evidence for subtypes of optic ataxia. Cogn Neuropsychol 15：279-312, 1998
112) Jackson SR, et al：There may be more to reaching than meets the eye：re-thinking optic ataxia. Neuropsychologia 47：1397-1408, 2009
113) Sakata H, et al：The TINS Lecture. The parietal association cortex in depth perception and visual control of handaction. Trends Neurosci 20：350-357, 1997
114) Sakata H, et al：Neural coding of 3D features of objects for hand action in the parietal cortex of the monkey. Philos Trans R Soc Lond B Biol Sci 353：1363-1373, 1998
115) Taira M, et al：Parietal neurons represent surface orientation from the gradient of binocular disparity. J Neurophysiol 83：3140-3146, 2000
116) Sakata H, et al：Neural mechanisms of visual guidance of hand action in the parietal cortex of the monkey. Cereb Cortex 5：429-438, 1995
117) Jeannerod M, et al：Grasping objects：the cortical mechanisms of visuomotor transformation. Trends Neurosci 18：314-320, 1995
118) Murata A, et al：Selectivity for the shape, size, and orientation of objects for grasping in neurons of monkey parietal area AIP. J Neurophysiol 83：2580-2601, 2000
119) Rizzolatti G, et al：Functional organization of inferior area 6 in the macaque monkey. II. Area F5 and the control of distal movements. Exp Brain Res 71：491-507, 1988
120) 村田　哲：腹側運動前野と手の運動の空間的制御. 神経進歩 42：49-58, 1998
121) Umiltà MA, et al：When pliers become fingers in the monkey motor system. Proc Natl Acad Sci U S A 105：2209-2213, 2008
122) Jacobs S, et al：Human anterior intraparietal and ventral premotor cortices support representations of grasping with the hand or a novel tool. J Cogn Neurosci 22：2594-2608, 2010
123) Rizzolatti G, et al：Localization of grasp representations in humans by PET：1. Observation versus execution. Exp Brain Res 111：246-252, 1996
124) Kawashima R, et al：Topographic representation in human intraparietal sulcus of reaching and saccade. Neuroreport 7：1253-1256, 1996
125) I Faillenot, et al：Visual pathways for object-oriented action and object recognition：functional anatomy with PET. Cereb Cortex 7：77-85, 1997
126) Binkofski F, et al：Human anterior intraparietal area subserves prehension：a combined lesion and functional MRI activation study. Neurology 50：1253-1259, 1998
127) Binkofski F, et al：A fronto-parietal circuit for object manipulation in man：evidence from an fMRI-study. Eur J Neurosci 11：3276-3286, 1999
128) Ehrsson HH, et al：Cortical activity in precision-versus power-grip tasks：an fMRI study. J Neurophysiol 83：528-536, 2000
129) Castiello U, et al：The cortical control of visually guided grasping. Neuroscientist 14：157-170, 2008
130) Tunik E, et al：Virtual lesions of the anterior intraparietal area disrupt goal-dependent on-line adjustments of grasp. Nat Neurosci 8：505-511, 2005
131) Davare M, et al：Temporal dissociation between hand shaping and grip force scaling in the anterior intraparietal area. J Neurosci 27：3974-3980, 2007
132) Fattori P, et al：Evidence for both reaching and grasping activity in the medial parieto-occipital cortex of the macaque. Eur J Neurosci 20：2457-2466, 2004
133) Fattori P, et al：Vision for action in the macaque medial posterior parietal cortex. J Neurosci 32：3221-3234, 2012
134) Raos V, et al：Functional properties of grasping-related neurons in the dorsal premotor area F2 of the macaque monkey. J Neurophysiol 92：1990-2002, 2004
135) Begliomini C, et al：Comparing Natural and Constrained Movements：New Insights into the Visuomotor Control of Grasping. PLoS ONE 2：e1108, 2007
136) Cavina-Pratesi C, et al：Functional magnetic resonance imaging reveals the neural substrates of arm transport and grip formation in reach-to-grasp actions in humans. J Neurosci 30：10306-10323, 2010
137) Davare M, et al：Dissociating the role of ventral and dorsal premotor cortex in precision grasping. J Neurosci 26：2260-2268, 2006
138) Karl JM, et al：Different evolutionary origins for the reach and the grasp：an explanation for dual visuomotor channels in primate parietofrontal cortex. Front Neurol 4：208, 2013
139) Monaco S, et al：Functional magnetic resonance adaptation reveals the involvement of the dorsomedial stream in hand orientation for grasping. J Neurophysiol 106：2248-2263, 2011
140) Iriki A, et al：Coding of modified body schema during tool use by macaque postcentral neurones. Neuroreport 7：2325-2330, 1996
141) Maravita A, et al：Tools for the body (schema). Trends Cogn Sci 8：79-86, 2004
142) Iriki A, et al：Self-images in the video monitor coded by monkey intraparietal neurons. Neurosci Res 40：163-173, 2001

143) Grafton ST, et al：Premotor cortex activation during observation and naming of familiar tools. Neuroimage 6：231-236, 1997
144) Chao LL, et al：Attribute-based neural substrates in temporal cortex for perceiving and knowing about objects. Nat Neurosci 2：913-919, 1999
145) Chao LL, et al：Representation of manipulable man-made objects in the dorsal stream. Neuroimage 12：478-484, 2000
146) Gerlach C, et al：Categorization and category effects in normal object recognition：a PET study. Neuropsychologia 38：1693-1703, 2000
147) Grèzes J, et al：Does visual perception of object afford action? Evidence from a neuroimaging study. Neuropsychologia 40：212-222, 2002
148) Beauchamp MS, et al：Parallel visual motion processing streams for manipulable objects and human movements. Neuron 34：149-159, 2002
149) Creem-Regehr SH, et al：Neural representations of graspable objects：are tools special? Brain Res Cogn Brain Res 22：457-469, 2005
150) Martin A, et al：Neural correlates of category-specific knowledge. Nature 379：649-652, 1996
151) Damasio H, et al：A neural basis for lexical retrieval. Nature 380：499-505, 1996
152) Grèzes J, et al：Does visual perception of object afford action? Evidence from a neuroimaging study. Neuropsychologia 40：212-222, 2002
153) Phillips JA, et al：The neural substrates of action retrieval：an examination of semantic and visual routes to action. Visual Cognition 9：662-684, 2002
154) Grèzes J, et al：Functional anatomy of execution, mental simulation, observation, and verb generation of actions：a meta-analysis. Hum Brain Mapp 12：1-19, 2001
155) Binder JR, et al：Where is the semantic system? A critical review and meta-analysis of 120 functional neuroimaging studies. Cereb Cortex 19：2767-2796, 2009
156) Lewis JW：Cortical networks related to human use of tools. Neuroscientist 12：211-231, 2006
157) Goodale MA, et al：A neurological dissociation between perceiving objects and grasping them. Nature 349：154-156, 1991
158) Milner AD：Perception and action in 'visual form agnosia'. Brain 114：405-428, 1991
159) Goodale MA, et al：Separate neural pathways for the visual analysis of object shape in perception and prehension. Curr Biol 4：604-610, 1994
160) Goodale MA：Transforming vision into action. Vision Res 51：1567-1587, 2011
161) Goodale MA：How (and why) the visual control of action differs from visual perception. Proc Biol Sci 281：20140337, 2014
162) Schenk T：No dissociation between perception and action in patient DF when haptic feedback is withdrawn. J Neurosci 32：2013-2017, 2012
163) Verhagen L, et al：Perceptuo-motor interactions during prehension movements. J Neurosci 28：4726-4735, 2008
164) Castiello U：The neuroscience of grasping. Nat Rev Neurosci 6：726-736, 2005
165) Mizelle JC, et al：Neural activation for conceptual identification of correct versus incorrect tool-object pairs. Brain Res 1354：100-112, 2010
166) Mizelle JC, et al：Why is that Hammer in My Coffee? A Multimodal Imaging Investigation of Contextually Based Tool Understanding. Front Hum Neurosci 4：233, 2010
167) Mizelle JC, et al：Ventral encoding of functional affordances：A neural pathway for identifying errors in action. Brain Cogn 82：274-282, 2013
168) Roy EA, et al：Common considerations in the study of limb, verbal and oral apraxia. Advances in Psychology Vol 23, Elsevier, North-Holland, 111-161, 1985
169) Ochipa C, et al：Conceptual apraxia in Alzheimer's disease. Brain 115：1061-1071, 1992
170) Osiurak F, et al：Re-examining the gesture engram hypothesis. New perspectives on apraxia of tool use. Neuropsychologia 49：299-312, 2011
171) Buxbaum LJ：Moving the gesture engram into the 21st century. Cortex 57：286-289, 2014
172) Boronat CB, et al：Distinctions between manipulation and function knowledge of objects：evidence from functionalmagnetic resonance imaging. Brain Res Cogn Brain Res 23：361-373, 2005
173) Ebisch SJ, et al：Human neural systems for conceptual knowledge of proper object use：a functional magnetic resonance imaging study. Cereb Cortex 17：2744-2751, 2007
174) Canessa N, et al：The different neural correlates of action and functional knowledge in semantic memory：an FMRI study. Cereb Cortex 18：740-751, 2008
175) Peelen MV, et al：Conceptual object representations in human anterior temporal cortex. J Neurosci 32：15728-15736, 2012
176) Buxbaum LJ, et al：Function and manipulation tool knowledge in apraxia：Knowing 'what for' but not 'how'. Neurocase 6：83-97, 2000
177) Buxbaum LJ, et al：Knowledge of object manipulation and object function：dissociations in apraxic and nonapraxic subjects. Brain Lang 82：179-199, 2002
178) Buxbaum LJ, et al：Cognitive representations of hand posture in ideomotor apraxia. Neuropsychologia 41：1091-1113, 2003
179) Buxbaum LJ, et al：Action knowledge, visuomotor activation, and embodiment in the two action systems. Ann N Y Acad Sci 1191：201-218, 2010
180) Goldenberg G：Apraxia and the parietal lobes. Neuropsychologia 47：1449-1459, 2009
181) Bach P, et al：On the role of object information in action observation：an fMRI study. Cereb Cortex 20：2798-2809, 2010
182) Goldenberg G, et al：Tool use and mechanical prob-

lem solving in apraxia. Neuropsychologia 36：581-589, 1998
183) Goldenberg G, et al：The neural basis of tool use. Brain 132：1645-1655, 2009
184) Osiurak F, et al：Unusual use of objects after unilateral brain damage：the technical reasoning model. Cortex 45：769-783, 2009
185) Osiurak F, et al：Mechanical problem-solving strategies in left-brain damaged patients and apraxia of tool use. Neuropsychologia 51：1964-1972, 2013
186) Jarry C, et al：Apraxia of tool use：more evidence for the technical reasoning hypothesis. Cortex 49：2322-2333, 2013
187) Osiurak F：What neuropsychology tells us about human tool use? The four constraints theory (4CT)：mechanics, space, time, and effort. Neuropsychol Rev 24：88-115, 2014
188) Witt JK, et al：Action-specific influences on distance perception：a role for motor simulation. J Exp Psychol Hum Percept Perform 34：1479-1492, 2008
189) Osiurak F：Apraxia of tool use is not a matter of affordances. Front Hum Neurosci 7：890, 2013
190) Wada Y, et al：Role of somatosensory feedback from tools in realizing movements by patients with ideomotor apraxia. Eur Neurol 41：73-78, 1999
191) 中川賀嗣ほか：使用失行の発現機序について．神心理 20：241-253, 2004
192) Motomura N, et al：A case of ideational apraxia with impairment of object use and preservation of object pantomime. Cortex 30：167-170, 1994
193) Heath M, et al：Selective dysfunction of tool-use：a failure to integrate somatosensation and action. Neurocase 9：156-163, 2003
194) Jeannerod M, et al：Mental motor imagery：a window into the representational stages of action. Curr Opin Neurobiol 5：727-732, 1995
195) Decety J：The neurophysiological basis of motor imagery. Behav Brain Res 77：45-52, 1996
196) Jeannerod M：Neural simulation of action：a unifying mechanism for motor cognition. Neuroimage 14：S103-109, 2001
197) Sirigu A, et al：The mental representation of hand movements after parietal cortex damage. Science 273：1564-1568, 1996
198) Sirigu A, et al：Motor and visual imagery as two complementary but neurally dissociable mental processes. J Cogn Neurosci 13：910-919, 2001
199) Ochipa C, et al：Selective deficit of praxis imagery in ideomotor apraxia. Neurology 49：474-480, 1997
200) Tomasino B, et al：Selective deficit of motor imagery as tapped by a left-right decision of visually presented hands. Brain Cogn 53：376-380, 2003
201) Buxbaum LJ, et al：Deficient internal models for planning hand-object interactions in apraxia. Neuropsychologia 43：917-929, 2005
202) Ietswaart M, et al：In search for the core of apraxia. Cortex 57：283-285, 2014
203) 原 麻里子ほか：道具の使用障害におけるエラータイプ分類と関連病巣．高次脳機能研 30：336-348, 2010
204) Schwartz MF, et al：The quantitative description of action disorganisation after brain damage：A case study. Cogn Neuropsychol 8：381-414, 1991
205) Humphreys GW et al：Disordered Action Schema and Action Disorganization Syndrome. Cogn Neuropsychol 15：771-811, 1998
206) 爲季周平ほか：Action disorganization syndrome (ADS) を呈した脳梁離断症候群の一例．高次脳機能研 29：348-355, 2009
207) Shallice T, et al：The origins of utilization behaviour. Brain 112：1587-1598, 1989
208) Goldenberg G, et al：The impact of dysexecutive syndrome on use of tools and technical devices. Cortex 43：424-435, 2007
209) Weiss PH, et al：Processing the spatial configuration of complex actions involves right posterior parietal cortex：An fMRI study with clinical implications. Hum Brain Mapp 27：1004-1014, 2006
210) Weiss PH, et al：Deficient sequencing of pantomimes in apraxia. Neurology 70：834-840, 2008
211) 小田桐匡ほか：系列物品使用障害のメカニズムの探求—注視行動分析による検討から—．神心理 28：49-65, 2012
212) Sarah J, et al：Utilization behavior：clinical manifestations and neurological mechanisms. Neuropsychol Rev 11：117-130, 2001
213) Haggard P：Human volition：towards a neuroscience of will. Nat Rev Neurosci 9：934-946, 2008
214) Grèzes J, et al：Objects automatically potentiate action：an fMRI study of implicit processing. Eur J Neurosci 17：2735-2740, 2003
215) Tucker M, et al：On the relations between seen objects and components of potential actions. J Exp Psychol Hum Percept Perform 24：830-846, 1998
216) Kobayakawa M, et al：Retrieval by a patient with apraxia of sensorimotor information from visually presented objects. Percept Mot Skills 104：739-748, 2007
217) 田中康文：前頭葉内側面損傷と手の把握行動．神経進歩 42：164-178, 1998
218) 森 悦朗ほか：左前頭葉損傷による病的現象．道具の強迫的使用と病的把握現象の関連について．臨神経 22：329-335, 1982
219) Della Sala S, et al：The anarchic hand：a frontomesial sign. Handbook of Neuropsychology 9, Elsevier, Amsterdam, 233-255, 1994
220) Lhermitte F：'Utilization behaviour' and its relation to lesions of the frontal lobes. Brain 106：237-255, 1983
221) Lhermitte F, et al：Human autonomy and the frontal lobes. Part I：Imitation and utilization behavior：a neuropsychological study of 75 patients. Ann Neurol 19：326-334, 1986
222) Lhermitte F：Human autonomy and the frontal lobes. Part II：Patient behavior in complex and social situations：the "environmental dependency

syndrome". Ann Neurol 19：335-343, 1986
223）Nishikawa T, et al：Conflict of intentions due to callosal disconnection. J Neurol Neurosurg Psychiatry 71：462-471, 2001
224）Anderson SW, et al：A neural basis for collecting behaviour in humans. Brain 128：201-212, 2005
225）Li Y, et al：Grip forces isolated from knowledge about object properties following a left parietal lesion. Neurosci Lett 426：187-191, 2007
226）Li Y, et al：Size-weight illusion and anticipatory grip force scaling following unilateral cortical brain lesion. Neuropsychologia 49：914-923, 2011
227）Eidenmüller S, et al：The impact of unilateral brain damage on anticipatory grip force scaling when lifting everyday objects. Neuropsychologia 61：222-234, 2014
228）Hermsdörfer J, et al：Tool use without a tool：kinematic characteristics of pantomiming as compared to actual use and the effect of brain damage. Exp Brain Res 218：201-214, 2012
229）Sunderland A, et al：Tool use and action planning in apraxia. Neuropsychologia 49：1275-1286, 2011
230）Goldenberg G, et al：Defective pantomime of object use in left brain damage：apraxia or asymbolia？ Neuropsychologia 41：1565-1573, 2003
231）Buxbaum LJ, et al：The role of the dynamic body schema in praxis：evidence from primary progressive apraxia. Brain Cogn 44：166-191, 2000
232）Schwoebel J, et al：Compensatory coding of body part location in autotopagnosia：Evidence for extrinsic egocentric coding. Cogn Neuropsychol 18：363-381, 2001
233）Jax SA, et al：Deficits in movement planning and intrinsic coordinate control in ideomotor apraxia. J Cogn Neurosci 18：2063-2076, 2006
234）Jax SA, et al：Conceptual- and production-related predictors of pantomimed tool use deficits in apraxia. Neuropsychologia 62：194-201, 2014
235）Goldenberg G, et al：The effect of tactile feedback on pantomime of tool use in apraxia. Neurology 63：1863-1867, 2004
236）Randerath J, et al：From pantomime to actual use：how affordances can facilitate actual tool-use. Neuropsychologia 49：2410-2416, 2011
237）Baumard J, et al：Tool use disorders after left brain damage. Front Psychol 5：473, 2014
238）Choi SH, et al：Functional magnetic resonance imaging during pantomiming tool-use gestures. Exp Brain Res 139：311-317, 2001
239）Imazu S, et al：Differences between actual and imagined usage of chopsticks：an fMRI study. Cortex 43：301-307, 2007
240）Frey SH：Tool use, communicative gesture and cerebral asymmetries in the modern human brain. Philos Trans R Soc Lond B Biol Sci 363：1951-1957, 2008
241）Króliczak G, et al：A common network in the left cerebral hemisphere represents planning of tool use pantomimes and familiar intransitive gestures at the hand-independent level. Cereb Cortex 19：2396-2410, 2009
242）Hermsdörfer J, et al：Neural representations of pantomimed and actual tool use：evidence from an event-related fMRI study. Neuroimage 36：T109-118, 2007
243）Goldenberg G, et al：Pantomime of tool use depends on integrity of left inferior frontal cortex. Cereb Cortex 17：2769-2776, 2007
244）Niessen E, et al：Apraxia, pantomime and the parietal cortex. Neuroimage Clin 5：42-52, 2014
245）Hoeren M, et al：Neural bases of imitation and pantomime in acute stroke patients：distinct streams for praxis. Brain 137：2796-2810, 2014
246）Buxbaum LJ, et al：Critical brain regions for tool-related and imitative actions：a componential analysis. Brain 137：1971-1985, 2014
247）Vry MS, et al：The ventral fiber pathway for pantomime of object use. Neuroimage 106：252-263, 2015
248）Goodglass H, et al：Disturbance of gesture and pantomime in aphasia. Brain 86：703-720, 1963
249）Duffy RJ, et al：An investigation of body part as object（BPO）responses in normal and brain-damaged adults. Brain Cogn 10：220-236, 1989
250）Lausberg H, et al：Pantomime to visual presentation of objects：left hand dyspraxia in patients with complete callosotomy. Brain 126：343-360, 2003
251）Pazzaglia M, et al：Neural underpinnings of gesture discrimination in patients with limb apraxia. J Neurosci 28：3030-3041, 2008
252）Kohler E, et al：Hearing sounds, understanding actions：action representation in mirror neurons. Science 297：846-848, 2002
253）Keysers C, et al：Audiovisual mirror neurons and action recognition. Exp Brain Res 153：628-636, 2003
254）Pazzaglia M, et al：The sound of actions in apraxia. Curr Biol 18：1766-1772, 2008
255）Grafton ST, et al：Localization of grasp representations in humans by positron emission tomography. 2. Observation compared with imagination. Exp Brain Res 112：103-111, 1996
256）Rizzolatti G, et al：Localization of grasp representations in humans by PET：1. Observation versus execution. Exp Brain Res 111：246-252, 1996
257）Iacoboni M, et al：Cortical mechanisms of human imitation. Science 286：2526-2528, 1999
258）Decety J, et al：A PET exploration of the neural mechanisms involved in reciprocal imitation. Neuroimage 15：265-272, 2002
259）Koski L, et al：Modulation of motor and premotor activity during imitation of target-directed actions. Cereb Cortex 12：847-855, 2002
260）Buccino G, et al：Neural circuits underlying imitation learning of hand actions：an event-related fMRI study. Neuron 42：323-334, 2004
261）Mehler MF：Visuo-imitative apraxia. Neurology 37：129, 1987

262) Goldenberg G, et al：The meaning of meaningless gestures：a study of visuo-imitative apraxia. Neuropsychologia 35：333-341, 1997
263) Peigneux P, et al：Imaging a cognitive model of apraxia：the neural substrate of gesture-specific cognitive processes. Hum Brain Mapp 21：119-142, 2004
264) Rumiati RI, et al：Common and differential neural mechanisms supporting imitation of meaningful and meaningless actions. J Cogn Neurosci 17：1420-1431, 2005
265) Tessari A, et al：Neuropsychological evidence for a strategic control of multiple routes in imitation. Brain 130：1111-1126, 2007
266) 中川賀嗣：失行における日常的行為と検査成績．神心理 30：185-194, 2014
267) 山鳥　重：神経心理コレクション　ジャクソンの神経心理学．医学書院，東京，2014
268) Brain R：Visual disorientation with special reference to lesions of the right cerebral hemisphere. Brain 64：244-272, 1941
269) 早川裕子ほか：着衣失行を呈した1例—発現機序に関する検討．脳と神経 49：171-175, 1997
270) Yamazaki K, et al：A case of dressing apraxia：contributory factor to dressing apraxia. J Neurol 248：235-236, 2001
271) Fitzgerald LK, et al：Mechanisms of dressing apraxia：a case study. Neuropsychiatry Neuropsychol Behav Neurol 15：148-155, 2002
272) 山本　潤ほか：着衣障害（dressing disability）の臨床徴候．神心理 29：212-222, 2013
273) Kwon M, et al：Isolated buccofacial apraxia subsequent to a left ventral premotor cortex infarction. Neurology 80：2166-2167, 2013
274) Maher ML, et al：Management and treatment of limb apraxia. Apraxia：The Neuropsychology of Action, Rothi LG, et al eds, Psychology Press, Hove, 1997
275) Goldenberg G, et al：Assessment and therapy of complex activities of daily living in apraxia. Neuropsychol Rehabil 11：147-169, 2001
276) Walker CM, et al：The impact of cognitive impairments on upper body dressing difficulties after stroke：a video analysis of patterns of recovery. J Neurol Neurosurg Psychiatry 75：43-48, 2004
277) Cappa SF, et al：Task Force on Cognitive Rehabilitation；European Federation of Neurological Societies. EFNS guidelines on cognitive rehabilitation：report of an EFNS task force. Eur J Neurol 12：665-680, 2005
278) Smania N, et al：The rehabilitation of limb apraxia：a study in left-brain-damaged patients. Arch Phys Med Rehabil 81：379-388, 2000
279) Donkervoort M, et al：Efficacy of strategy training in left hemisphere stroke patients with apraxia：a randomized clinical trial. Neuropsychol Rehabil 11：549-566, 2001
280) Buxbaum LJ, et al：Treatment of limb apraxia：moving forward to improved action. Am J Phys Med Rehabil 87：149-161, 2008
281) Smania N, et al：Rehabilitation of limb apraxia improves daily life activities in patients with stroke. Neurology 67：2050-2052, 2006
282) 脳卒中治療ガイドライン 2009「認知障害に対するリハビリテーション」
283) Geusgens C, et al：Transfer of training effects in stroke patients with apraxia：an exploratory study. Neuropsychol Rehabil 16：213-229, 2006
284) Bowen A, et al：Cochrane corner. Rehabilitation for apraxia. Evidence for short-term improvements in activities of daily living. Stroke 40：e396-e397, 2009
285) Edmans JA, et al：A comparison of two approaches in the treatment of perceptual problems after stroke. Clin Rehabil 14：230-243, 2000
286) Wu AJ, et al：Improved function after combined physical and mental practice after stroke：a case of hemiparesis and apraxia. Am J Occup Ther 65：161-168, 2011
287) Sathian K, et al：Neurological principles and rehabilitation of action disorders：common clinical deficits. Neurorehabil Neural Repair 25：21S-32S, 2011
288) Donkervoort M, et al：The course of apraxia and ADL functioning in left hemisphere stroke patients treated in rehabilitation centres and nursing homes. Clin Rehabil 20：1085-1093, 2006
289) Cantagallo A, et al：The cognitive rehabilitation of limb apraxia in patients with stroke. Neuropsychol Rehabil 22：473-488, 2012
290) van Heugten CM, et al：Outcome of strategy training in stroke patients with apraxia：a phase II study. Clin Rehabil 12：294-303, 1998
291) van Heugten CM, et al：Rehabilitation of stroke patients with apraxia：the role of additional cognitive and motor impairments. Disabil Rehabil 22：547-554, 2000
292) Geusgens CAV, et al：Transfer effects of a cognitive strategy training for stroke patients with apraxia. J Clin Exp Neuropsychol 29：831-841, 2007
293) Cubelli R, et al：Re-education of gestural communication in a case of chronic global aphasia and limb apraxia. Cogn Neuropsychol 8：369-380, 1991
294) Daumüller M, et al：Therapy to improve gestural expression in aphasia：a controlled clinical trial. Clin Rehabil 24：55-65, 2010
295) van Heugten CM, et al：A diagnostic test for apraxia in stroke patients：internal consistency and diagnostic value. Clin Neuropsychol 13：182-192, 1999
296) Evidence-Based Review of Stroke Rehabilitation. http://www.ebrsr.com/
297) Gillespie DC, et al：Rehabilitation for post-stroke cognitive impairment：an overview of recommendations arising from systematic reviews of current evidence. Clin Rehabil Clin Rehabil 29：120-128, 2015
298) Intercollegiate Stroke Working Party (ICSWP)：National Clinical Guideline for Stroke, 4th ed, Royal College of Physicians, London, 2012

299) Lindsten-McQueen K, et al：Systematic review of apraxia treatments to improve occupational performance outcomes. OTJR (Thorofare N J) 34：183-192, 2014
300) Murphy SL, et al：Conducting systematic reviews to inform occupational therapy practice. Am J Occup Ther 63：363-368, 2009
301) 信迫悟志ほか：修正したジェスチャートレーニングが失行における意味性の錯行為の改善に有効であった一症例. 第50回日本理学療法学術大会抄録集, 東京, 2015
302) Wilson BA：Remediation of apraxia following an anaesthetic accident. Clinical Psychology in Action—A Collection of Case Studies, West J, et al eds, Bristol, 178-183, 1988
303) Maher LM, et al：Treatment of gesture impairment：a single case. Am Speech Hear Assoc 33：195, 1991
304) Ochipa C, et al：Treatment of ideomotor apraxia. Int J Neuropsychol Soc 2：149, 1995
305) Jantra P, et al：Management of apraxic gait in a stroke patient. Arch Phys Med Rehabil 73：95-97, 1992
306) Pilgrim E, et al：Rehabilitation of a case of ideomotor apraxia. Cognitive Neuropsychology and Cognitive Rehabilitation, Riddoch J, et al eds, Erlbaum, Hove, 1994
307) Bulter J：Intervention effectiveness：evidence from a case study of ideomotor and ideational apraxia. Br J Occup Ther 60：491-497, 1997
308) Bolognini N, et al：Improving ideomotor limb apraxia by electrical stimulation of the left posterior parietal cortex. Brain 138：428-439, 2015

V 認知症ならびに軽度認知障害に対する理学療法

認知症・MCIに伴う認知機能障害の理解と理学療法介入

土井剛彦

1 認知症・MCIとは

　認知症の定義として参照される国際的診断基準としてはInternational Statistical Classification of Diseases and Related Health Problems (ICD)やDiagnostic and Statistical Manual of Mental Disorders (DSM)に基づいたものがあり，日本神経学会により整理された一つを取り上げると**表1**の通りである[1]．中核症状である認知機能障害は，DSM-5によると，複合的注意(complex attention)・遂行機能(executive function)・学習と記憶(learning and memory)・言語(language)・知覚運動(perceptual-motor)・社会認知(social cognition)の一つまたは複数の領域において認知機能障害がある状態と定義されている[2]．認知症は，これらの認知機能障害により社会生活や日常生活に支障をきたしている状態であり，症状の進行がある一定の期間持続していることも基準の一つとなっており(例えば，ICD-10では少なくとも6ヵ月以上とされている)，これらの条件を満たすことで認知症と判断される．認知症の周辺症状としては，行動異常としての攻撃性，不穏，興奮，脱抑制，収集癖，不安，うつ症状，幻覚，妄想などがあげられ，認知症の行動・心理症状をbehavioral and psychological symptoms of dementia (BPSD)と呼ぶ[1]．鑑別すべき疾患としてはせん妄やうつ状態があげられる．例えば，せん妄との違いをまとめると**表2**の通りで，発症の起点や進行，日内変動，環境要因の影響などに違いがみられる[1]．高齢者においては，術後せん妄がしばしばみられたり認知症と合併する場合も少なくないので，区別できるようおさえておきたい点である．

　mild cognitive impairment (MCI)は認知症の前駆段階で，認知症ではないがある程度の認知機能低下がみられ，予防を目的とした介入の必要性が高い対象者として考えられている．MCIの定義として最も一般的なものは，世界会議においてコンセンサスの得られたものが2004年に学術雑誌に掲載されて以来，多くの研究がその基準を踏襲している[3]．Petersenによると，MCIは，① 認知機能低下の訴え　② 日常生活の自立　③ 認知症ではない　④ 正常な認知機能ではない(客観的認知機能の低下)，と定義されている[4]．正常な認知機能ではないということは，加齢による認知機能低下よりさらに低下している状態とされ，多くの研究で用いられている基準としては，"神経心理検査による認知機能評価(209頁参照)の結果が標準値から1.5SD以上の低下がみられる"のように，客観的な認知機能低下がある場合と定義されている．標準値は，各コホート，国別または人種別の標準値を各年代別(例えば5歳階級)に算出して用いる場合が多く，研究によっては性別，教育歴も加味して算出する場合もある．また，認知機能評価については記憶だけではなく，記憶以外の遂行機能，注意，視空間認識，言語機能など可能な限り複数領域において評価するべきであるとされている．MCIは正常と認知症の間として位置づけられ，疫学的知見からMCIは認知症への移行リスクが高い反面，ある一定の割合で認知機能が正常域へ移行することが確認されており，認知症予防ないし発症遅延の対象として注目すべき対象層と捉えられている[3]．

表1 ● ICD-10 による認知症診断基準の要約

G1. 以下の各項目を示す証拠が存在する
　1）記憶力の低下
　　新しい事象に関する著しい記憶力の減退，重症の例では過去に学習した情報の想起も障害され，記憶力の低下は客観的に確認されるべきである
　2）認知能力の低下
　　判断と思考に関する能力の低下や情報処理全般の悪化であり，従来の遂行能力水準からの低下を確認する
　1），2）により，日常生活動作や遂行能力に支障をきたす
G2. 周囲に対する認識（すなわち，意識混濁がないこと）が，基準G1の症状をはっきりと証明するのに十分な期間，保たれていること．せん妄のエピソードが重なっている場合には認知症の診断は保留
G3. 次の1項目以上を認める
　1）情緒易変性
　2）易刺激性
　3）無感情
　4）社会的行動の粗雑化
G4. 基準G1の症状が明らかに6ヵ月以上存在していて確定診断される

（文献1より引用）

表2 ● 認知症とせん妄の鑑別における要点

	せん妄	認知症
発症	急激	緩徐
初発症状	錯覚，幻覚，妄想，興奮	記憶力低下
日内変動	夜間や夕刻に悪化	変化に乏しい
持続	数日〜数週間	永続的
身体疾患	合併していることが多い	時にあり
薬剤の関与	しばしばあり	なし
環境の関与	関与することが多い	なし

（文献1より引用）

表3 ● 認知症を呈する疾患の例

変性疾患	Alzheimer型認知症，Lewy小体型認知症，前頭側頭型認知症，大脳皮質基底核変性症，進行性核上性麻痺など
脳血管障害	脳血管性認知症など
感染症	脳炎，進行麻痺，エイズ脳症，プリオン病など
腫瘍	脳腫瘍など
中枢神経疾患	神経Behçet，多発性硬化症など
外傷	慢性硬膜下血腫など
髄液循環障害	正常圧水頭症など
内分泌障害	甲状腺機能低下症，副甲状腺機能亢進症など
中毒，栄養障害	アルコール中毒，ビタミンB_{12}欠乏など

2 認知症・MCIの疫学

　認知症を呈する疾患は，変性疾患や脳血管疾患から外傷，感染症，内分泌障害など多岐にわたる（**表3**）．高齢者においては，変性疾患や脳血管疾患による認知症が大部分を占め，Alzheimer型認知症（AD），脳血管性認知症，Lewy小体型認知症が主な疾患としてあげられる．研究によって多少のばらつきがあるが，ADが認知症に占める割合は多くの報告では50〜70％くらいとされ，高齢者の認知症で最も多くみられる疾患である．我が国における認知症

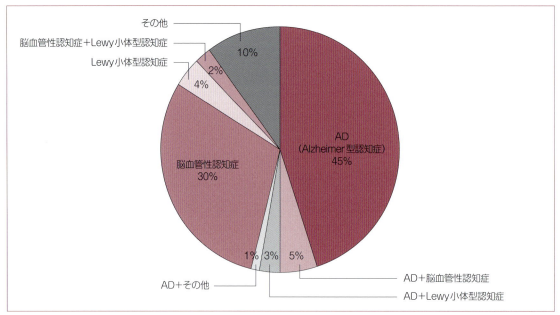

図1 ● 日本における認知症の疾患別割合
(文献6より作図)

　のタイプ別に見た有病率では，久山町研究の報告によると2005年の調査では認知症の有病率が12.5％でADは6.1％であった．これらの数字は1985年の調査時と比較すると認知症は2倍，ADは4倍の数に相当するとされている[5]．久山町研究による疾患別割合の報告によると，**図1**のとおりADが頻度として最も高く，次いで脳血管性認知症，Lewy小体型認知症の順に多かった[6]．また，2012年度の厚生労働省研究班による推計によると2012年時点で我が国における認知症の推定患者数が462万人で，約70％弱がAD，約20％が脳血管性認知症，約5％弱がLewy小体型認知症であると報告された[7]．以上のように，高齢期における認知症においてはADの占める割合が高いため，本稿においてはADによる認知症を主に扱い，ADを対象にした研究は明記することとする．

　認知症は加齢に伴い有病率が上昇するため，我が国をはじめとする世界における高齢者の増加に伴い，近年増加傾向にある．2005年に報告された世界の多地域における認知症の有病率を検討した疫学研究(Delphi consensus study)によると，報告時においては2,430万人が推定患者数で，毎年460万人ずつ増加していくことが推計され，2040年には8,000万人を超えるという推計が報告された[8]．アメリカにおける推計では，2010年に470万人の高齢者がADを有し，2050年にはAD患者が1,380万人にも上り，そのうち85歳以上が700万人を占めることが想定されると報告された(**図2**)[9]．また，日本を含むアジア地域は世界的に見ても比類ない高齢者の増加が今後待ち受けており，認知症の増加についても同様の懸念がある．中国における認知症ならびにADの有病率における経時的変化に着目した研究によると，研究の対象期間である1990年から2010年にかけて認知症は約368万人から約919万人に増加したとされ(**図3**)，AD患者の有病数ならびに有病率も増加傾向にあると報告された[10]．

　MCIの分類として用いられる下位分類としては，Petersenによる認知機能低下の種類や程

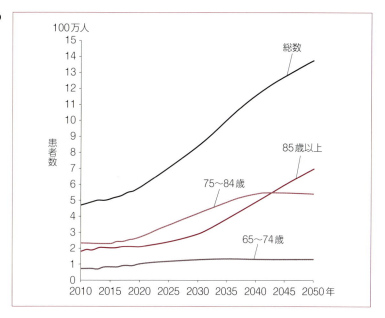

図2 ■ アメリカにおける AD 患者数の推移予測
（文献9より引用改変）

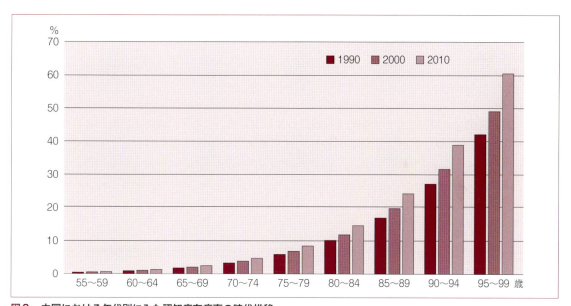

図3 ■ 中国における年代別にみた認知症有病率の時代推移
（文献10より作図）

度による下位分類が最も一般的である．記憶における認知機能低下の有無により amnestic MCI (aMCI) と non-amnestic MCI (naMCI) に大別し，さらに単一領域の認知機能低下なのか複数領域の認知機能低下を有しているのかによって下位分類を行うものである（図4）[4]．MCIの有病率については，コホートの母集団特性（病院ベース，地域在住）や客観的認知機能低下を判断するために用いられる認知機能検査の種類・数によって潜在的にばらつく可能性を有しているので注意が必要である．2012年に報告されたシステマティックレビューでは，MCIにおいては3～42％，aMCIでは0.5～31.9％と幅広い数字が報告されている[11]．地域

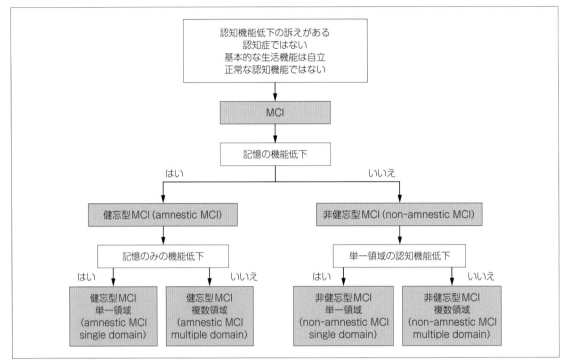

図4 ■ MCIの分類
(文献4より作図)

　在住高齢者を対象にした比較的大規模のコホートに着目すると，我々の研究グループによる報告では，65歳以上の5,104人の地域在住高齢者を対象に実施したコホート研究(The Obu Study of Health Promotion for the Elderly：OSHPE)よりMCIの有病率は18.8％であった[12]．さらに，厚生労働省の研究班による2012年の報告では，我が国においてMCIを有する高齢者が約400万人に上ると推計された[7]．中国において実施された10,276人を対象にしたコホート研究では20.8％とされ[13]，オーストラリアで実施されたThe Sydney Memory and Ageing Studyでは，70～90歳までを対象にした873人の地域在住高齢者において2年間の追跡期間中にMCIの発症した割合は104.6（年間千人あたり：1,000 person-year）であった[14]．

　MCIの定義上，認知機能検査を軸として判断を行うため，認知症と同様にどのタイプの認知症の前駆段階であるかということについて明らかにすることは難しいが，関心の高い点である．National Institute on Aging-Alzheimer's Association (NIA-AA)によるステートメントでは，MCIの判定においても現在の認知機能検査における選定基準に加え，可能であれば脳画像指標やバイオマーカーを評価指標として加えることで，MCIの中でもAD病理を有するタイプ(due to AD)なのか，そうでないのかを区別すべきであると提唱されている[15]．さらに，脳血管性認知症の前駆段階をvascular MCIとして定義する考え方も浸透しつつある[16]．前述した中国のコホート研究では，MCIの抽出後にMRI・CT検査と問診によりADによるMCI，脳血管性疾患によるMCI（梗塞や血管病変などが認められる場合），血管性リスクのあるMCI（高血圧，糖尿病，心疾患などに5年以上罹患しADや脳血管性疾患などを有さない場合），その

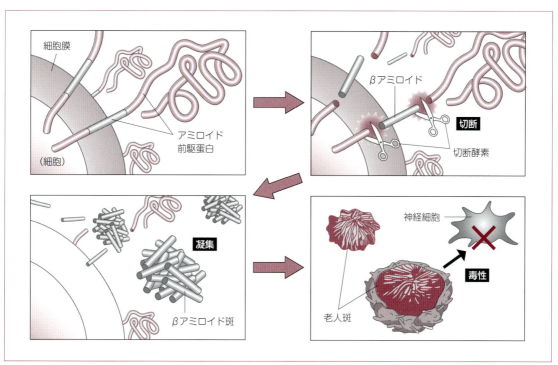

図5 ▪ アミロイド仮説の流れ

他の疾患によるMCIに下位分類を実施した．その結果，ADによるMCIは6.1％，脳血管性疾患によるMCIは3.8％，血管性リスクのあるMCIは4.9％，その他の疾患によるMCIは5.9％であった[13]．しかし，現在のところMCIをさらに詳細に評価しADによるMCIだけを対象にした研究は少なく，今後の検討課題であるとともにMCIを取り扱う上では対象者のheterogeneity（不均質性）の問題に気をつけるべきであると考えられる．

3　認知症（AD）のメカニズム

　本項においては認知症の中でも近年増加し，最も高い有病率であるADに焦点を当てることとする．ADはその発見から100年以上経過し，有力なメカニズムとしてはアミロイド仮説やタウ仮説に基づいたものであると認識されている．アミロイド仮説では，アミロイド前駆蛋白からAβ40/42が生成され，Aβオリゴマー，βアミロイドと重合体を経て老人斑を形成し，最終的に神経細胞の死滅を導くと考えられている（図5）．現在，認知症ならびにADに対して処方される薬は，主にAChE阻害薬やNMDA受容体阻害薬で対処療法としての効果として認知機能低下の進行遅延やADLの改善などは認められているものの，病態治癒として根本的に作用するものではない[17]．多くの研究の結果を統合し，ADが発症に至るまでの変化を時期に合わせて照合すると図6のようになる[18]．アミロイドの集積が神経機構の変化としては最も早く出現し，その後，タウの蓄積，神経ネットワークの損傷や脳萎縮がみられ，それらに伴い

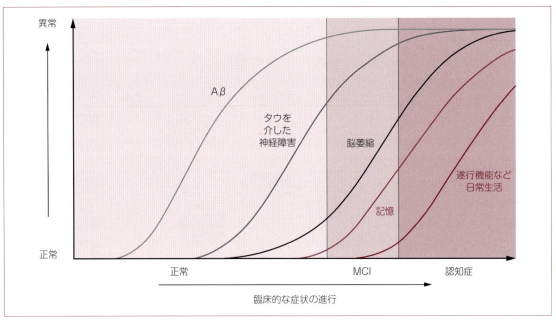

図6 ● ADの進行に沿った変化
（文献18より引用改変）

認知機能に障害が生じるとされ，これら一連の流れがADによる神経障害の経過として考えられている．ベースライン時に各生物学的指標を測定しADの発症までを縦断追跡した研究を例にとると，具体的な時間軸としてcerebrospinal fluid（CSF：脳脊髄液）におけるAβ42の集積は発症の約25年前から，PIB-PETにより測定される脳内のAβ42の集積は15年前ほどから始まるとされ，CSFにおけるタウの集積や脳萎縮についても15年前から生じているとされる．また，脳内における代謝異常や記憶力の変化は10年前ほどから，全体的な認知機能の低下（Mini-Mental State Examination（MMSE）やClinical Dimentia Rating（CDR）での評価）は5年ほど前から始まると報告された[19]．このため，AD発症の前段階つまりはMCIのように認知機能低下が生じ出すころに，介入・治療を施す必要があると考えられている．しかし，ワクチン療法の臨床試験結果から脳内のアミロイドを除去できたにもかかわらず認知機能の改善がみられなかったことが報告され[20]，ある程度のアミロイド集積がみられる場合には治療時期として適していない可能性やMCIさらにはMCIよりももっと前の状態（preclinical AD）に治療を行う必要があるかもしれないとも考えられており，今後の研究成果を注視する必要がある．

4　認知症・MCIの評価

脳画像評価

ADによる神経認知障害に対し，生物学的指標を用いることで，病態の進行を評価できると

表4 ● AD による神経認知障害の生物学的指標

評価対象	生物学的指標	脳画像評価方法
アミロイドβの沈着	CSF におけるアミロイドβ42 の濃度 脳内におけるアミロイドβの沈着	― PIB-PET
神経損傷の程度	CSF における全タウ蛋白，リン酸化タウ蛋白 脳萎縮（特に海馬における） 脳代謝異常 安静時や課題遂行時の脳活性異常，diffusion tensor imaging (DTI) や magnetic resonance spectroscopy (MRS) など（少しエビデンスが少ない）	― MRI FDG-PET，SPECT fMRI，DTI，MRS
生化学的変化	炎症マーカー（サイトカインなど） 酸化ストレス（イソプロスタンなど） その他（細胞死など神経損傷や変性を評価するマーカー）	

（文献 15 より引用改変）

考えられている．指標特性に応じて評価の対象は異なるため，評価対象と指標を併せて理解する必要がある．多くの研究においてさまざまなものが検討されている中で，NIA-AA によるステートメントでは，**表4**のようなものが推奨されている[15]．

なかでも，脳画像評価は侵襲がほとんどなく患者への負担も小さいことから，できるだけ早期に脳内変化，脳構造ならびに脳機能変化を捉える方法として確立しつつある．その結果，ハイリスク者の同定や治療適応者の選別が可能になり，治療効果指標としても用いることができる段階にある．AD の評価を行う際に用いられる脳画像評価を用いた主な方法と内容を以下に要約する．

a. 陽電子放射断層撮影（PET）

陽電子放射断層撮影（positron emission tomography：PET）検査はトレーサーという薬剤を体内に注入し，そのトレーサーの反応や部位を評価する．用いるトレーサーによって評価するものは当然変わり，脳内の糖代謝を見るためには FDG という糖の一種であるトレーサーを注入し，脳内に到達する時間経過後に撮影を行うことで，脳内におけるどの部位で代謝が多いもしくは少ないといった評価が可能である．FDG-PET を用いた研究では，安静時の脳代謝に着目したものや課題遂行時の脳代謝に着目したものなどが多く報告されている．いずれの場合にも，健常者の代謝パターンに比べ AD 特有のパターンの選別などが検討され，リスク評価などに用いられる．

脳内のアミロイドβの蓄積量を評価するためのトレーサーの例として Pittsburgh compound-B（PIB）というものがある．Pittsburgh 大学で開発され，「^{11}C」を用いた［^{11}C］PIB をトレーサーとして用いることで，脳内におけるアミロイドの蓄積の程度を評価することができ，FDG 同様リスク評価や治療効果指標として用いられる．PIB-PET の使用により認知症の発症前から脳内におけるアミロイドの蓄積がみられることや健常者でもアミロイドの蓄積がみられることが報告され，より早期にリスク者の選別を提唱するエビデンスとなっている．さらに，最近の研究では，タウ病変を評価するために神経原線維変化したタウを標的としたトレーサーが開発されている[21, 22]．これらの研究により，より早期にリスク者の選別が可能になるかもしれないと期待されている．

表5 ■ MRIによる脳内の毎年萎縮率

研　究	AD		健常高齢者	
	サンプル数(n)	毎年萎縮率(%)	サンプル数(n)	毎年萎縮率(%)
海馬				
Jack et al (2003)[24)]	192	5.5	—	—
Jack et al (2004)[25)]	32 slow progression	3	40	1.4
	33 fast progression	3.6		
Fox et al (2005)[26)]	57	3.2	—	—
Kaye et al (2005)[27)]	27 mild AD	2.9	88	2.2
	17 moderate AD	3.2		
Schott et al (2005)[28)]	38	4.7	19	0.9
Barnes et al (2007)[29)]	36	4.5	19	0.3
Ridha et al (2007)[30)]	52	3.4	—	—
Henneman et al (2009)[31)]	64	4	34	2.2
Morra et al (2009)[32)]	97	5.6	148	0.7
全脳				
Jack et al (2004)[25)]	32 slow progression	0.6	40	0.4
	33 fast progression	1.4		
Schott et al (2005)[28)]	38	2.2	19	0.7
Sluimer et al (2008)[33)]	65	1.9	10	0.5
Henneman et al (2009)[31)]	64	1.9	33	0.6

slow progression：進行が緩やか，fast progression：進行が早い

（文献23より引用改変）

b．核磁気共鳴画像法（MRI）

　脳構造評価のために核磁気共鳴画像法（magnetic resonance imaging：MRI）を用いる場合は，脳血管障害の有無，白質病変の評価，そして脳容量評価などが行われている．特に脳容量評価については，認知機能障害が脳萎縮に伴うとされるためADの進行程度を評価するマーカーの一つとして比較的古くから検討が進んでいる．例えば，記憶の責任領域である海馬を中心とした部位（嗅内皮質，海馬，後帯状皮質など）や記憶以外の認知機能（言語，視空間認識，遂行機能など）の責任領域である側頭葉，頭頂葉や前頭葉などの部位を評価することが重要であるとされている[23)]．健常者とAD患者における脳萎縮率を経年的に比較すると，AD患者は毎年萎縮率が顕著に高いことがわかる（**表5**）[23)]．脳容量の評価方法について，検査者が関心領域を設定しマニュアル操作によりトレースして算出する方法もあるが，近年ではvoxel-based morphometry（VBM）などの統計学的手法を用いて算出することで，マニュアル操作が必要なく客観的な指標を算出することが可能になってきた．具体的には，Voxel-Based Specific Regional Analysis System for Alzheimer's Disease（VSRAD），SPM（Statistical Parametric Mapping），FMRIB Software Library（FSL）などのツールを用いて，脳萎縮の程度や脳容量を評価することができる．

　白質病変は脳内における虚血性変化の一つで，脳血管性認知症はもちろんのことADの危険因子としても認識されている[34)]．高齢者において，健常者でも白質病変を有している場合が多く[35)]，白質病変により認知機能だけでなく身体機能低下や転倒などの有害事象に対するリスクも上昇するとされている[36〜38)]．さらに，白質病変を有すると海馬の萎縮の程度が大きいことなども報告され[39, 40)]，白質病変により認知症の発症リスクが上昇すると考えられている．白質病変の評価はFazekasの方法やそれに準じた評価方法が一般的で臨床でもMRI画像を用いて実施されている．Fazekasの基準は表に示す通りで（**表6, 7**）[41〜43)]，評価部位は深部白質

表6 ● 脳室周囲病変（periventricular hyper-intensity：PVH）の評価

Shinohara ら[42]による評価方法		Fazekas ら[43]による評価方法	
グレード0	なし	0	absence
グレードI	periventricular cap や periventricular rim	グレードI	"cap" or pencil-thin lining
グレードII	脳室周囲全域にやや厚く広がる病変	グレードII	smooth "halo"
グレードIII	深部白質にまで及ぶ不規則な病変	グレードIII	irregular PVH extending into the deep white matter
グレードIV	皮質下白質にまで及ぶ広汎な病変		

（文献41より引用）

表7 ● 深部皮質下白質病変（deep and subcortical white matter hyperintensity：DSWMH）の評価

Shinohara ら[42]による評価方法		Fazekas ら[43]による評価方法	
グレード0	なし	0	absence
グレードI	直径3mm未満の点状病変	グレードI	punctate foci
グレードII	3mm以上の斑状の病変	グレードII	beginning confluence of foci
グレードIII	境界不鮮明な融合傾向を示す病変	グレードIII	large confluent areas
グレードIV	融合して白質の大部分に広く分布する病変		

（文献41より引用）

と脳室周囲に大別できる．近年では白質病変を量的に評価し，その定量化された指標や部位別の白質病変の量をアウトカムとして用い検討されている[44]．

近年ではbold信号の計測をもとにしたfMRIの計測もADの進行評価に有用であるかもしれないとされている．fMRIを用いた測定により，安静時の脳活動や特定の課題遂行時における脳活動の程度や部位を評価することが可能になる．特に，安静時の脳活動においては健常者であれば特定の領域が常時賦活しているdefault mode network（DMN）と呼ばれる神経ネットワークの存在が明らかになりつつあるが，ADにおいてはDMNが障害を受け[45, 46]，さらにDMNの中でも中核的な部位である帯状皮質，楔前部，海馬は早期からのアミロイド蓄積部位であるため，早期リスク者選定のための評価方法として注目を浴びている[47〜49]．

2 認知機能評価

認知症の中でも特にADにおいては，記憶を中心とした多領域にまたがる認知機能障害が特徴的である．認知機能評価に用いられる神経心理検査は，用いる検査によって評価する認知機能は異なり，同じ領域を評価する検査でも多種多様な検査があるため，目的と対象者に合わせて評価方法の選択が必要である．臨床で一般的に用いられる評価方法と測定している認知機能の領域区分の例を**表8**[50〜63]に示す．認知症やMCIの認知機能評価において，臨床場面でよく用いられるものをいくつか例にとってみていくこととする．

全体的な認知機能を評価するため，特に認知症ADの進行の程度を評価する場合においては従来よりAlzheimer's Disease Assessment Scale-cognitive subscale（ADAS-cog）[50]やMMSE[51]などがよく用いられ，研究の選択基準または除外基準，さらにはADに対する治験の効果指標として用いられることもしばしばである．ADASの日本語版は，ADAS-cognitive subscale-Japanese version（ADAS-Jcog）として広く用いられている（**図7**）[64]．ADの認知機能障害として中核をなす記憶の評価に対しては，Wechsler Memory Scale-Revised

表8 ● 神経心理検査の例

評価している認知機能領域	評価方法
全体的認知機能	ADAS-cog[50]，MMSE[51]
遂行機能（注意，処理，抑制，短期記憶など）	FAB[52]，TMT-A[53]，TMT-B[53]，Digit Symbol Substitution Test[54]，Stroop Test[55,56]，Digit Span[54]，Wisconsin Card Sorting Test[57]
言語機能	Verbal Fluency[58]，Boston Naming Test[59]
視空間認識	Clock Drawing Test[60]，Rey Osterrieth complex figure の模写，ADAS-cog の構成課題（下位尺度）[50]
記憶	Rey Auditory Learning Test[61]，Rey Osterrieth complex figure[62]，Wechsler Memory Scale-Revised (logical memory, visual memory, figure memory など)[63]

ADAS-cog：Alzheimer's Disease Assessment Scale-cognitive subscale, MMSE：Mini-Mental State Examination, FAB：Frontal Assessment Battery, TMT：Trail Making Test
Clock Drawing Test は表中において視空間認識の一種に分類しているが，遂行機能の評価として実施される場合もある．

(WMS-R)[63] の logical memory を用いることが国内外で一般的である．また，単語のリストを順に教示し，即時再生と保持再生を行う Rey Auditory Verbal Learning Test[61] も記憶の検査として広く用いられている．ほかにも，視覚情報の記憶検査として WMS-R に含まれる視覚性記憶や図形の記憶，Rey-Osterrieth complex figure[62] のように特徴的な図形（図8）[65] を模写した後に，見本を取り除き，即時再生（3分後再生），保持再生（30分後再生）を行い記憶の検査とするものなどがある．また，AD においては前頭葉（特に前頭前皮質）により制御される遂行機能においても認知機能障害がみられることがしばしばある．遂行機能は，人の意思決定における統合的な役割を担っており，含有する認知機能の定義は報告によって多少ばらつくが，主には，1）抑制，2）切替，3）短期記憶，4）注意保持・配分，5）意思決定，6）計画のような機能を含有するとされている．バッテリーテストとしては，Frontal Assessment Battery（FAB）が用いられ[52]，注意ならびに遂行機能の評価として Trail Making Test（TMT）[53]，処理能力として Digit Symbol Substitution Test[54] の評価や短期記憶の評価として，数字を順に教示後，順番に覚えて（逆順も行う）即時に回答する Digit Span[54] などがある．視空間認識として Clock Drawing Test（CDT）をあげているが，臨床的には遂行機能の評価にも用いられている[60]．その他に言語機能として Boston Naming Test[59] や，意味的記憶や遂行機能の一部としても位置づけられている Verbal Fluency（Category Fluency, Letter Fluency）[58] などがある．Category Fluency では動物名を列挙してもらう課題が広く用いられている．

これらの検査は，病院などの臨床現場で専門家による実施が主で，教示方法や採点方法が複雑なため，十分な時間をかけて実施する必要がある．神経心理検査による評価はリハビリテーションや心理の専門資格を有する者が実施する場合が多く，状況によっては理学療法士も例外ではない．特にリハビリテーションを行う際は，神経心理検査の結果をもとに対象者の認知機能を把握するだけでなく，多職種間において情報を共有するとともに，個人の認知機能特性をリハビリテーション内容に反映させることが重要である．一方で，より早期に MCI のような認知機能低下をスクリーニングするためには，地域における機能健診などで日常生活が自立している高齢者を対象に広く実施する必要があるが，従来の検査を大規模健診などで実施するためには，時間・人材の確保の面から困難な場合が多い．そこで，従来の検査より簡便かつ検査者のスキルに依存しにくい検査の実施が望ましいと考えられる．我々の研究グループではタブレット型 PC を使用し，教示方法のばらつきを抑え，地域でのフィールド調査において実施可

● ADAS-cogの日本版

1．単語再生

カードに書かれた単語10個を1個ずつおのおの2秒ずつ被検者に提示し読ませたあとに，以下の教示を与える．この手続きを3回繰り返し，各回の正解数を記録する．単語は3回とも同一のものを同一の順序で用いる．得点としては3回の平均不正解を用いる．
教示：『これから10個の言葉を見せますから，声を出して読んで覚えてください．』
　　　（10個提示したあとに）
　　　『いま読んだ言葉で覚えているものを言ってください．』
（正解の場合は○を，不正解の場合は×を記入）

	1	2	3		1	2	3		1	2	3		1	2	3		1	2	3
犬				包丁				電車				野球				猫			
鍋				飛行機				馬				水泳				自転車			

2．口頭言語能力（自由会話を通して評価する）

言葉の明瞭さ，自分のいうことを他人にわからせるなど，発話の質的側面を全般的に評価し，量は評価しない．
（注：被検者の発話のみによって評価する．）
□0．支障なし：
□1．ごく軽度：面接時の内容について不明瞭あるいは意味不明な箇所が1つあった
□2．軽　　度：面接時の25%以下の内容について発話が不明瞭あるいは意味不明
□3．中 等 度：面接時の25～50%の内容について発話が不明瞭あるいは意味不明
□4．やや高度：面接時の50%以上の内容について発話が不明瞭あるいは意味不明
□5．高　　度：発話は1～2回，または流暢だが意味不明あるいは無言

3．言語の聴覚的理解（自由会話を通して評価する）

話された言葉を理解する能力を評価する．ただし，口頭命令に対する反応はここでは評価の対象としない．
□0．支障なし：十分に理解できる
□1．ごく軽度：了解障害が1～2回
□2．軽　　度：了解障害が3～5回
□3．中 等 度：数回の繰り返しや言い換えが必要
□4．やや高度：時に正しく応答（「はい」「いいえ」で答えられる質問などに対して）
□5．高　　度：口頭言語機能の低下が原因ではないが，質問に対して，まれにしか適切な反応を示さない

4．自発話における喚語困難（自由会話を通して評価する）

手指および物品呼称課題における反応はここでは評価の対象としない．
□0．支障なし：
□1．ごく軽度：1～2度あるが，臨床的にみて問題がない
□2．軽　　度：迂遠な表現や同義語での置き換えが顕著である
□3．中 等 度：時に喚語困難が起こるが，その語を他の語で置き換えない
□4．やや高度：頻繁に喚語困難が起こるが，その語を他の語で置き換えない
□5．高　　度：ほとんど意味内容のある発話がない，または話の内容が空虚である．あるいは1～2語文による発語

5．口頭命令に従う（注意事項参照）

下記の5つの段階の動作を順に口頭で指示し，それを実行する能力を通して口頭言語の聴覚的理解力を評価する．下線が引かれた項目は単一の段階を表している．
各段階の指示に完全に従えた場合のみに正解とし，できた段階の数で評価する．第3段階までは必ず実施すること．命令は各段階ごとに1回だけ繰り返してよい．第3段階の動作は片手あるいは両手のどちらで行ってもよい．
（注：ここでみているのは，あくまでも言語の聴覚的理解であり，動作ではない．）
教示：『これから，私が言ったとおりの動作をしてもらいます．たとえば，「手を上げてください」と言ったら（動作を促す），このように手を上げてください．私が最後まで言ってから，動作を始めてください．』
　　　第1段階『こぶしを握ってください．』
　　　第2段階『天井を指差し，次に床を指差してください．』
　　　第3段階『目を閉じたまま2本の指で両方の肩を2度ずつたたいてください．』
　　　　　　　（鉛筆，時計，白い紙をその順に被検者の前の机の上に並べる．）

図7 • ADAS-cogの日本語版
（文献64より引用）

　　　　　第4段階『鉛筆を白い紙の上に置き，次にもとに戻してください．』
　　　　　第5段階『時計を鉛筆の反対側に置き，白い紙を裏返してください．』
　　　　　　　　（使用した物品を片づける．）
　　□ 0．5つの命令すべてに従える
　　□ 1．4つの命令に従える
　　□ 2．3つの命令に従える
　　□ 3．2つの命令に従える
　　□ 4．1つの命令のみに従える
　　□ 5．どの命令にも従えない

6．手指および物品呼称

被検者の利き手の5指の名前およびランダムに提示される12種類の物品の名前をたずねる．
物品については，まず被検者に見せるだけで触れさせないで名前を言わせる．被検者が「わからない」と言えば，次に触れさせて名前を言わせる．
正解の場合は○，誤反応の場合は内容をそのまま下表に記録しておく．
出現頻度別の物品：高頻度物品；イ　ス　　自転車　　はさみ　　カナヅチ
　　　　　　　　　中頻度物品；つめきり　　く　し　　そろばん　　筆
　　　　　　　　　低頻度物品；タオル　　手帳　　指輪　　扇子
教示：（被検者の利き手の5指に1本ずつ触れながら）
　　　『これはなに指ですか？』
　　　（出現頻度の異なる12個の物品を1つずつランダムに提示し，触れさせないで）
　　　『これは何ですか？』
　　　（見せるだけでは被検者がわからない場合には触れさせながら）
　　　『これは何ですか？』

手　　　指	高 頻 度 物 品	中 頻 度 物 品	低 頻 度 物 品
親　　指（　　　）	イ　ス（　　　）	つめきり（　　　）	タオル（　　　）
人差し指（　　　）	自動車（　　　）	く　し（　　　）	手　帳（　　　）
中　　指（　　　）	はさみ（　　　）	そろばん（　　　）	指　輪（　　　）
薬　　指（　　　）	カナヅチ（　　　）	筆　（　　　）	扇　子（　　　）
小　　指（　　　）			

　　□ 0．手指または物品のうち0～2個の不正解
　　□ 1．手指または物品のうち3～5個の不正解
　　□ 2．手指または物品のうち6～8個の不正解
　　□ 3．手指または物品のうち9～11個の不正解
　　□ 4．手指または物品のうち12～14個の不正解
　　□ 5．手指または物品のうち15～17個の不正解

7．構成行為（採点基準参照）

図形を模写する能力を評価する．
図の書かれた紙を以下の順番に従って1枚ずつ提示し，下記の教示を与える．被検者が右利きの場合には見本を左側に，左利きの場合には見本を右側に提示する．各図形とも2回まで書き直し可とする．被検者が自発的に3回目を書き始めた場合は，最初の2つがどれか記録しておく．被検者ができなくとも，最低5分間はテストを続ける．
　1．円
　2．2つの重なった長方形
　3．ひし形
　4．立方体 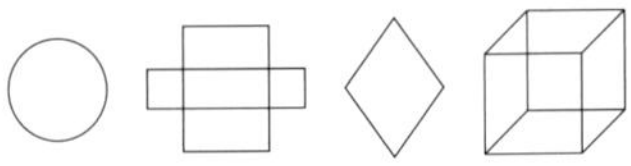
教示：『この図形が見えますか？　この紙のどこでもよいですから同じ図形を書いてください．』
　　□ 0．4つの図形とも正確
　　□ 1．1つの図形だけ不正確
　　□ 2．2つの図形が不正確
　　□ 3．3つの図形が不正確
　　□ 4．なぞり書き，囲い込み（手本の上または周りを囲んだり手本の一部を模写に組込む）
　　□ 5．どの図形も書かれていない，またはなぐり書き，図の一部あるいは図のかわりに単語が書かれている

8．観念運動

被検者に便箋，封筒および切手を与え，手紙を出すことを想定して以下の動作を順番に行うように教示する．教示は一度にまとめて行う．

図7●ADAS-cogの日本語版（つづき）
（文献64より引用）

被検者が教示の一部を忘れた場合には，一度にまとめたかたちで再度教示する．再教示後も被検者が途中の段階で動作を誤ったり，忘れたりした場合は，各段階ごとに教示する．評価は一度にまとめて教示を与えたときの被検者の反応に基づいて行う．各段階ごとに教示を与えた場合には，そのときの被検者の反応についても記録する．第4段階と第5段階の動作は入れ替わってもよい．課題の前に「これから手紙を出す練習をします」などと説明すると導入しやすい．
 第1段階 便箋を折りたたむ
 第2段階 便箋を封筒に入れる
 第3段階 封筒に封をする
 第4段階 封筒にあて名を書く
 第5段階 封筒に切手を貼る
一度にまとめたかたちでの教示：『ここに封筒と手紙があります．これを使って，この手紙を（すでに内容が書かれた便箋を示す），この人あてに（住所と名前が書かれた紙を示す）出してもらいます．そのままポストに出せるようにして，私に渡してください．』
各段階ごとの教示：『便箋を折りたたんでください．』
      『便箋を封筒に入れてください．』
      『封筒に封をしてください．』
      『封筒にあて名を書いてください．』
      『封筒に切手を貼ってください．』
☐ 0．すべての動作ができる
☐ 1．1つの動作のみ困難またはできない
☐ 2．2つの動作が困難またはできない，あるいはその両方
☐ 3．3つの動作が困難またはできない，あるいはその両方
☐ 4．4つの動作とも困難またはできない，あるいはその両方
☐ 5．5つの動作とも困難またはできない，あるいはその両方

9．見当識

以下の8項目について評価し，不正解の項目数を得点として記録する．質問する順序はランダムでも可とする．
（注：被検者が間違った場合でも正解は言わないこととする．）
☐ 年
☐ 月
☐ 日 （1日以内の違いは正解）
☐ 曜日
☐ 時間 （1時間以内の違いは正解）
☐ 季節
☐ 場所 （場所の部分名は正解）
☐ 人物

10．単語再認（テスト教示の再生能力も評価する）

はじめに，具体的な単語が1語ずつ書かれた12枚のカードを1枚ずつ被検者に提示し声を出して読ませる．
次に，被検者が見ていない新たな単語の書かれたカード12枚を混ぜた計24枚のカードを1枚ずつランダムに提示し，最初に提示した単語か否かを識別させる．
最初に提示した12個の単語についてその正解数を記録する．
以上の手続き3回繰り返し，得点として3回の平均不正解数を用いる．
新しい単語12個は各回とも異なったものを用いる．このとき，テスト教示の再生能力についても評価する．
教示：『これから12個の言葉を見せますから，声を出して読んでください．そして，その12個の言葉を覚えてください．』
  （新しい12枚を加えてから，第1番目および第2番目の単語に対して）
  『この言葉はいま読んだ言葉のなかにありましたか？』
  （第3番目から第24番目の単語に対して）
  『これはどうですか？』
（正解の場合は○を，不正解の場合は×を記入）

第1試行	松（ ）冷蔵庫（ ）さ る（ ）汽 車（ ）牛（ ）ライオン（ ） ベッド（ ）う め（ ）テーブル（ ）オートバイ（ ）つくえ（ ）本 箱（ ）
第2試行	ライオン（ ）テーブル（ ）松（ ）本 箱（ ）う め（ ）ベッド（ ） 牛（ ）汽 車（ ）つくえ（ ）さ る（ ）冷蔵庫（ ）オートバイ（ ）
第3試行	オートバイ（ ）つくえ（ ）本 箱（ ）さ る（ ）ベッド（ ）汽 車（ ） 冷蔵庫（ ）ライオン（ ）う め（ ）牛（ ）テーブル（ ）松（ ）

図7 ● ADAS-cog の日本語版（つづき）
（文献64より引用）

11. テスト教示の再生能力（単語再認課題施行時に評価する）

　単語再認課題において被検者が教示内容を覚えているかどうかを評価する．
　答が正解であるか不正解であるかは，ここでは問題としない．被検者が『はい』または『いいえ』と答えれば反応は適切である．被検者が反応できなければ教示を忘れたことを意味する．その場合は教示を繰り返す（教示は単語再認課題を参照）．
　評価は単語再認課題の第1施行時の結果を中心にして行う．
　☐0．支障なし：
　☐1．ごく軽度：1度だけ忘れてしまった
　☐2．軽　　度：2度思い出させる必要がある
　☐3．中 等 度：3〜4度思い出させる必要がある
　☐4．やや高度：5〜6度思い出させる必要がある
　☐5．高　　度：7度以上思い出させる必要がある

● ADAS-J cog. の採点表

被検者 No．：＿＿＿＿＿＿＿＿＿＿　　被検者名：＿＿＿＿＿＿＿＿＿＿
施　設　名：＿＿＿＿＿＿＿＿＿＿　　被検者区分：患者・健常人　評価時期＿＿＿＿＿＿
評　価　者：＿＿＿＿＿＿＿＿＿＿　　評価日：19　年　月　日　所要時間：＿＿＿＿分
教育年数：＿＿＿＿＿＿＿＿＿＿

項　目	評　価　基　準	得点
1．単　語　再　生	正解数〔①＿＿　②＿＿　③＿＿　平均＿＿〕　10－（平均正解数）　→	
2．口頭言語能力	0：支障なし　1：ごく軽度　2：軽度　3：中等度　4：やや高度　5：高度	
3．言語の聴覚的理解	0：支障なし　1：ごく軽度　2：軽度　3：中等度　4：やや高度　5：高度	
4．自発話における喚語困難	0：支障なし　1：ごく軽度　2：軽度　3：中等度　4：やや高度　5：高度	
5．口頭命令に従う	従えた命令の数（　　　　）　　5－（従えた命令の数）　→	
6．手指および物品呼称 （不正解の数）	0：0〜2　　　　1：3〜5　　　　2：6〜8 3：9〜11　　　4：12〜14　　　5：15〜17	
7．構成行為（描画） （不正確な図形の数）	図形の正確性：☐円　☐2つの長方形　☐ひし形　☐立方体 なぞり書き：☐なし　☐あり 0：0（すべて正確）　1：1図形のみ　　　　2：2図形 3：3図形　　　　　4：なぞり書き，囲い込み　5：書かれていない	
8．観　念　運　動	各段階の正確性：☐1段階　☐2段階　☐3段階　☐4段階　5段階 各段階ごとの教示：☐なし　☐あり（1　2　3　4　5　） できた動作の数（　　　　）　　5－（できた動作の数）　→	
9．見　当　識	正解数（　　　　）　　8－（正　解　数）　→	
10．単　語　再　認	〔①＿＿　②＿＿　③＿＿　平均＿＿〕　10－（平均正解数）　→	
11．テスト教示の再生能力	0：支障なし　1：ごく軽度　2：軽度　3：中等度　4：やや高度　5：高度	
合　計　得　点	（得点範囲：0〜70）	

図7 ● ADAS-cog の日本語版（つづき）
（文献64より引用）

図8 ● Rey-Osterrieth complex figure
（文献65より引用）

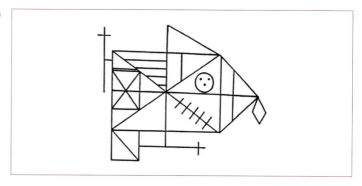

能な検査ツールの開発を行っている[66]．このツールを用いれば，評価すべき認知機能領域を概ね網羅することができ，地域在住高齢者に対する大規模な機能健診でも測定が可能である．我々の研究グループだけでもすでに1万人以上の測定が実施されている．

5 認知症・MCIの予後

1 認知症の予後

認知症，特にADは病態の進行に伴い日常生活の制限や身体機能低下，活動・参加の低下を生じるため，認知症ではない者に比べ予後は良好でない場合が多い．70歳以上の高齢者を縦断追跡し，疾患・症候別に死亡前の生活機能障害の程度を比較した研究では，重度の認知症を有する者は他の疾患・症候（がん，臓器障害，身体的虚弱など）を有する者に比べ，持続した重度の生活機能障害を有する割合が圧倒的に高いことが報告された[67]．認知症の有無によって他疾患の治療のための入院日数に影響を与えるとも報告されている．アメリカにおけるメディケア受給者における在院日数をADの有無で比較すると，ADによる在院日数の増加が各疾患に対して顕著にみられている（図9）[68]．さらに，認知症ならびにADの発症者数増加により，死亡原因における認知症の占める割合も同様に増加傾向にある．近年の報告では，死亡に対する寄与因子となる疾患・症候として認知症は心不全に次いで2番目に多いインパクトを持っていたと報告された[69]．認知症が死亡に寄与する内訳として，直接的に死因となる場合や，間接的に他の疾患の進行を早めるもしくは認知症によって他の疾患の治療が積極的に進めにくくなる場合などが考えられる．アメリカにおける2000年から2013年にかけての死亡原因割合の変化における報告では，心疾患やがん（乳がん，前立腺がん），脳卒中などは低下傾向であるのに対し（乳がん−2%，前立腺がん−11%，心疾患−14%，脳卒中−23%，HIV−52%），ADは71%増であった[68]．生命予後については，対象者の年齢や疾患の有無によってばらつきはあるものの，平均余命は比較的短いとされ，65歳以上の高齢者ではADと診断されてから平均余命は4〜8年とされる一方で，20年以上の生存例もあり，生命予後についてはばらつきがみられると考えられている[68]．久山町研究のベースラインにおいて認知症を発症していた者とそうでない者の比較を追跡調査によって実施した報告によると，認知症に

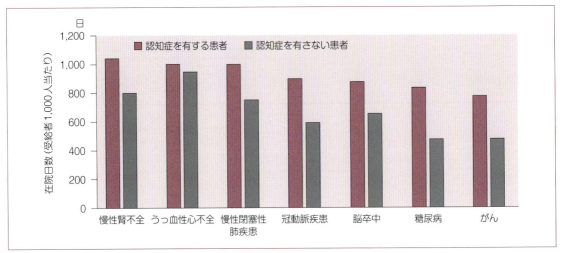

図9 ● 認知症の有無による在院日数の違い
(文献 68 より引用改変)

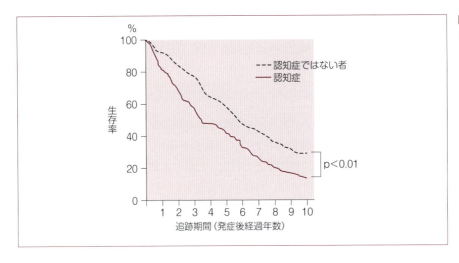

図10 ● 認知症の生存率
(文献 6 より引用改変)

よる死亡リスクは 1.67(調整済みハザード比)で有意にリスクが高く，発症後 10 年間の生存率は 14％，認知症でない者は 29.2％であった(**図10**)[6]．また，MCI についても認知症と同様に死亡リスクが上がることが Paddick らの 4 年間の縦断調査により明らかにされ，死亡に対する調整済み cox ハザード比は MCI で 3.57(95％ CI 1.64〜7.79)，認知症で 6.33(95％ CI 3.19〜12.58)であったと報告された[70]．

認知症ないし AD 患者においては，多くの症例において認知機能障害が重度である時期の方が軽度である期間よりも長い場合が多く[68]，機能障害が重度である期間が長いことが予後特性の一つとして考えられる．そのため，認知症患者に対する介護の期間は他の原因疾患・症候に比べても長期であることが多い．アメリカで実施された調査によると，介護者の介護実施期間を認知症の有無で比較した結果，1 年未満では認知症を有さない高齢者に対する介護者の占める割合が高いが，1〜4 年または 5 年以上においては認知症を有する高齢者に対する介護者の割合が高いことが示された(**図11**)[68]．我が国では，認知症患者の増加に伴い，認知症が介

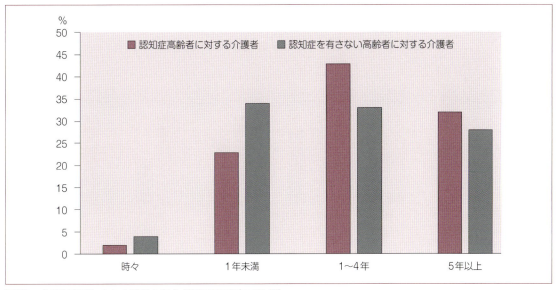

図11 ▪ 介護期間別にみた介護者の割合（認知症の有無で比較）
（文献 68 より引用改変）

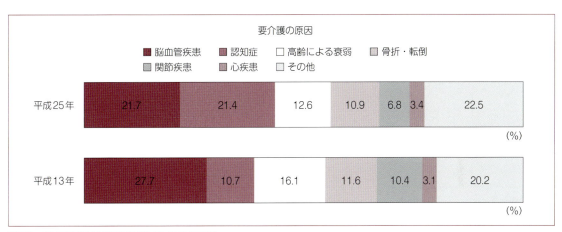

図12 ▪ 要介護認定（要支援を除く）の主な原因
小数点第 2 位以下は四捨五入にて表記．
（国民生活基礎調査より作成）

護にもたらすインパクトは年々大きくなっている．国民生活基礎調査による要介護認定の原因において，平成 13 年の調査では約 11％弱で第 4 位であったのが徐々に割合が増加し，平成 25 年の調査では約 16％で第 2 位（第 1 位は脳卒中で約 17％）と増加傾向にある（**図12**）．また，ADL における介護が必要な割合を特徴的な ADL 別にみると，どの項目においても認知症患者に対する必要な介護の割合が高く，特にベッド上での動作介助における割合が高いことが報告されている（**図13**）[68]．

2　MCI から認知症への移行（conversion）リスク

MCI は健常高齢者に比べ認知機能低下を有していることから，認知症や AD への移行（con-

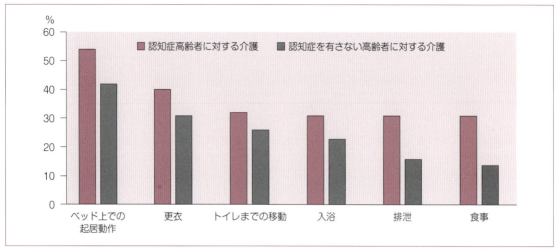

図13 ▪ ADL からみた介護を要する割合
（文献 68 より引用改変）

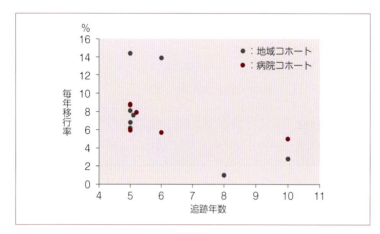

図14 ▪ MCI から認知症への毎年移行率
（文献 71 より引用改変）

version）リスクは高いが，その程度はコホートの特性さらには追跡期間の長さによってばらつきがある．5 年以上の長期追跡を実施した研究に焦点を当てたプール解析によると，対象となった研究のうち 10 の報告ではアウトカムを認知症の発症とし，11 の報告で AD の発症とした[71]．その結果，平均累積移行率は認知症において 31.4％，AD においては 32.8％であった．また，毎年移行率においては計算方法によって数値は異なるものの，completer annual conversion rate では地域ベースのコホートにおいて 3.7％（95％ CI 3.3〜4.0％），クリニックベースのコホートにおいては 6.9％（95％ CI 6.1〜7.7％）であった．各コホートにおける追跡年数と移行率の関係は図14[71]の通りである．MCI 高齢者は，認知症発症リスクが高い反面，一定の割合で認知機能が正常に戻る場合がある．前述した The Sydney Memory and Ageing Study（n＝873，年齢：70〜90 歳）では，2 年間の追跡期間中に MCI から認知機能が正常レベルに変化（reversion）した割合が，MCI の下位分類により割合が異なると報告された[14]．単一領域の認知機能低下であった MCI では 31％（naMCI single domain）または 44％（aMCI single domain）が正常へと変化したが，複数領域の認知機能低下がみられた MCI では 5％（naMCI multiple domain）または 11％（aMCI single domain）であった．この

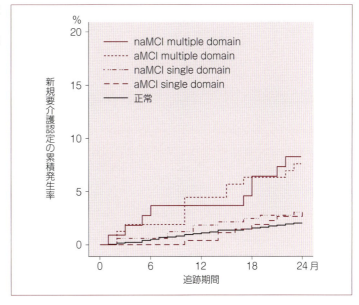

図15 ▪ MCI のタイプ別の新規要介護認定リスク
ベースラインにおける MCI 各タイプが新規要介護認定のリスクになるかを検証した追跡調査.
(文献 74 より引用改変)

結果を考慮すると，MCI を対象に介入を積極的に実施し，MCI の中でも認知機能低下の程度ができるだけ軽度な状態のときに積極的に介入することによる正常レベルへの移行率の増加が期待されている．

3　MCI の生活機能における予後

　MCI における生活機能を考えるにあたっては，基本的な生活機能の自立が MCI の選択基準の一つであるという前提を考慮しなければならない．そのため，基本的な ADL などは自立している一方で，MCI の段階から，認知的要求の高い活動における困難感や IADL における正確さに制限がみられると報告されている[72, 73]．また，我々の研究グループによる報告では MCI が要介護認定のリスクになることを明らかにした．特に，複数領域の機能低下を有する者（naMCI multiple domain, aMCI multiple domain）の方が単一領域の機能低下しか有さない者（aMCI single domain, naMCI single domain）よりも，リスクが高かった（**図15**)[74]．この結果は，MCI から正常への移行（reversion）を報告した研究[14]と同様の内容で，MCI の中でも認知機能低下が進んでいる者が，よりハイリスクな集団，すなわち積極的に介入を実施する必要がある者と解釈できる．さらに，我々のグループでは MCI に加え身体機能低下を併せて有することで，要介護認定のリスクが上昇することも明らかになった（**図16**)[75]．これらのことから，介護予防ならびに生活機能低下予防において MCI が重要な対象層であると考えられる．

6　認知症・MCI に対する治療概念

　現在までに提唱されてきた種々の病態仮説に沿って AD に対するさまざまな治療薬，ワクチンなどの開発が進められているが，未だ確たる根治療法は定められていない．そのような状況

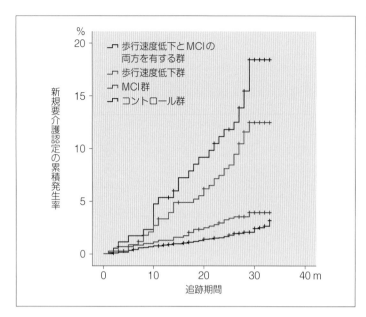

図16 ● MCIと歩行速度低下の組み合わせが要介護認定リスクに及ぼす影響
ベースラインにおける歩行速度低下ならびにMCIの有無が新規要介護認定のリスクになるかを検証した追跡調査．
（文献75より引用改変）

下において治療法の開発と並行して，発症予防ないし発症遅延を目指すことが重要であると考えられる．また，アミロイドβの蓄積などのADと思われる病理を有するにもかかわらずADを発症しなかった者は，海馬における神経細胞の大きさが他の者よりも大きく維持されていたことが死後剖検を行った研究により報告されている[76]．つまり，脳の状態をできるだけ良い状態に保つことで，予防もしくは発症遅延の可能性が生じることが示唆されている．ADの危険因子には年齢や遺伝要因から生活習慣に至るまで多岐にわたるが，その中でも可変因子に着目し，リスク評価や早期介入が重要であると考えられている．ADの危険因子の中でも生活習慣を中心とした可変因子に着目し，各因子が与える影響の度合いを比較するために，AD患者において糖尿病，中年期の高血圧，中年期の肥満，身体不活動，うつ，喫煙の各因子に該当する者の割合を報告した研究によると**図17**のように身体不活動の割合が大きいことがわかる[77, 78]．これらの報告において，身体活動の低下が発症リスクに及ぼす影響は大きく，疫学的に身体活動の増進がADないし認知症の発症リスクの低減につながるかもしれないと考えられている．

身体活動の増進や運動（運動療法）の実施により認知機能や脳に及ぼす影響はどこまでわかっているのだろうか．Vossらのレビューによると，運動の実施によりBDNFやIGF-1などの神経栄養因子の発現促進が生じ，神経新生や脳容量増加に影響を及ぼし，認知機能改善に至るのではないかと考えられている[79]．動物を用いた基礎研究では古くから運動の実施が認知機能（water maze testの成績などで評価）や脳に及ぼす影響が数多く検討されてきた．その結果，運動の実施や好環境（enrich environment）の提供，さらにはそれらの組み合わせにより脳容量，特に海馬における容量の維持・向上や神経栄養因子の発現促進がみられたと多くの研究で報告がなされている[79]．ここでの好環境とは，動物実験において運動を実施する際に単純な運動を反復するのではなく，学習や認知的刺激（cognitive stimulating）を目的としてさまざまな道具（ボール，トンネルなど）を設置した環境のことを指す[79]（**図18**）．このような好環

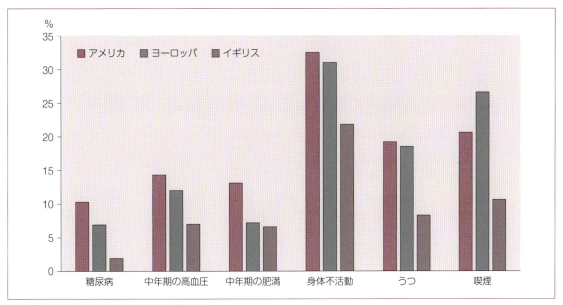

図17 ● AD 患者における各リスクの含有率
（文献 78 より引用改変）

図18 ● 運動実施環境の例
上：運動実施のみの飼育例，下：好環境下での運動実施可能な例

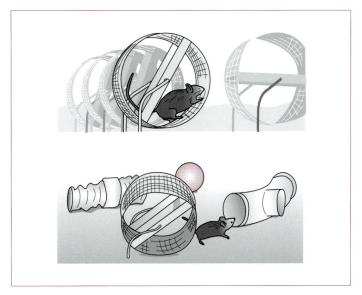

境下において運動を実施することで，より効果的に認知機能改善がみられるのではないかと考えられている．

　ヒトを対象にした研究において，疫学的知見としては前述の通りで，身体活動量が高い者は認知機能低下のリスクが低く，さらには認知症や AD 発症のリスクも低いことが知られている[77,80]．例えば，Larson らの報告によると，1 週間に 3 回以上の運動を実施している者とそうではない者で認知症発症リスクがどの程度異なるかを 65 歳の高齢者を対象に追跡調査したところ，1 週間に 3 回以上の運動を実施している者のほうが認知症のリスクが低く，調整済み

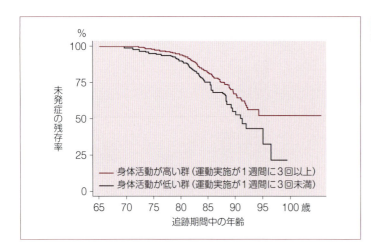

図19 ● 身体活動と認知症発症リスクとの関連
(文献81より引用改変)

ハザード比は0.62であった(図19)[81]．近年では，身体活動・身体機能と脳画像指標の関連性を検討したものが多く報告されている．中年期から高齢期の者を対象にした研究では，身体活動が高い者ほどADのバイオマーカー(CSFタウ，CSF Aβ42，PIB-PET[82])やFDG-PET，海馬容量[83])の値または状態がよいことが報告された．さらに，健常高齢者を対象にした研究では日々の身体活動が高い者が低い者に比べ脳容量が維持されやすいことが報告された[84〜86])．我々のグループではMCI高齢者を対象に，加速度計を用いて身体活動量を客観的に測定し，身体活動量と脳容量との関係性を検討した．その結果，低強度な身体活動では有意な関係は認められなかったが，中強度以上の身体活動量が全脳における萎縮の程度や海馬における萎縮や容量と関連していた[87〜89])．身体活動促進を実施する際に，中強度以上の運動強度を強度設定の目安として考慮すべきであると考えられる．身体活動が高い者は身体機能が高く，特に持久性(運動耐容能)が高いことが知られている．そのため，身体活動と同様に持久性(運動耐容能)に着目した研究も多く報告されており，持久性が高いと海馬における脳萎縮の程度が低いもしくは海馬における脳容量が大きいことがMCI高齢者やADを対象にした研究で報告されている[89, 90])．我々の研究グループにおいても，aMCIを対象に持久性(6分間歩行にて評価)と海馬における萎縮の程度の関係性について検討したところ，有意な相関性が共変量にて調整後もみられ，持久性が低いと萎縮度が高いことがわかった[89])(図20)．

運動の課題設定においては，前述の好環境に関する基礎研究の知見を踏まえると，認知的刺激もしくは認知的処理を要する課題設定が望ましいと考えられ，ヒトを対象にした実験研究がいくつか実施されている．脳画像指標の中で同時性ならびに測定条件の自由度に強みを持つfunctional near-infrared spectroscopy (fNIRS)を用いた実験的研究によると，有酸素運動後に前頭前野を中心とした部位において脳の活性が上昇し遂行機能のパフォーマンスが向上することが認められた[91])．さらに，認知課題と運動を組み合わせた同時課題(dual-task)を課した際(歩行時に認知課題を実行)の前頭葉における脳活性上昇が，健常高齢者やMCI高齢者に対して認められた[92, 93])．dual-taskによる運動は，注意配分・分割などの遂行機能を直接的に必要とし，主に前頭前野の活動を要するとされている[92〜94])．また，前頭前野は海馬を中心とした内側側頭葉と記憶を行う際に重要な役割を担い，遂行機能が高いことで記憶が良好に保たれていることも報告されている[95])．これらのことから，運動と認知的トレーニングの組み合わ

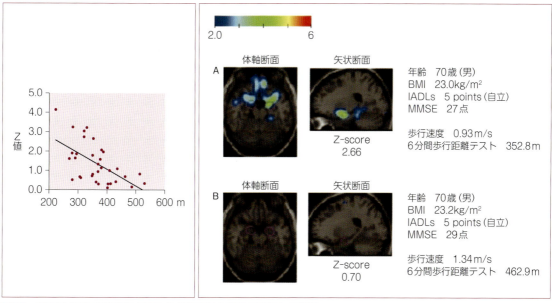

図20 ● 健忘型 MCI 高齢者における 6 分間歩行と海馬の萎縮との関係
左図は 6 分間歩行距離テストの成績が良くない者ほど海馬における萎縮が強いという関係性を示し，右図は年齢・BMI・生活機能や全体的な認知機能（MMSE）がほぼ同じ程度の対象者で，6 分間歩行距離テストの成績が良くない例（A）と良い例（B）を画像解析結果と併せて提示した．
（文献 89 より引用改変）

せが効果的な介入方法の一つとして考えられている．以上の知見から，身体活動の促進ならびに運動の実施や運動と認知課題を組み合わせた dual-task の実施が認知機能向上に寄与できる可能性が高いと考えられている．

7 認知機能に対する介入効果の検証

1 認知機能障害を有さない者に対する効果検証

効果検証研究（介入研究）においては，さまざまなエビデンスが報告されている．研究によって対象者やアウトカムの違いがあるため留意して解釈する必要がある．まず，認知機能障害のない者を対象にした研究のメタアナリシスからは記憶をはじめ遂行機能，注意機能または処理速度など，種々の認知機能に良い効果がみられるとされている[96]．コクランレビューによる報告では，有酸素運動の実施により処理速度や注意などに一定の効果があるとされた一方で，記憶や抑制系の遂行機能などのドメインにおいては一定の見解は得られなかった[97]．しかし，各研究で用いられている介入内容に着目すると運動強度や実施頻度にばらつきがあり，さらに用いられたアウトカム（認知機能検査）が同じドメインの評価でも検査方法が同一ではない場合が散見される．このように研究間の比較を行いプール解析の結果を見る場合には，結果を解釈する際には十分な注意が必要であると同報告において述べられている．アウトカムに脳画像を含むものとして，健常高齢者を対象にし，有酸素運動が記憶ならびに海馬にどのような影響を及ぼすかについて，ランダム化比較試験を用いて検討した報告がある．Erickson ら[98]によ

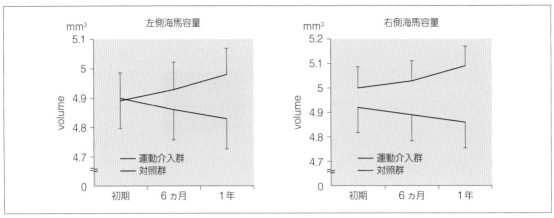

図21 ● 有酸素運動の海馬に対する効果
有酸素運動を実施した介入群(色線)では1年経過時の結果において海馬容量が約2％向上したのに対して，ストレッチを実施した対照群(黒線)では約1.4％の容量減少が認められた．
(文献98より引用改変)

ると，120名の健常高齢者を対象にしたランダム化比較試験結果より，介入群の受けた週3回・1年間の有酸素運動トレーニングが対照群(ストレッチの実施)に比べ有意に記憶を改善させた．さらに，MRIデータを用いた分析により，介入群では1年経過時の結果において海馬における脳容量が約2％増大したのに対して，ストレッチを実施した対照群では約1.4％の容量減少が認められ，介入群の海馬容量が有意に増加したと報告された(**図21**)[98]．有酸素運動以外にも，筋力増強トレーニングを中心としたプログラムが数多く報告されており，そのなかでも，Liu-Ambroseらの報告では，筋力増強トレーニングの効果を検討するために，155人の対象者を，週2回の頻度で運動するグループ，週に1回の頻度で運動するグループと筋力増強トレーニングではなくバランストレーニングを行うコントロールグループの3群にランダム割り付けし，効果検証を行った．その結果，週に1回または2回筋力増強トレーニングを受けた両群において，コントロール群に比べ注意や抑制などの遂行機能に良い効果がみられた[99]．さらに，Kellyらのメタアナリシス[100]によると，筋力増強トレーニングはストレッチなどの実施と比較して論理的思考(遂行機能の一種)に効果がみられ，太極拳(Tai Chi)の実施は運動の非実施に比べて注意や処理速度に有意な効果をもたらすと報告されている．population studyの一つであるLIFE studyでは，認知症ではない身体機能低下リスクの高い高齢者1,635人を対象に中強度の身体活動増進プログラムを介入とした多施設ランダム化比較試験が行われた．介入には，ウォーキング，筋力トレーニングやバランストレーニングが含まれ2年間実施され，アウトカムは，TMT，Digit Symbol Codingテスト(処理能力)，Hopkins Verbal Learning Test(言語記憶)，図形の記憶，Verbal Fluencyが選定され，顕著な介入効果が認められた項目はほとんどなかったが，サブ解析において80歳以上の高齢者の遂行機能に介入効果が認められた．

さらに，近年では介入内容を運動だけでなく，認知的課題の要素をプログラムに導入し，より効果的な介入方法の開発が試みられている．なかでも着目を浴びているのが認知トレーニング(cognitive simulating)を運動と複合的に実施する介入やdual-taskの要素を取り入れた介入である．Lawら[101]のレビューによると，このような運動と認知的トレーニングを複合的に

実施した介入試験の実施例は8例該当し，全般的認知機能，記憶などに効果がみられるとされている．また，dual-taskの要素を取り入れた介入を用いて健常高齢者を対象にした検証研究で遂行機能や記憶に効果がみられ[102, 103]，前頭葉における活性効率(neural efficiency)の上昇がfMRIにより認められた[103]．

2　MCIに対する効果検証

　MCI高齢者に対する身体活動・運動介入による効果検証おいては，限られたエビデンスではあるが，メタアナリシスの結果として語流暢性課題に対する効果は認められるとした報告がある[104]．一方で，個人への介入検証ならびに集団への運動介入の検証においては現段階では結果に一貫性が得られていないとする報告もある[105]．MCI高齢者を対象に実施された運動を用いた効果検証は，例数が少ないことや介入方法・期間・アウトカムなどにばらつきが大きいため効果について結論づけることは難しいが，MCI高齢者もしくはMCI高齢者を含む対象者にランダム化割り付けを行い，身体活動の促進や運動を用いた介入により認知機能への効果検証を行った研究を医学データベース(PubMed, Ovid)から集約し，**表9**に整理した．表中に記載されたアウトカムについては，適宜，「認知症・MCIの評価」の項を参照されたい．

a. 運動の種類

　介入方法においては，運動のみを用いたものと運動以外の要素を併せて実施した複合型プログラムに大別できる．運動のみを用いた研究では，有酸素運動ないし身体活動促進を実施したものや筋力増強トレーニングを用いたものが多く報告されている．有酸素運動ないし身体活動促進を実施した研究では，遂行機能[106]，言語機能[106, 107]，記憶[108, 109]，全体的認知機能[107~109]に効果の認められたものが多い一方で，限局的な効果もしくは効果の認められなかった報告[110~112]もある．有酸素運動を介入に取り入れた研究を見ると，その多くは中強度以上の運動強度にて実施されていた．筋力トレーニングにおいては，遂行機能[113, 114]，記憶[113~115]，全体的認知機能[114]に一定の効果が報告されている．他の運動としては太極拳を取り入れた効果検証例もみられ[112, 116]，Lamらは臨床的認知症尺度(Clinical Dementia Rating：CDR)が0.5あるいは健忘型MCI高齢者389人を対象とし，対象者を施設ごとに太極拳とストレッチを実施する群にランダムに割り付けるクラスターランダム化比較試験を実施した．CDR1以上(軽度以上の認知症)へ移行する割合を比較したところ，約5ヵ月間の追跡調査時に太極拳を実施した群の3人(2.2％)とストレッチを実施した群の21人(10.8％)がCDR1以上へ移行した(オッズ比：5.3，95％信頼区間：1.6～18.3)との報告された[116]．介入の実施時間をみると，多くの報告で1回60分くらいの実施で行われているが30分程度のものもあれば90分実施するものまで，ややばらつきがみられる．実施頻度については週に2回もしくは3回の頻度で実施されている．同じ有酸素運動の実施において比較するとBakerら[106]の報告では最も多い週に4回の頻度で有酸素運動の実施を行っており，33名のMCIを有する中年～高齢者を対象に6ヵ月間介入を実施し，1回につき45～60分間の有酸素運動(運動強度：75～85％)とストレッチ(運動強度：50％以下)を実施する群に各々割り付け，有酸素運動による認知機能向上効果を検証した．その結果，有酸素運動を実施した群がストレッチの群と比較して多様な実行機能検査において有意な改善効果を示した．

表9 • MCIに対する運動介入が認知機能または脳画像指標に及ぼす効果検証

Study	平均年齢	対象特性/MCIの基準	対象者数[†] 介入群	対象者数[†] 対照群	期間	頻度(週あたり)	介入内容	介入効果の認められたアウトカム(認知機能または脳画像指標)
Baker et al[106]	70	aMCI/Petersen criteria	23	10	6ヵ月	4	時間:45〜60分 内容:有酸素運動(運動強度:75〜85%)	遂行機能(処理):Symbol-Digit Modalities test, 遂行機能(抑制):Stroop(女性のみ), 言語機能:category fluency
van Uffelen et al[110]	75	aMCI/Petersen criteria	86	93	1年	2	時間:60分 内容:Walkingプログラム(3 Mets以上)	記憶:Rey auditory verbal learning test (75%以上の出席をした男性), 記憶:Rey auditory verbal learning test (75%以上の出席をした女性), 遂行機能(抑制):Stroop combination task (75%以上の出席をした女性)
Nagamatsu et al[113]	75	probable MCI[††]	30 (AT) 28 (RT)	28 (balance)	6ヵ月	2	時間:60分 内容:AT=有酸素運動(運動強度:70〜80%), RT=ウェイトトレーニング	遂行機能(抑制):Stroop, 記憶:associative memory (RT群において)
Scherder et al[111]	86	MCI/Petersen criteria	15 (walking) 13 (group performing)	15 (control)	6週	3	時間:30分 内容:Walking (運動強度の指定なし)	―
Lam et al[116]	77	CDR 0.5 or aMCI/Petersen criteria	171	218	8〜12週	3	時間:30分以上 内容:太極拳	CDRの移行率(total follow:5 m)
Suzuki et al[107]	75	aMCI/Petersen criteria	25	25	1年	2	時間:90分 内容:有酸素運動, dual-taskトレーニング, 身体活動促進・運動の習慣化(行動変容)	全体的認知機能:MMSE, 記憶:WMS-R logical memory, 言語機能:verbal fluency
Lautenschlager et al[109]	69	SMI or MCI/objectively cognitive decline	85	85	24週		週に150分の中等度以上の身体活動促進(歩行などの有酸素や筋トレを含む)	全体的認知機能:ADAS-cog, 記憶:Word recall, CDR (total follow:15 m)
ten Brinke et al[†††132]	70〜80	probable MCI[††]	14 (AT) 12 (RT)	13 (balance)	26週	2	Nagamatsuら[113]と同じ	海馬容量の増加
Busse et al[115]	72	SMI and memory decline[††††]	14	17	9ヵ月		時間:60分 内容:筋力トレーニング	記憶:Rivermead Behavioural Memory test
Suzuki et al[108]	75	MCI/Petersen criteria	50	50	6ヵ月	2	時間:90分 内容:有酸素運動, dual-taskトレーニング, 身体活動促進・運動の習慣化(行動変容)	全体的認知機能:MMSE, 記憶:WMS-R logical memory, 脳萎縮
Lam et al[112]	75	MCI[†††††]	145 (cog) 147 (phy) 132 (cog+phy)	131 (social)	12ヵ月	*	時間:* 内容: cog:読書, 新聞を用いた議論, ボードゲームなど phy:ストレッチ, 太極拳, 有酸素運動など cog+phy:Cog 1種類とTai Chiなどを2種類(有酸素なし) control (social):お茶会や映画鑑賞会など	**** 全体的認知機能:ADAS-cog, 記憶:delayed recal, 言語機能:category fluency
Köbe et al[133]	60〜80	MCI/Petersen criteria	21 (target intervention)	14 (control intervention)	6ヵ月	**	時間:** 内容: control intervention:栄養(omega 3FAのサプリ接種) target intervention:栄養, 運動, 知的活動	灰白質容量:Middle frontal cortex, superior frontal cortex, frontal pole, angular cortex, precuneus (p<0.005, threshold free cluster enhancement)
Fiatarone Singh et al[114]	70	MCI/Petersen criteria	22 (PRT) 24 (CT) 27 (combine)	27 (control)	6ヵ月(follow-upは18ヵ月)	2〜3	時間:*** 内容: PRT:筋力トレーニング CT:コンピューターを使用した認知トレーニング combine:PRT群とCT群の内容を合わせたもの	***** 全体的認知機能, 記憶, 遂行機能(各領域に2つ以上の認知機能検査を使用し, 総合点化後に使用)
Law et al[118]	74	MCI/NIA-AA	43	40	10週(follow-upは6ヵ月)	合計13セッション	時間:30分+5〜10分のwarm upとcool down 内容:Functional tasks exercise	全体的認知機能(Neurobehavioral Cognitive Status Examination), 記憶:Verbal Learning Test, 遂行機能:Trail Making Test B

MCI:Mild Cognitive Impairment, SMI:Subjective Memory Impairment, CDR:Clinical Dementia Rating, MMSE:Mini-Mental State Examination, ADAS-cog:Alzheimer's Disease Assessment Scale-cognitive subscale, WMS-R:Wechsler Memory Scale-Revised

* 頻度は群によって異なり, social (control) グループは1週間に少なくとも3 session (1回1時間), cogグループは1週間に少なくとも3種類, phyグループは1週間に1時間, cog+phyグループは数週間に3session (1回1時間)
** 介入群:栄養(毎日), 運動(週2回:1回45分), 知的活動(毎日の自主メニューと12セッションのグループメニュー)
*** control群は1回60分, PRT群・CT群は1回75分, combineは1回100分
**** 各群同士の比較検定はしていないが, cog+phyにおいては介入の交互作用ありと記載. 効果があったと記載されたアウトカムは時間要因による検定結果で, コントロール群においても改善傾向がみられたため, 結果の解釈には注意が必要.
***** 筋力トレーニングが6ヵ月後のADAS-cog, 遂行機能, 記憶に対して効果が認められ, ADAS-cog, 遂行機能に対しては長期効果(18ヵ月経過時)も認められたが, combine群に有意な上乗せ効果がみられなかった.
[†] 割り付け時の人数
[††] The Montreal Cognitive Assessment[133]:26≧と主観的記憶低下の訴え
[†††] Nagamatsuらと同じコホートでMRIの測定が完了したものを対象に解析
[††††] Rivermead Behavioural Memory test scoreが9点以下
[†††††] 主観的記憶低下の訴え+客観的認知機能低下(記憶はreference dataから1.5SD以上低下, 記憶以外のcategory fluency, attention spanについては1.0SD以上の低下)

b. 複合的プログラムの効果検証

　我々の研究グループでは，有酸素運動，dual-task を用いた運動（コグニサイズ）に加え，運動の習慣化を取り入れた複合的運動プログラムの効果検証を，MCI 高齢者 100 人を対象に実施した（介入頻度：2 回/週，時間：90 分/回）[107, 108]．有酸素運動は，ステップ台を用いた踏み台運動や通常歩行よりも歩幅拡大・速度上昇を課した歩行を実施し，運動強度は中強度（60％ HRmax）以上を目標に設定した．運動強度は，心拍数による算出方法を用いて管理し，必要に応じて自覚的強度（Borg スケールなどで評価）と照らし合わせながら運動を実施した．dual-task を用いた運動については，1 人で実施する課題（図22）や複数人のグループで実施する課題を設定し（図23），認知課題については学習や記憶を要する課題を中心に選定し，運動課題についてはできる限り中強度以上の運動強度設定（HRmax 60％以上）にした．また，認知課題については，課題に慣れてきたら新しい課題や難易度を調節し，認知的負荷がかかるよう設定した．運動の習慣化は行動変容技法を用いて日々の目標設定やホームエクササイズが実施できるようリーフレットを用いた運動指導を介入時に行った．その結果，全体的な認知機能（MMSE）や verbal fluency に加え，他の研究ではほとんど報告されていない記憶（WMS-R logical memory）への効果，脳萎縮に対する維持・改善効果が認められた（図24）[107, 108]．この検証を踏まえ，同プログラムを週に 1 回の実施頻度でも実施できるように改良し，MCI 高齢者 308 人を対象に約 1 年間（介入は計 40 回）効果検証を行った．その結果，前述の検証と同様に全体的認知機能（MMSE），verbal fluency や記憶（WMS-R logical memory）に対して有意な効果がみられ，身体機能や身体活動についても顕著に介入効果が認められ（図25），健忘型 MCI 高齢者においては海馬における萎縮に対して有意な介入効果がみられた[117]．その他の複合的介入の例として，運動を日常生活動作に取り入れた課題を設定し介入を実施した研究[118]や，運動群（有酸素運動や太極拳など），知的活動群（読書やボードゲームなど），運動と知的活動を複合的に実施した群との比較をした研究や[112]，筋力トレーニングとコンピューターを用いた認知トレーニングの両方を実施した研究[114]などが報告されている．また，対象者が MCI ではないため表には記載していないが，エビデンスの質が高い研究として，認知機能低下を有する高齢者を対象に，運動，栄養，認知トレーニングそして生活習慣の改善を複合的に実施したプログラムの大規模効果検証を行った FINGER study があげられる[119, 120]．MCI とは定義が異なるが認知機能低下が認められる（認知症ではない）高齢者 1,260 人を対象に，2 年間のランダム化比較試験が実施された．その結果，遂行機能や処理能力，全体的な認知機能の向上が認められ，さらには 2 年間の認知機能低下に対してもそれらのドメインにおいては介入プログラムの抑制効果がみられた[119]．

③ AD に対する効果検証

　AD 患者を対象にした研究は MCI よりもさらに例数は少ないが，いくつか報告されている．AD 患者を含む認知障害を有する高齢者を対象にしたメタアナリシスによると，運動の種類は精査されていないが，運動介入の効果を集積すると認知機能の改善が期待できると報告されている[121]．AD 患者を対象に運動介入を行った研究を集積しメタアナリシスを行った報告では，介入により全般的な認知機能の維持改善がみられると報告された[122]．各研究の詳細な情報は**表10**の通りであるが，いずれの報告においても対象者数が少なく，認知機能障害の程度にも

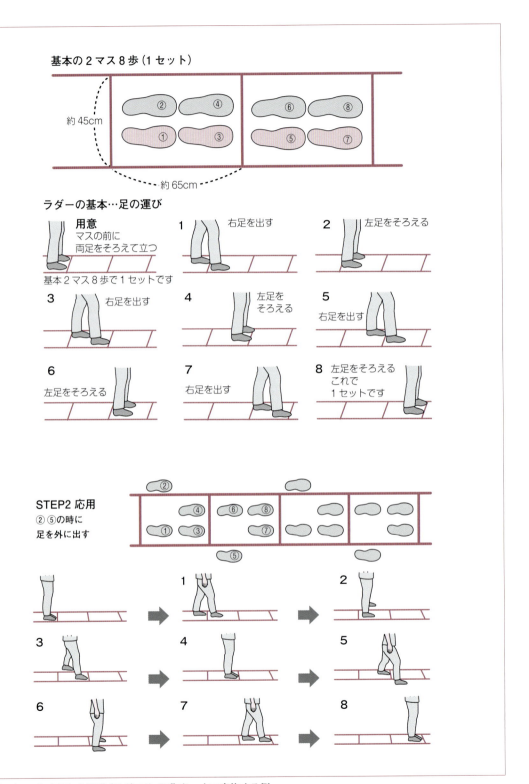

図22 ● dual-task を用いた運動(コグニサイズ)を一人で実施する例
ラダー(マス目で代用可)を用いて,右足と左足を交互に踏み出し2マスで8歩ずつ進む運動課題と(上図),特定の番号のときに足を外に踏み出す認知課題を併せて実施する(下図:2番と5番のときに足を外に出す例).
(国立長寿医療研究センターホームページ「コグニサイズとは?」http://www.ncgg.go.jp/cgss/department/cre/cognicise.html(2016年4月19日閲覧)より引用改変)

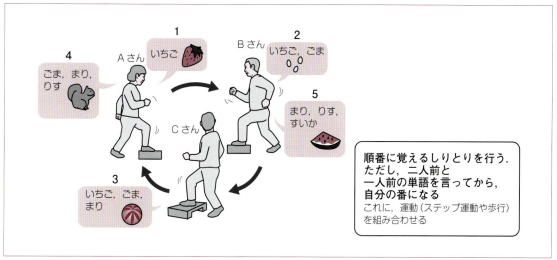

図23 ● dual-task を用いた運動(コグニサイズ)をグループで実施する例
ステップ台を用いた昇降運動を運動課題とし,言葉を覚えながらしりとりすることを認知課題として組み合わせて実施する.
(国立長寿医療研究センターホームページ「コグニサイズとは?」http://www.ncgg.go.jp/cgss/department/cre/cognicise.html(2016年4月19日閲覧)より引用改変)

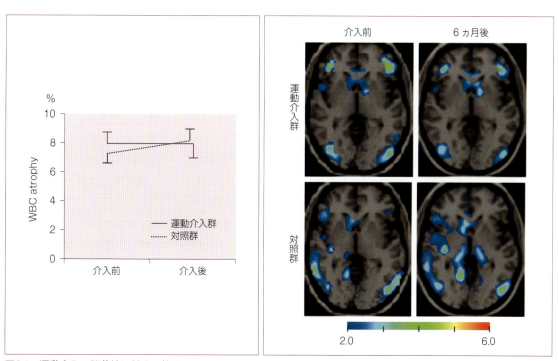

図24 ● 運動介入の脳萎縮に対する効果
運動介入群とコントロール群の比較で全脳における萎縮割合に対して介入効果が認められ(左図),介入前後の変化例を右図に示した.
右図上段:aMCI の運動介入群の典型例(全脳萎縮領域が 8.74% から 6.39% に変化).
右図下段:aMCI のコントロール群の典型例を示している(全脳萎縮領域が 7.14% から 10.48% に変化).
(文献107より引用改変)

ばらつきがみられるため,注意深く結果を解釈する必要がある.有意な介入効果が認められた認知機能のドメインの多くは全体的認知機能(MMSE など)であったが,MCI に対する介入アウトカムに一般的に用いられる遂行機能や記憶などの下位ドメインに対する検証がほとんどな

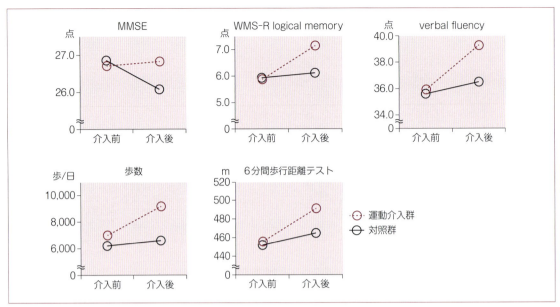

図25●介入前後における認知機能・身体機能の変化
有酸素運動，dual-task を用いた運動，運動の習慣化を取り入れた介入群は対照群に比べ，認知機能や身体活動などに対して，有意な介入効果（交互作用）が認められた．
（文献117より引用改変）

されていないので全般的認知機能のみに効果があるとは言いがたく，今後の研究報告を注視する必要がある．一方で，遂行機能や記憶における認知機能評価はADに対しては難易度が高く，評価の実施信頼性を考慮するとアウトカムにすること自体が難しいという側面も考慮しなければならない．ADに対する検証報告がMCIに対する検証報告と大きく異なる点は，介入期間・頻度である．Yágüezらの報告を除くほとんどの研究において，介入が施設におけるリハビリテーションの一部としての実施もしくは在宅での実施であったため，比較的短期間（3〜4ヵ月）かつ高頻度であったことが，ADに対する検証報告の特徴としてあげられる．さらに，ほとんどの研究において介入内容は複合的であったため，運動の種類別の効果検証を行うことは難しいが，介入内容に有酸素運動の要素として歩行トレーニングを取り入れているものは全般的認知機能に対し何らかの介入効果が得られていた[123〜125]．しかし，各研究において有酸素運動の実施において重要な設定の一つである運動強度の記載はなく，対象者の身体機能にもばらつきがあるため，今後の更なる研究が必要であると考えられている．また，これらの報告においてアウトカムに脳萎縮などの脳画像指標を取り入れた報告はなく今後の検討課題の一つとして考えられる．

8 認知症患者の認知機能以外に対する介入効果の検証

AD患者は，認知機能障害だけでなく身体機能の低下やADL障害さらにはBPSDを伴うことから，介護者への負担は非常に大きい．そのため，運動介入の効果として患者自身の認知機能以外のアウトカム，特に介護者の負担軽減につながる効果についても着目する必要がある．

表10 ● AD に対する運動介入が認知機能に及ぼす効果検証

Study	平均年齢	対象特性（認知機能）	対象者数† 介入群	対象者数† 対照群	期間	頻度（週）	介入内容	介入効果の認められた認知機能
Kemoun et al[123]	82	MMSE<23	16	15	15週	3	時間：60分　内容：関節運動・筋収縮を伴うエクササイズ，歩行，エルゴメーター，ステップ運動	全般的認知機能：Rapid Evaluation of Cognitive Function
Steinberg et al[135]	74	MMSE>9	14	13	12週	毎日	時間：規定無し　内容：介護者による運動指導（有酸素運動・筋力トレーニング・バランストレーニング）	－
Van de Winckel et al[136]	81	MMSE<24	15	10	12週	毎日	時間：30分　音楽に合わせた集団エクササイズ（上下肢運動，体幹運動，バランストレーニングの要素を取り入れた）	－
Venturelli et al[124]	84	MMSE 5～15	11	10	24週	4	時間：30分　歩行	全般的認知機能：MMSE（対照群で有意な低下がみられ，介入群においては有意な変化なし，交互作用については明記なし）
Vreugdenhil et al[125]	74	MMSE 10～28	20	20	16週	毎日	理学療法士による簡単なエクササイズ・バランストレーニングと30分間の歩行訓練	全般的認知機能：MMSE, ADAS-cog
Yágüez et al[137]	71	MMSE 17～29	15	12	6週	1	時間：90分　内容：ストレッチや筋収縮を伴うエクササイズ	注意保持，視覚性記憶

MMSE：Mini-Mental State Examination, ADAS-cog：Alzheimer's Disease Assessment Scale-cognitive subscale

（文献122より引用改変）

ただし，AD を含む認知症患者において，認知機能と同様に認知機能障害によりさまざまなアウトカムの測定が健常高齢者に比べ難しくなる．身体機能への効果についても，認知症患者にとって複雑な課題を要するアウトカムは測定自体が困難なため，重度の認知機能障害がある場合は筋力測定などの評価を実施することが非常に難しくなる．そのため，ADL 評価など対象者以外による観察評価がアウトカムになることが多く[126]，比較的単純な課題として歩行速度の測定であれば認知症患者でもある程度妥当な測定が可能であるとする報告もある[127]．コクランレビューによると，認知症患者に対する身体活動の促進ならびに運動を用いた介入は通常のケアよりも ADL の改善効果があるとされた[128]．身体機能に対する効果としては，運動介入により歩行速度[123,129]や6分間歩行[124]に効果が認められたとの報告がある一方，下肢機能を総合的に評価する Short Physical Performance Battery（歩行速度も測定項目の一部）に対して有意な運動介入効果はみられなかったとの報告もある[130]．

　AD 患者に対して運動の効果を検討した大規模臨床研究の一つである FINALEX（THE FINNISH ALZHEIMER DISEASE EXERCISE）では，210人の在宅の AD 患者を対象に1年間の運動介入を実施しランダム化比較試験にて効果検証を行った[130]．対象者は，在宅での運動実施を介入とする群，グループエクササイズの実施を介入とする群，普段通りの医療・介護を受ける群（コントロール群）に各々群分けされた．FINALEX は，研究デザインやサンプルサイズをはじめとしてエビデンスの質が高いことに加え，興味深い点をもつ．それは，在宅での運動が訪問リハビリテーションのように理学療法士が在宅にて実施するもので（1時間の介入を週2回の頻度），グループでの運動介入についても，週2回デイケアセンターに集まり，その中でグループエクササイズを行う（1回につき約1時間程度）という，実際の臨床における認知症患者に対する運動療法の実施場面と相違ない点である．short physical performance battery において改善はみられなかったものの，functional independence measure の総得点や下位スコアの運動の項目で運動の実施による有意な効果がみられた．いずれの項目について

も，介入前後で比較するとアウトカム自身としての低下はみられるが，その低下の度合いが運動を実施した群，なかでも在宅での運動実施を介入とした群における低下の度合いが最も小さかった．さらに，FINALEXは経済面への効果も検討しており，ランダム割り付け後2年間にわたる対象者とその介護者が負担した健康関連ならびに社会福祉費用（介入にかかる費用も含めて）がアウトカムとして取り上げられている．その結果，在宅での運動を実施した群ではなく，グループエクササイズを実施した群において，1人当たりの費用が対象者本人ならびに介護者を含めた費用においても有意に低減されていた．この点は，社会保障費の抑制を考えるにあたり費用対効果の側面についての検証が今後の課題の一つであることを改めて認識させられる結果である．134人の軽度～重症のAD患者らに対しランダム化比較試験を実施した例では，運動介入の効果が検討された（運動介入は1年間で週2回（1時間/回）の実施）．その結果，通常歩行速度に対しては有意な効果がみられた一方でバランスなどの他の身体機能には効果がみられなかった[129]．しかし，認知機能障害の程度によって，どの身体機能評価の妥当性が担保されているかについては明らかになっておらず，今後精査する必要があると考えられる．

その他の効果として心理面やBPSDをアウトカムにしたシステマティックレビューでは，うつ尺度に対しては運動介入により改善が認められるという結論に至り，BPSDについては運動による改善は認められなかったと報告された[131]．以上より，認知症・AD患者を対象にした認知機能以外をアウトカムにした試験例は，実施例が非常に少ないうえにサンプルサイズも十分でない場合が多いため，今後更なるエビデンスの構築が必要である．

おわりに

認知症ならびにMCIに対する運動療法の効果として認知機能低下ならびに脳萎縮に対する抑制効果が認められつつある．しかし，MCIを対象にした研究ではアウトカムをADまたは認知症の発症として予防効果を検証されていないため，ADないし認知症を対象にした効果検証研究のエビデンスは質・量ともに十分とはいい難く，今後も検証が必要な分野であると考える．本項では，理学療法の核となる運動療法に焦点を当て，運動がもたらす効果について中心的に取り上げたが，学習プログラムなどの運動以外の効果も報告されており，予防につながる多角的なエビデンスの構築が期待されている．今後の認知症患者の急増に対して，認知症の発症遅延ならびに予防効果を確たるものにすべく，一人でも多くの理学療法士の力が必要であり，貴重な知見が増えることを切に願う．

文献

1) 日本神経学会：認知症疾患治療ガイドライン2010 コンパクト版2012，2012
2) 日本精神神経学会：DSM-5 精神疾患の分類と診断の手引き．医学書院，東京，2014
3) Petersen RC：Clinical practice. Mild cognitive impairment. N Engl J Med 364：2227-2234, 2011
4) Petersen RC：Mild cognitive impairment as a diagnostic entity. J Intern Med 256：183-194, 2004
5) Kiyohara Y：[Epidemiology of dementia：the Hisayama study]. Nihon Rinsho 72：601-606, 2014
6) Matsui Y, et al：Incidence and survival of dementia in a general population of Japanese elderly：the Hisayama study. J Neurol Neurosurg Psychiatry 80：366-370, 2009
7) 朝田 隆：都市部における認知症有病率と認知症の生活機能障害への対応．厚生労働科学研究費補助金 疾病・障害対策研究分野 認知症対策総合研究報告書，2012
8) Ferri CP, et al：Global prevalence of dementia：a Delphi consensus study. Lancet 366：2112-2117, 2005
9) Hebert LE, et al：Alzheimer disease in the United

States (2010-2050) estimated using the 2010 census. Neurology 80：1778-1783, 2013

10) Chan KY, et al：Epidemiology of Alzheimer's disease and other forms of dementia in China, 1990-2010：a systematic review and analysis. Lancet 381：2016-2023, 2013

11) Ward A, et al：Mild cognitive impairment：disparity of incidence and prevalence estimates. Alzheimers Dement 8：14-21, 2012

12) Shimada H, et al：Combined prevalence of frailty and mild cognitive impairment in a population of elderly Japanese people. J Am Med Dir Assoc 14：518-524, 2013

13) Jia J, et al：The prevalence of mild cognitive impairment and its etiological subtypes in elderly Chinese. Alzheimers Dement 10：439-447, 2014

14) Brodaty H, et al：Mild cognitive impairment in a community sample：the Sydney Memory and Ageing Study. Alzheimers Dement 9：310-317, e311, 2013

15) Albert MS, et al：The diagnosis of mild cognitive impairment due to Alzheimer's disease：Recommendations from the National Institute on Aging-Alzheimer's Association workgroups on diagnostic guidelines for Alzheimer's disease. Alzheimers Dement 7：270-279, 2011

16) Roman GC, et al：Vascular cognitive disorder：a new diagnostic category updating vascular cognitive impairment and vascular dementia. J Neurol Sci 226：81-87, 2004

17) 田平　武：老年医学の展望　アルツハイマー病の治療：現状と将来．日老医誌 49：402-418, 2012

18) http://adni.loni.usc.edu/study-design/background-rationale/（2016年4月閲覧）

19) Bateman RJ, et al：Clinical and biomarker changes in dominantly inherited Alzheimer's disease. N Engl J Med 367：795-804, 2012

20) Holmes C, et al：Long-term effects of Aβ42 immunisation in Alzheimer's disease：follow-up of a randomised, placebo-controlled phase I trial. Lancet 372：216-223, 2008

21) Kimura Y, et al：PET quantification of tau pathology in human brain with ^{11}C-PBB3. J Nucl Med 56：1359-1365, 2015

22) Tago T, et al：Preclinical Evaluation of [^{18}F] THK-5105 Enantiomers：Effects of Chirality on Its Effectiveness as a Tau Imaging Radiotracer. Mol Imaging Biol 18：258-266, 2016

23) Frisoni GB, et al：The clinical use of structural MRI in Alzheimer disease. Nat Rev Neurol 6：67-77, 2010

24) Jack CR, et al：MRI as a biomarker of disease progression in a therapeutic trial of milameline for AD. Neurology 60：253-260, 2003

25) Jack CR, et al：Comparison of different MRI brain atrophy rate measures with clinical disease progression in AD. Neurology 62：591-600, 2004

26) Fox NC, et al：Effects of A[beta] immunization (AN1792) on MRI measures of cerebral volume in Alzheimer disease. Neurology 64：1563-1572, 2005

27) Kaye JA, et al：Asynchronous regional brain volume losses in presymptomatic to moderate AD. J Alzheimers Dis 8：51-56, 2005

28) Schott JM, et al：Measuring atrophy in Alzheimer disease：a serial MRI study over 6 and 12 months. Neurology 65：119-124, 2005

29) Barnes J, et al：Automatic calculation of hippocampal atrophy rates using a hippocampal template and the boundary shift integral. Neurobiol Aging 28：1657-1663, 2007

30) Ridha BH, et al：Magnetization transfer ratio in Alzheimer disease：comparison with volumetric measurements. Am J Neuroradiol 28：965-970, 2007

31) Henneman WJ, et al：Hippocampal atrophy rates in Alzheimer disease：added value over whole brain volume measures. Neurology 72：999-1007, 2009

32) Morra JH, et al：Automated 3D mapping of hippocampal atrophy and its clinical correlates in 400 subjects with Alzheimer's disease, mild cognitive impairment, and elderly controls. Hum Brain Mapp 30：2766-2788, 2009

33) Sluimer JD, et al：Whole-brain atrophy rate in Alzheimer disease：identifying fast progressors. Neurology 70：1836-1841, 2008

34) Prins ND, et al：White matter hyperintensities, cognitive impairment and dementia：an update. Nat Rev Neurol 11：157-165, 2015

35) Seidler RD, et al：Motor control and aging：links to age-related brain structural, functional, and biochemical effects. Neurosci Biobehav Rev 34：721-733, 2010

36) Zheng JJ, et al：Impact of white matter lesions on physical functioning and fall risk in older people：a systematic review. Stroke 42：2086-2090, 2011

37) Zheng JJ, et al：White matter hyperintensities and impaired choice stepping reaction time in older people. Neurobiol Aging 33：1177-1185, 2012

38) Zheng JJ, et al：Brain white matter hyperintensities, executive dysfunction, instability, and falls in older people：a prospective cohort study. J Gerontol A Biol Sci Med Sci 67：1085-1091, 2012

39) Jang JW, et al：Effect of white matter hyperintensity on medial temporal lobe atrophy in Alzheimer's disease. Eur Neurol 69：229-235, 2013

40) van der Flier WM, et al：Medial temporal lobe atrophy and white matter hyperintensities are associated with mild cognitive deficits in non-disabled elderly people：the LADIS study. J Neurol Neurosurg Psychiatry 76：1497-1500, 2005

41) 脳ドックの新ガイドライン作成委員会編：脳ドックのガイドライン 2014．響文社，北海道，2014

42) Shinohara Y, et al：Effect of the Ca antagonist nilvadipine on stroke occurrence or recurrence and extension of asymptomatic cerebral infarction in hypertensive patients with or without history of stroke（PICA Study）. 1. Design and results at enrollment. Cerebrovasc Dis 24：202-209, 2007

43) Fazekas F, et al：The morphologic correlate of incidental punctate white matter hyperintensities on MR images. AJNR Am J Neuroradiol 12：915-921, 1991
44) Ogama N, et al：Regional white matter lesions predict falls in patients with amnestic mild cognitive impairment and Alzheimer's disease. J Am Med Dir Assoc 15：36-41, 2014
45) Li HJ, et al：Toward systems neuroscience in mild cognitive impairment and Alzheimer's disease：a meta-analysis of 75 fMRI studies. Hum Brain Mapp 36：1217-1232, 2015
46) Jacobs HI, et al：Meta-analysis of functional network alterations in Alzheimer's disease：toward a network biomarker. Neurosci Biobehav Rev 37：753-765, 2013
47) Elman JA, et al：Effects of beta-amyloid on resting state functional connectivity within and between networks reflect known patterns of regional vulnerability. Cereb Cortex 26：695-707, 2016
48) Koch K, et al：Disrupted intrinsic networks link amyloid-beta pathology and impaired cognition in prodromal Alzheimer's disease. Cereb Cortex 25：4678-4688, 2015
49) Chang YT, et al：Amyloid burden in the hippocampus and default mode network：relationships with gray matter volume and cognitive performance in mild stage Alzheimer disease. Medicine (Baltimore) 94：e763, 2015
50) Mohs RC, et al：Development of cognitive instruments for use in clinical trials of antidementia drugs：additions to the Alzheimer's Disease Assessment Scale that broaden its scope. The Alzheimer's Disease Cooperative Study. Alzheimer Dis Assoc Disord 11 Suppl 2：S13-21, 1997
51) Folstein MF, et al："Mini-mental state". A practical method for grading the cognitive state of patients for the clinician. J Psychiatr Res 12：189-198, 1975
52) Dubois B, et al：The FAB：a Frontal Assessment Battery at bedside. Neurology 55：1621-1626, 2000
53) Reitan RM：Validity of the trail making test as an indicator of organic brain damage. Percept Mot Skills 8：271-276, 1958
54) Wechsler D：Wechsler Adult Intelligence Scale—III, The Psychological Corporation, San Antonio, 1997
55) Stroop JR：Studies of interference in serial verbal reactions. J Exp Psychol 18：643-662, 1935
56) Kato M：[Prefrontal lobes and the attentional control：a neuropsychological study using modified Stroop test]. Rinsho Shinkeigaku 41：1134-1136, 2001
57) Berg EA：A simple objective technique for measuring flexibility in thinking. J Gen Psychol 39：15-22, 1948
58) Rosen WG：Verbal fluency in aging and dementia. J Clin Neuropsychol 2：135-146, 1980
59) Kaplan E, et al：Boston Naming Test, Lea & Febiger, Philadelphia, 1983
60) Royall DR, et al：CLOX：an executive clock drawing task. J Neurol Neurosurg Psychiatry 64：588-594, 1998
61) Rey A：L'examen clinique en psychologie, Presses Universitaires de France, Paris, 1964
62) Osterrieth PA：Le test de copie d'une figure complexe；contribution à l'étude de la perception et de la mémoire [Test of copying a complex figure；contribution to the study of perception and memory]. Arch Psychol (Geneve) 30：206-356, 1944
63) Wechsler D：Wechsler Memory Scale-Revised Manual, The Psychological Corporation, San Antonio, Texas, 1987
64) 本間　昭ほか：Alzheimer's Disease Assessment Scale (ADAS) 日本版の作成．老年精医誌 3：647-655, 1992
65) Lezak MD：Neuropsychological Assessment, 4th ed, Oxford University Press, 2004
66) Makizako H, et al：Evaluation of multidimensional neurocognitive function using a tablet personal computer：test-retest reliability and validity in community-dwelling older adults. Geriatr Gerontol Int 13：860-866, 2013
67) Gill TM, et al：Trajectories of disability in the last year of life. N Engl J Med 362：1173-1180, 2010
68) Alzheimer's Association：2015 Alzheimer's disease facts and figures. Alzheimers Dement 11：332-384, 2015
69) Tinetti ME, et al：Contribution of individual diseases to death in older adults with multiple diseases. J Am Geriatr Soc 60：1448-1456, 2012
70) Paddick SM, et al：Mortality rates in community-dwelling Tanzanians with dementia and mild cognitive impairment：a 4-year follow-up study. Age Ageing 44：636-641, 2015
71) Mitchell AJ, et al：Temporal trends in the long term risk of progression of mild cognitive impairment：a pooled analysis. J Neurol Neurosurg Psychiatry 79：1386-1391, 2008
72) De Vriendt P, et al：The advanced activities of daily living：a tool allowing the evaluation of subtle functional decline in mild cognitive impairment. J Nutr Health Aging 17：64-71, 2013
73) Wadley VG, et al：Mild cognitive impairment and everyday function：evidence of reduced speed in performing instrumental activities of daily living. Am J Geriatr Psychiatry 16：416-424, 2008
74) Makizako H, et al：Onset of disability according to mild cognitive impairment subtype in community-dwelling older adults in Japan. J Am Geriatr Soc 63：1959-1961, 2015
75) Doi T, et al：Mild cognitive impairment, slow gait, and risk of disability：A prospective study. J Am Med Dir Assoc 16：1082-1086, 2015
76) Iacono D, et al：The Nun study：clinically silent AD, neuronal hypertrophy, and linguistic skills in early life. Neurology 73：665-673, 2009
77) Barnes DE, et al：The projected effect of risk factor reduction on Alzheimer's disease prevalence. Lancet

Neurol 10：819-828, 2011
78) Norton S, et al：Potential for primary prevention of Alzheimer's disease：an analysis of population-based data. Lancet Neurol 13：788-794, 2014
79) Voss MW, et al：Bridging animal and human models of exercise-induced brain plasticity. Trends Cogn Sci 17：525-544, 2013
80) Lautenschlager NT, et al：Physical activity and mild cognitive impairment and Alzheimer's disease. Curr Neurol Neurosci Rep 10：352-358, 2010
81) Larson EB, et al：Exercise is associated with reduced risk for incident dementia among persons 65 years of age and older. Ann Intern Med 144：73-81, 2006
82) Liang KY, et al：Exercise and Alzheimer's disease biomarkers in cognitively normal older adults. Ann Neurol 68：311-318, 2010
83) Okonkwo OC, et al：Physical activity attenuates age-related biomarker alterations in preclinical AD. Neurology 83：1753-1760, 2014
84) Erickson KI, et al：Physical activity predicts gray matter volume in late adulthood：the Cardiovascular Health Study. Neurology 75：1415-1422, 2010
85) Floel A, et al：Physical activity and memory functions：are neurotrophins and cerebral gray matter volume the missing link? Neuroimage 49：2756-2763, 2010
86) Benedict C, et al：Association between physical activity and brain health in older adults. Neurobiol Aging 34：83-90, 2013
87) Doi T, et al：Objectively measured physical activity, brain atrophy, and white matter lesions in older adults with mild cognitive impairment. Exp Gerontol 62：1-6, 2015
88) Makizako H, et al：Moderate-intensity physical activity, hippocampal volume, and memory in older adults with mild cognitive impairment. J Gerontol A Biol Sci Med Sci 70：480-486, 2015
89) Makizako H, et al：The association between decline in physical functioning and atrophy of medial temporal areas in community-dwelling older adults with amnestic and nonamnestic mild cognitive impairment. Arch Phys Med Rehabil 92：1992-1999, 2011
90) Burns JM, et al：Cardiorespiratory fitness and brain atrophy in early Alzheimer disease. Neurology 71：210-216, 2008
91) Yanagisawa H, et al：Acute moderate exercise elicits increased dorsolateral prefrontal activation and improves cognitive performance with Stroop test. Neuroimage 50：1702-1710, 2010
92) Doi T, et al：Brain activation during dual-task walking and executive function among older adults with mild cognitive impairment：a fNIRS study. Aging Clin Exp Res 25：539-544, 2013
93) Holtzer R, et al：Online fronto-cortical control of simple and attention-demanding locomotion in humans. Neuroimage 112：152-159, 2015
94) Doi T, et al：Cognitive function and gait speed under normal and dual-task walking among older adults with mild cognitive impairment. BMC Neurol 14：67, 2014
95) Simons JS, et al：Prefrontal and medial temporal lobe interactions in long-term memory. Nat Rev Neurosci 4：637-648, 2003
96) Smith PJ, et al：Aerobic exercise and neurocognitive performance：a meta-analytic review of randomized controlled trials. Psychosom Med 72：239-252, 2010
97) Angevaren M, et al：Physical activity and enhanced fitness to improve cognitive function in older people without known cognitive impairment. Cochrane Database Syst Rev（3）：CD005381, 2008
98) Erickson KI, et al：Exercise training increases size of hippocampus and improves memory. Proc Natl Acad Sci U S A 108：3017-3022, 2011
99) Liu-Ambrose T, et al：Resistance training and executive functions：a 12-month randomized controlled trial. Arch Intern Med 170：170-178, 2010
100) Kelly ME, et al：The impact of exercise on the cognitive functioning of healthy older adults：a systematic review and meta-analysis. Ageing Res Rev 16：12-31, 2014
101) Law LL, et al：Effects of combined cognitive and exercise interventions on cognition in older adults with and without cognitive impairment：A systematic review. Ageing Res Rev 15C：61-75, 2014
102) Yamada M, et al：Trail-walking exercise and fall risk factors in community-dwelling older adults：preliminary results of a randomized controlled trial. J Am Geriatr Soc 58：1946-1951, 2010
103) Nishiguchi S, et al：A 12-week physical and cognitive exercise program can improve cognitive function and neural efficiency in community-dwelling older adults：a randomized controlled trial. J Am Geriatr Soc 63：1355-1363, 2015
104) Gates N, et al：The effect of exercise training on cognitive function in older adults with mild cognitive impairment：a meta-analysis of randomized controlled trials. Am J Geriatr Psychiatry 21：1086-1097, 2013
105) Cooper C, et al：Treatment for mild cognitive impairment：systematic review. Br J Psychiatry 203：255-264, 2013
106) Baker LD, et al：Effects of aerobic exercise on mild cognitive impairment a controlled trial. Arch Neurol 67：71-79, 2010
107) Suzuki T, et al：Effects of multicomponent exercise on cognitive function in older adults with amnestic mild cognitive impairment：a randomized controlled trial. BMC Neurol 12：128, 2012
108) Suzuki T, et al：A randomized controlled trial of multicomponent exercise in older adults with mild cognitive impairment. PLoS One 8：e61483, 2013
109) Lautenschlager NT, et al：Effect of physical activity on cognitive function in older adults at risk for Alzheimer disease：a randomized trial. JAMA 300：1027-1037, 2008

110) van Uffelen JG, et al：Walking or vitamin B for cognition in older adults with mild cognitive impairment? A randomised controlled trial. Br J Sports Med 42：344-351, 2008
111) Scherder EJ, et al：Physical activity and executive functions in the elderly with mild cognitive impairment. Aging Ment Health 9：272-280, 2005
112) Lam LC, et al：Would older adults with mild cognitive impairment adhere to and benefit from a structured lifestyle activity intervention to enhance cognition？：a cluster randomized controlled trial. PLoS One 10：e0118173, 2015
113) Nagamatsu LS, et al：Resistance training promotes cognitive and functional brain plasticity in seniors with probable mild cognitive impairment. Arch Intern Med 172：666-668, 2012
114) Fiatarone Singh MA, et al：The Study of Mental and Resistance Training（SMART）study—resistance training and/or cognitive training in mild cognitive impairment：a randomized, double-blind, double-sham controlled trial. J Am Med Dir Assoc 15：873-880, 2014
115) Busse AL, et al：Effects of resistance training exercise on cognitive performance in elderly individuals with memory impairment—results of a controlled trial. Einstein 6：402-407, 2008
116) Lam LC, et al：Interim follow-up of a randomized controlled trial comparing Chinese style mind body（Tai Chi）and stretching exercises on cognitive function in subjects at risk of progressive cognitive decline. Int J Geriatr Psychiatry 26：733-740, 2011
117) 島田裕之：介護予防プログラム開発に関する研究．厚生労働科学研究費補助金 疾病・障害対策研究分野 長寿科学総合研究事業研究報告書, 2013
118) Law LL, et al：Effects of functional tasks exercise on older adults with cognitive impairment at risk of Alzheimer's disease：a randomised controlled trial. Age Ageing 43：813-820, 2014
119) Ngandu T, et al：A 2 year multidomain intervention of diet, exercise, cognitive training, and vascular risk monitoring versus control to prevent cognitive decline in at-risk elderly people（FINGER）：a randomised controlled trial. Lancet 385：2255-2263, 2015
120) Kivipelto M, et al：The Finnish Geriatric Intervention Study to Prevent Cognitive Impairment and Disability（FINGER）：study design and progress. Alzheimers Dement 9：657-665, 2013
121) Heyn P, et al：The effects of exercise training on elderly persons with cognitive impairment and dementia：A meta-analysis. Arch Phys Med Rehabil 85：1694-1704, 2004
122) Farina N, et al：The effect of exercise interventions on cognitive outcome in Alzheimer's disease：a systematic review. Int Psychogeriatr 26：9-18, 2014
123) Kemoun G, et al：Effects of a physical training programme on cognitive function and walking efficiency in elderly persons with dementia. Dement Geriatr Cogn Disord 29：109-114, 2010
124) Venturelli M, et al：Six-month walking program changes cognitive and ADL performance in patients with Alzheimer. Am J Alzheimers Dis Other Demen 26：381-388, 2011
125) Vreugdenhil A, et al：A community-based exercise programme to improve functional ability in people with Alzheimer's disease：a randomized controlled trial. Scand J Caring Sci 26：12-19, 2012
126) Brett L, et al：Effects of physical exercise on health and well-being of individuals living with a dementia in nursing homes：a systematic review. J Am Med Dir Assoc 17：104-116, 2016
127) van Iersel MB, et al：Validity and reliability of quantitative gait analysis in geriatric patients with and without dementia. J Am Geriatr Soc 55：632-634, 2007
128) Forbes D, et al：Exercise programs for people with dementia. Cochrane Database Syst Rev（4）：CD006489, 2015
129) Rolland Y, et al：Exercise program for nursing home residents with Alzheimer's disease：a 1-year randomized, controlled trial. J Am Geriatr Soc 55：158-165, 2007
130) Pitkälä KH, et al：Effects of the Finnish Alzheimer disease exercise trial（FINALEX）：a randomized controlled trial. JAMA Intern Med 173：894-901, 2013
131) de Souto Barreto P, et al：Exercise training for managing behavioral and psychological symptoms in people with dementia：A systematic review and meta-analysis. Ageing Res Rev 24（Pt B）：274-285, 2015
132) ten Brinke LF, et al：Aerobic exercise increases hippocampal volume in older women with probable mild cognitive impairment：a 6-month randomised controlled trial. Br J Sports Med 49：248-254, 2015
133) Köbe T, et al：Combined omega-3 fatty acids, aerobic exercise and cognitive stimulation prevents decline in gray matter volume of the frontal, parietal and cingulate cortex in patients with mild cognitive impairment. Neuroimage 131：226-238, 2016
134) Nasreddine ZS, et al：The Montreal Cognitive Assessment, MoCA：a brief screening tool for mild cognitive impairment. J Am Geriatr Soc 53：695-699, 2005
135) Steinberg M, et al：Evaluation of a home-based exercise program in the treatment of Alzheimer's disease：the Maximizing Independence in Dementia（MIND）study. Int J Geriatr Psychiatry 24：680-685, 2009
136) Van de Winckel A, et al：Cognitive and behavioural effects of music-based exercises in patients with dementia. Clin Rehabil 18：253-260, 2004
137) Yáguez L, et al：The effects on cognitive functions of a movement-based intervention in patients with Alzheimer's type dementia：a pilot study. Int J Geriatr Psychiatry 26：173-181, 2011

和文索引

あ

アフォーダンス　172
アミロイド　205
アルツハイマー病　138, 227

い

移行率　218
移乗動作に伴う pushing　60
一次運動野　145
一次視覚野　4
一次進行型（PPMS）　138
一次体性感覚野　4
一次聴覚野　4
意図性　136
意図の抗争　130, 168
意味記憶　127
意味性の錯行為　129
意味ルート　180

う

ウェルニッケ野　4
運動イメージ　160
運動学　169
運動記憶　124
運動前野　2
運動無視　90
運動力学　169
運動療法　220

え

エジンバラ式利き手質問票　82

エラーレスラーニング　188
縁上回　4, 144
遠心性コピー　146
延髄　5, 16

お

横橋線維　5
横側頭回　13
押す人症候群　24
オフライン情報処理　141, 148
オンライン情報処理　141

か

介護　216
――予防　219
改善効率　41
外側前庭脊髄路　27
外側前頭連合野　2
階段昇降　62, 63
外的座標系　172
概念失行　128
海馬　4, 15, 220, 223, 224
――傍回　4
――容量　222
外発性運動制御システム　164
外部中心的座標　52
解放障害　101
解離失行　128
角回　4, 144
核磁気共鳴画像法　208
下縦束　20
下小脳脚（脊髄小脳路）　5
下前頭回　2, 13
下前頭後頭束　20

下前頭前野　4
家族教育　111
下側頭回　4
課題関連性　73
下頭頂小葉　4, 12, 143, 158
可変因子　220
感覚障害　53
眼窩前頭野　2
環境依存症候群　168
環境調整　110
観念運動失行　124
観念企図　124
観念失行　124
管理注意システム　162

き

記憶　210, 224, 225
機械的問題解決能力　155
技術的推論能力　141, 156
拮抗失行　130, 166
基底核　9
機能再建　183
機能代償　183
機能的核磁気共鳴画像法　146
弓状束　20
橋　5, 16
競合計画システム　162
筋力トレーニング　225, 226

く

空間性注意　73
――障害説　97
空間性の錯行為　129
空間的情報処理　141, 155

空間認知　141
車椅子乗車中の pushing　61

けー

経頭蓋磁気刺激法　144
経頭蓋直流電流刺激　189
形態認知　141
経皮的電気刺激　106, 112
系列化能力　141, 161
言語機能　210, 225
言語聴覚士 (ST)　136
顕著性　73
健忘型 MCI　204

こー

行為の抑制機能 (行為の抑制障害)
　164
口腔顔面失行　130, 183
鉤状束　5, 20
行動関連刺激　100
行動性無視検査　136
後頭葉　4

さー

再定位　100
再発寛解型 (RRMS)　138
再マッピング　108, 113
再マップ化　80
作業療法士 (OT)　136
錯行為　131
サッケード　80
サブタイプ　94
参照枠　73

しー

ジェスチャー　176
――エングラム　154
――トレーニング　187
視覚消去現象　79
視覚性運動失調　144, 148
視覚性模倣失行　179
視覚走査　113
――トレーニング　107
自覚的視覚的垂直位 (SVV)　45
自覚的姿勢的 (身体的) 垂直位
　(SPV)　45
自覚的触覚的垂直位 (SHV)　47
視覚的垂直定位　27
自覚的正中正面判断　49
自覚的な垂直判断　45
視覚的フィードバック　63, 65
視覚トレーニング　109
視覚野　4
視空間性スパン　80, 92
視空間性ワーキングメモリー　80,
　92
視空間の短期記憶　80
視空間認識　210
自己中心参照枠　73
四肢活性化　105, 112
視床　21
――後外側病変　28
――性失立症　24
肢節運動失行　124
失語　139
失行　138
実行システム　164
自動詞行為 (動作)　128
自動詞ジェスチャー　176
――障害　130, 176
自動性　136

――-意図性の解離　136, 182
シミュレーション能力　141, 160
収集行動　130, 168
修正行為　131
使用行動　130, 167
上後頭前頭束　17
使用失行　130, 140
上縦束　18, 102
上前頭回　12, 13
上側頭回　2, 4, 102
上頭頂小葉　4, 12, 143, 158
小脳　164
職業復帰　140
触覚的垂直定位　27
触覚的フィードバック　63
シルビウス裂　2, 9
神経支配パターン　126
神経ネットワーク障害　97
進行性失行　138
身体活動量　222
身体の道具化現象　174
身体表象　87, 108
心的時間測定法　161
振動刺激　106, 112

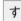

遂行機能　210, 223, 225
――障害症候群の行動評価法
　136
随伴発射　146
ストラテジートレーニング　186

生活機能　219
生活の質　130
正中定位テスト　104
生物学的運動　179

脊髄小脳路　26, 27
責任病巣　54
拙劣　131
──症　128
前帯状皮質　4
前庭刺激　64
前庭脊髄路　26
──損傷　26
前庭直流電気刺激　64
前頭極　2
前頭前野背外側部　2
前頭側頭葉変性症　138
前頭葉　2
──内側面　137, 165
全般性注意障害　79
線分二等分試験　83

そ

側頭葉　2, 4, 158
側方突進　24, 47

た

体幹回旋　107, 113
帯状回　16
帯状束　20
代償的アプローチ　110
体性感覚障害　52
体性感覚誘発電位（SEP）　52
大脳基底核　165
──症候群　138
大脳脚　8
大脳皮質基底核変性症　138
タウ　205
他者中心参照枠　73
他動詞行為（動作）　128
多発性硬化症　138
探索訓練　188

ち

着衣　182
──失行　130, 182
──障害　130, 182
注意障害　73
注意ネットワーク　98
中心溝　2, 12
中心後回　2, 4, 12
中心前回　2, 12
中前頭回　2, 12, 13
中側頭回　4
中脳　8, 16
聴覚的フィードバック　63
長下肢装具　62, 63
鳥距溝　4
直接訓練　188
直接ルート　180
直流電気刺激　63

て

定位　45
デモンストレーション　173
伝導失行　126

と

道具使用　157
──障害　130, 140
──パントマイム障害　130, 170
道具の機能に関する知識　152
道具の強迫的使用　130, 166
道具の身体化　148
道具の操作に関する知識　152
到達運動　142
頭頂間溝　144
頭頂葉　2, 4

頭頂連合野　4
同名性半盲　78
島葉　9, 13
トップダウン　99
──アプローチ　104
──注意制御　73

な

内的座標系　172
内発性運動制御システム　164
内部モデル　154
内包　20, 21
ナビゲーション　77, 91, 110

に

二次視覚野　4
二次進行型（SPMS）　138
日常生活動作　130
日本版行動性無視検査　83
ニューロモデュレーション　183
認知機能評価　209
認知症　215
──の生存率　216

の

脳萎縮　208, 229
脳血管性認知症　202
脳卒中　138
脳容量　208, 224
脳梁　11, 13, 22, 168
──膝（部）　9, 22
──膨大　22

は

把握障害　148

把握・操作運動　142
把握反射　130, 165
バイオロジカルモーション　179
背外側前頭前野　158
背側運動前野　142
背側脊髄小脳路　26
背側注意システム　99
背側皮質視覚路　140
背側・腹側脊髄小脳路　27
白質病変　208
発達性協調運動障害　138
半球間差異　36, 42, 48
半球間注意不均衡説　97
半側空間失認　72
半側空間無視　24, 53, 72
ハンチントン病　138
パントマイム　170
——失行　130, 170
——失認　127

非健忘型MCI　204
皮質橋路　21
皮質脊髄路　21
左下前頭回　149
描画試験　83
標準高次視知覚検査　136
標準高次動作性検査　130
標準注意検査法　136
表象障害　101

フィードバック　106, 112
腹側運動前野　145
腹側注意システム　99
腹側-背側皮質視覚路　141

腹側皮質視覚路　141
プラキシコン　126
プリズム順応　104, 112
プレシェーピング　147
ブローカ野　2

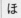

辺縁系　4
扁桃体　4, 15

方向性運動低下　101
——症　91
方向性注意　80
——障害　101
紡錘状回　4
放線冠　21
保続　131
補足運動野　2, 165
ボトムアップ　99
——アプローチ　104
——注意制御　73
本能性把握　130
——反応　166

抹消試験　83
ミラー（ニューロン）システム　176
無意味動作　179
無作為化比較臨床試験　184
無定型反応　131
無反応　131

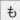

メカニズム　96
メンタルプラクティス　107, 113
メンタルローテーション　87, 161

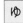

模写試験　83
模倣　179
——行動　130, 168
——失行　130, 179
——障害　130, 179

有意味動作　179
有酸素運動　226, 227

よ

要介護　217
——認定　219
陽電子放射断層撮影　207
抑制システム　164
抑制障害　130
抑制能力　141
予測される感覚情報　146

立位や歩行時のpushing　61
レンズ核　9, 21

わ

ワーキングメモリ　162

欧文索引

A

action disorganization syndrome (ADS) 136, 161
activities of daily living (ADL) 96, 130, 230
after effect 104
Albert 試験 83
Alexander らによる失行評価法 134
Alzheimer's disease (AD) 138, 227
Alzheimer's Disease Assessment Scale-cognitive subscale (ADAS-cog) 209, 211
——-Japanese version (ADAS-Jcog) 209
amnestic MCI (aMCI) 204, 218, 219
apraxia screen of TULIA (AST) 132
awareness 109
axial lateropulsion 47

B

Bartolo らによる失行評価法 134
BDNF 220
behavioural and psychological symptoms of dementia (BPSD) 232
behavioural assessment of the dysexecutive syndrome (BADS) 136
behavioural inattention test (BIT) 83, 136
biological motion 77
body part as object (BPO) 174
body part as tool (BPT) 174
Broca 野 149
Burke lateropulsion scale (BSL) 31, 43

C

Catherine Bergego Scale (CBS) 84
clinical assessment for attention (CAT) 136
Clinical assessment Scale for Contraversive Pushing (SCP) 30
Cologne apraxia screening (CAS) 133
contraversive pushing 24
corticobasal degeneration (CBD) 138
corticobasal syndrome (CBS) 138

D

De Renzi らによる道具の実使用テスト 133
De Renzi らによる模倣テスト 133
dual-task 226, 227, 228, 229

E

early orientation of attention 101

extrapersonal space 75

F

FDG-PET 207, 222
FIM 改善効率 41
Florida apraxia battery-extended and revised Sydney (FABERS) 134
4 point scale 35, 42, 53
frontal assessment battery (FAB) 136
frontotemporal lobar degeneration (FTLD) 138
functional independence measure (FIM) 139
functional magnetic resonance imaging (fMRI) 146
functional near-infrared spectroscopy (fNIRS) 222

H

How の経路 150
Huntington's disease (HD) 138

I

IGF-1 220
ipsilateral pushing 24
isolated lateropulsion 26

K

Kaplan-Meier 法 43

L

lateropulsion 24, 26, 28, 56
——of the body 47
leg orientation 33
limb ataxia 27
listing 28
——phenomenon 26, 28

M

magnetic resonance imaging（MRI） 208
mental number line bisection 92
mild cognitive impairment（MCI） 200, 202, 204, 210, 217, 219, 225, 227
mini-mental state examination（MMSE） 209, 227, 229
multiple sclerosis（MS） 138

N

neglect 72
non-amnestic MCI（naMCI） 204, 218, 219

O

OM line 5
orientation 45
overattention 101

P

peripersonal space 75
personal space 75
PIB-PET 207, 222
positron emission tomography（PET） 207
posterior pushing 58
pusher behavior 24
pusher 現象 24
pusher 重症度分類 35
pusher 症候群 24
pusher 評価チャート 29
pushing 24
——の出現率 34

Q

quality of life（QOL） 130

R

randomized controlled trial（RCT） 184
revisiting 80
rocking platform paradigm 51

S

Scale for Contraversive Pushing（SCP） 30, 42
Schenkenberg テスト 83
short screening test for ideo-motor apraxia（STIMA） 135
simple 4 point scale 31
spatial numerical association of response codes（SNARC） 92
subjective haptical vertical（SHV） 27, 47
subjective postural vertical（SPV） 45, 57
subjective straight ahead（SSA） 49
subjective visual vertical（SVV） 27, 45, 57

T

test of upper limb apraxia（TULIA） 133
thalamic astasia 24, 26, 27
trail making test part A・B 136
transcranial direct current stimulation（tDCS） 189
transcranial magnetic stimulation（TMS） 144

U

unilateral spatial neglect（USN） 24, 53, 72

V

visual perception test for agnosia（VPTA） 136
voxel based lesion symptom mapping（VLSM） 149

W

Wallenberg 症候群 24, 25
What の経路 150
Where の経路 150
Wisconsin card sorting test 136

検印省略

高次脳機能障害に対する理学療法

定価（本体 6,000 円 + 税）

2016年5月26日　第1版　第1刷発行
2016年11月25日　　同　　第2刷発行

編　者　阿部　浩明（あべ　ひろあき）
発行者　浅井　麻紀
発行所　株式会社 文光堂
　　　　〒113-0033　東京都文京区本郷7-2-7
　　　　TEL（03）3813-5478（営業）
　　　　　　（03）3813-5411（編集）

©阿部浩明，2016　　　　　　　　　　　印刷・製本：広研印刷

乱丁，落丁の際はお取り替えいたします．

ISBN978-4-8306-4542-6　　　　　　　　　　　Printed in Japan

- 本書の複製権，翻訳権・翻案権，上映権，譲渡権，公衆送信権（送信可能化権を含む），二次的著作物の利用に関する原著作者の権利は，株式会社文光堂が保有します．
- 本書を無断で複製する行為（コピー，スキャン，デジタルデータ化など）は，私的使用のための複製など著作権法上の限られた例外を除き禁じられています．大学，病院，企業などにおいて，業務上使用する目的で上記の行為を行うことは，使用範囲が内部に限られるものであっても私的使用には該当せず，違法です．また私的使用に該当する場合であっても，代行業者等の第三者に依頼して上記の行為を行うことは違法となります．
- JCOPY〈出版者著作権管理機構 委託出版物〉
本書を複製される場合は，そのつど事前に出版者著作権管理機構（電話03-3513-6969，FAX 03-3513-6979，e-mail：info@jcopy.or.jp）の許諾を得てください．